内蒙古卫生职业院校课程改革规划教材

供中等卫生职业教育护理、助产及相关专业使用

儿 科 护 理

主　编　李晓梅

副主编　于　洪

编　者　（按姓氏汉语拼音排序）

陈　阳　呼和浩特市卫生学校

程贝贝　鄂尔多斯市卫生学校

李晓梅　锡林郭勒职业学院

马丽媛　锡林郭勒职业学院

任　静　内蒙古医科大学

王　玥　包头医学院职业技术学院

王晓云　内蒙古自治区妇幼保健院

杨晓玲　内蒙古自治区人民医院

于　洪　呼和浩特市卫生学校

云玉丹　包头医学院职业技术学院

科学出版社

北 京

内 容 简 介

本书是内蒙古卫生职业院校课程改革规划教材之一，全书共12章。内容包括总论、新生儿与新生儿疾病、营养性疾病、消化系统疾病、呼吸系统疾病、循环系统疾病、泌尿系统疾病、造血系统疾病、神经系统疾病、免疫性疾病、传染性疾病、常见小儿急症患儿的护理。每章节内设有案例、链接、考点提示，可以提高学生思维能力，开阔视野，增加趣味性，同时帮助学生掌握重点内容。章后有小结、目标检测，方便学生复习巩固。书后附有实习指导，对学生熟悉临床工作有很大帮助。

本书可供中等卫生职业教育护理、助产及相关专业学生使用。

图书在版编目（CIP）数据

儿科护理 / 李晓梅主编. —北京：科学出版社，2016.12
内蒙古卫生职业院校课程改革规划教材
ISBN 978-7-03-050857-7

Ⅰ. 儿… Ⅱ. 李… Ⅲ. 儿科学 - 护理学 - 中等专业学校 - 教材
Ⅳ. R473.72

中国版本图书馆 CIP 数据核字（2016）第289234号

策划编辑：张 茵 邱 波 / 责任编辑：高 磊 / 责任校对：彭 涛
责任印制：赵 博 / 封面设计：铭轩堂

科学出版社 出版
北京东黄城根北街16号
邮政编码：100717
http://www.sciencep.com

文林印务有限公司 印刷
科学出版社发行 各地新华书店经销

*

2016年12月第 一 版 开本：787×1092 1/16
2016年12月第一次印刷 印张：14
字数：332 000

定价：30.00元
（如有印装质量问题，我社负责调换）

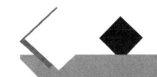

总　前　言

为贯彻《国家中长期教育改革和发展规划纲要（2010—2020）》《教育信息化十年发展规划（2011—2020）》精神，促进"适应需求、有效衔接、多元立交"的职业教育的体系建设，按照2014年教育部颁布的首批《中等职业学校护理专业教学标准（试行）》要求，内蒙古自治区教育厅于2015年初开始新一轮的课程改革工作。

在教育厅相关处室的指导下，在科学出版社的严密组织下，由全区医学职业院校专家学者、各类中等职业学校护理专业骨干教师、临床一线护理人员组成编写队伍，通过多次调研，在充分了解医学院校需求的基础上，对原有教材进行调整和改进，力求实用、新颖，更加贴近中等职业教育护理专业教学需求。

一、编　写　原　则

1. 按照专业教学标准安排课程结构

本套系列教材是为适应内蒙古自治区卫生职业院校学生就业、升学需求的教学目标编写的，严格按照专业教学标准的要求设计科目、安排课程。根据内蒙古自治区地方特点，在课程结构和教学时数上略作调整。全套系列教材分基础课、专业课、学习指导三类，共计36种。

2. 紧扣最新护考大纲调整内容

本套系列教材还参考了"国家护士执业资格考试大纲"的相关标准，围绕考试内容调整学习范围，突出考点与难点，方便学生在校日常学习与护考接轨，适应护理职业岗位需求。

3. 特色鲜明，贴近自治区教学实际

（1）解决了内蒙古自治区职业教育护理专业在培养目标、课程体系建设、教学内容、技能训练、质量评价等方面与学生就业岗位，特别是中职学生接受高一级职业教育过程中存在的脱节、断层或重复的问题，有利于形成衔接贯通、分工协作、优势互补的现代职业教育格局。

（2）综合参考多所院校教学实际，在教学安排、课程设置、实训指导等方面，顺应教学改革需要，满足学校需求。

（3）内容设计方面，以案例分析、链接、考点模块为特色，确保实用、够用。

（4）符合内蒙古自治区高等职业院校中等职业学校毕业生对口升学教学用书的要求。

二、教　材　种　类

本套系列教材计划出版36种，详见封底。

本套系列教材的编写，邀请自治区二十余所中高职院校、十余家医院参与，参编人员涉及的学校多、部门广、学科种类繁，力求实现教材与教学接轨，满足内蒙古自治区教学的地方特色需求。

编　者
2016年6月

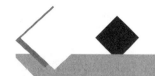

前　言

儿科护理学是护理专业核心课程之一。卫生职业教育的教学改革给护理工作赋予了新的内涵，护士的角色向多元化发展。为了进一步贯彻教育部"关于做好中等职业教育课程改革国家规划新教材使用和管理工作"的精神，适应教育部对职业教育"五个对接"的职业教育改革目标，并结合内蒙古自治区的区域特征，科学出版社策划组织编写了这套内蒙古卫生职业院校课程改革规划教材。我们编写的这本适应新形势和新要求的《儿科护理》教材，主要供中等职业院校的护理专业教学使用，也可作为临床护理员、助产士、社区育婴早教中心、幼托机构卫生保健人员的培训用书或参考书。

教材编写突出以人的健康为中心，以护理程序为基础的系统化整体护理模式，将护理程序有机贯穿于教材始终。坚持了科学性、针对性、实用性、创新性和实践性的原则，力求反映儿科护理学的基本理论、基本知识和基本技能。内容贴近生活、贴近临床、贴近岗位、贴近实践。

为了体现教材要对接技能，本教材突出了案例教学的教学内容和教学方法，做出了改革与创新，突出教、学、做一体化的教学模式，加强实践教学环节，强化职业能力和技能培养，重在提高学生分析和解决问题的能力。每章内容都标出了重点与考点提示，结合内容小结和目标检测题，有利于知识的归纳总结、教学评价、反馈和课后复习。

由于编者水平有限，经验不足，编写时间仓促，缺点和疏漏之处在所难免，恳请广大师生予以批评指正。

编　者
2016 年 5 月

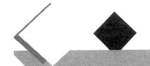

目 录

第1章 总 论

第1节 儿科护理的任务、范围与特点

儿科护理是一门研究小儿生长发育规律、儿童保健、疾病防治和护理，以促进儿童身心健康的护理科学。

一、儿科护理的任务

儿科护理的任务是运用现代护理理论和技术为儿童提供优质的整体护理，降低儿童的发病率和死亡率，保障儿童的身心健康，使他们在德、智、体、美、劳方面得到全面发展，成为国家未来的优秀人才。具体包括：促进健康小儿的体格、智能、心理、行为各方面正常发展；开展预防保健工作，增强小儿体质，降低发病率、死亡率；开展临床护理工作；开展小儿教育工作；开展儿科护理科研工作。

二、儿科护理的范围

从年龄范围来说应从精卵细胞结合起至青少年时期。我国卫生部规定：临床多以出生至14周岁作为儿科的就诊范围。从内容来说，一切涉及小儿时期健康和卫生的问题都属于儿科护理的范畴，包括小儿生长发育、儿童保健、疾病防治和护理，涉及小儿基础护理、临床护理、营养学、心理学、社会学、美学、哲学、伦理学等学科。随着医学模式的转变及整体护理工作的广泛开展和日益完善，儿科护理的内涵将更加广泛、丰富。

◎ 考点：小儿解剖、免疫、病理、护理等特点

三、儿科护理的特点

儿科护理的服务对象是处于不断生长发育阶段的小儿，在许多方面都与成人有不同之处，主要表现在以下几个方面。

1. 解剖 由于小儿各个组织器官都处于不断的生长发育阶段，各组织器官随着小儿年龄的增长都进行形态的增长和功能的成熟变化。因此，对护理工作提出特殊的要求，如新生儿、小婴儿头部相对较重，颈部肌肉和颈椎发育相对较弱，怀抱时要注意保护头部；小婴儿骨骼相对较软，若长期受压或过早负重容易变形，应避免肢体受压或过早进行肢体负重；对不同年龄的小儿做心脏按压的方法也不同，用力过大易骨折；小儿呼吸道相对狭窄，发生炎症时易出现呼吸道阻塞，应做好保持呼吸道通畅的护理工作；小儿由于贲门括约肌发育差，幽门括约肌发育相对成熟，易出现溢乳和呕吐，因此，哺乳后应将婴儿竖立，轻轻拍背，帮助空气排出。

2. 生理 不同年龄的小儿其生理、生化指标不同，如年龄越小，心率、呼吸越快，血压越低，尿量、血常规、体液成分等均与成人有区别。儿科护理人员只有掌握这些生理、生化特点，才能正确地采集护理资料，客观地进行护理评估。

3. 病理 由于小儿机体发育不成熟，在相同的病因作用下引起的疾病与成人病理改变也

不同。如同样是缺乏维生素 D，在小儿引起佝偻病，而在成人则引起软骨病；同样是肺部感染，小儿的病理改变多为小叶性肺炎，而成人则为大叶性肺炎。

4. 免疫　小儿体液及细胞免疫发育均不成熟，易患各种感染性疾病。出生后 6 个月内从母体内获得的抗体 IgG，暂时形成被动免疫，故很少患麻疹等传染性疾病；因母体 IgM 不能通过胎盘，故小儿易患革兰阴性细菌感染；婴幼儿 SIgA 缺乏，易患呼吸道及胃肠道感染。从母体获得的抗体多在生后 6 个月逐步消失，故 6 个月以后的小儿更易患感染性疾病。因此，做好感染性疾病的预防和护理特别重要。

5. 诊断　不同年龄小儿、不同季节易患不同的疾病，且临床表现缺乏特异性。小儿的表达能力差，体检不配合，病史收集困难。家长或照顾者观察认知能力不同，都会给诊断带来困难。因此只有详细询问病情、全面认真查体、严密观察病情和综合判断才能对疾病做出正确的诊断。

6. 预后　小儿的疾病具有起病急、变化快、进展迅速、易恶化等特点。但因小儿处于生长发育阶段，各器官组织的修复再生能力极强，若诊断正确，治疗、护理及时得当，康复也快，极少留下后遗症。因此，对患儿诊治、护理应及时，措施应得当，对危重患儿应争分夺秒进行抢救，以挽救患儿生命。

7. 预防　小儿的很多疾病都是可以预防的，如传染病、营养性疾病。随着我国疾病预防工作的加强，以及儿童保健和科学育儿知识的普及，小儿常见病的发病率和病死率已明显降低。因计划免疫及传染病的管理不断加强，许多传染病发病率和病死率也明显降低。随着人民生活水平的提高，营养过剩、肥胖和小儿体能下降成为我们要关注的主要问题。由于我国流动人口的增加，传染病的预防仍然任重道远。

8. 心理　小儿的大脑在结构和功能上还不够成熟，其思维能力和方式与成人迥异，从不定型到定型，从不成熟走向成熟，是可塑性最大的时期，也是受教育的最佳时期。在护理工作中，应根据不同年龄阶段小儿的心理发育特点，采取与之相适应的护理措施，使护理工作顺利进行。

♥ 链　接

儿科护士的乐趣

儿科护理工作不但要求护士要有高超的护理技术，更重要的是她们要有一颗爱心。虽然，有时她们工作很累，但每当看到孩子们康复后的一张张可爱笑脸时，一种成功的喜悦就会油然而生。一声甜美"阿姨"！一声"谢谢"！会令你有一种无比的成就感。不管你有多少烦恼，只要在孩子们中间，就会忘记一切，全身心地去呵护她们。每天和孩子们在一起，还可以培养出你细腻的感情，让你的母爱尽情发挥出来。

9. 护理　儿科护理工作的对象是一个特殊的群体。不同年龄阶段的小儿心理发育还不成熟，独立生活能力差，自我表达能力及准确性差，不易沟通，不易配合。儿科生活护理多，用药剂量小，要求精准，操作难度大。健康教育主要针对家长进行。因此，对儿科护士提出较高的要求。儿科护理应以儿童及其家庭为中心，实施身心整体护理，遵守法律和伦理道德规范，实施多学科的协同护理。

第 2 节　儿科护士的角色与素质要求

儿科护理人员主要充当直接护理者、患者的代言人、患儿与家长的教育者、康复与预防指导者、合作与协调者。此外，儿科护士必须具备特殊的素质，应有强烈的责任感，爱护及尊重患儿，具有丰富的专业知识和熟练的操作技能，同时还必须掌握一定的人际沟通技巧。

一、儿科护士的角色

1. **直接护理者** 对患儿提供直接的护理是儿科护士的主要角色。护理程序给儿科临床护理提供了理论框架，对患儿及其家属进行护理评估，做出护理诊断，制订护理计划，实施护理措施并进行护理评价。这一系列护理活动的目的是满足患儿及其家属生理、心理及社会需要。护士还有责任帮助患儿把他们机体及心理的痛苦减少到最低程度，为患儿及其家属提供支持是直接护理的一部分，常见的支持方式有倾听、触摸和陪伴，尤其后两项是最为有效的，因为儿童需要非语言沟通。

2. **患儿的代言人** 护士必须知道患儿与家属的需求、家庭资源情况以及他们可从医院及社区得到的健康服务情况。护士应该把这些服务事项告诉家长，关心并帮助患儿享用这些服务。

3. **患儿与家长的教育者** 对患儿与家长的教育能提高治疗的效果。在儿科护理中，护士不仅要对不同年龄、不同理解能力的患儿进行教育，还要通过教育改变患儿及其家属的某些行为。作为儿科护士应该帮助患儿适应医院环境及接受各种治疗，教育家长如何观察患儿的病情，如何给患儿提供全面照顾和支持，使患儿更舒适。同时，还必须通过教育手段，让家长理解在患儿出院后他们的责任及应掌握的照顾技巧。

4. **康复与预防的指导者** 促进患儿恢复健康是护理人员的基本角色。康复是指恢复健康和促进健康两方面，护理人员在角色扩展后，对残疾儿童保健的责任也逐渐增加，护理人员要参与制订残疾儿童的治疗计划，以使其尽可能地参与正常的学校生活。健康照顾不仅包括治疗疾病、矫正残疾，还包括预防疾病和维持健康，护理人员的角色就是要制订出维护生长发育的照顾计划。从事全面性的预防工作之前，必须评估有关患儿营养、免疫、安全、发育、社会影响以及教育等问题，在发现问题之后，采取相应的护理措施。预防性护理的常用方法是做好卫生教育指导及咨询工作、指导父母有关养育子女的方法，以预防可能遇到或潜在的问题。其次还应注意促使孩子心理健康的发展。

5. **合作与协调者** 护理工作者应与其他专业人员合作或协调，护理人员必须有整体护理的观念，因为个人照顾患儿的能力有限，只有与他人合作才能提供更优质、更全面的健康服务。

二、儿科护理人员的素质要求

1. **强烈的责任感** 儿科护理工作具有一定的复杂性，因为儿童身体娇嫩，又处于知识储备少、能力不佳的状态中。护士必须具有强烈的责任感，不但要照顾他们的生活，还要启发他们的思维、与他们进行有效的沟通以获得他们的信任，建立良好的护患关系。护理人员是儿童学习的对象之一，因此，护士必须以身作则，加强自身的修养。

2. **爱护并尊重儿童** 儿童的健康成长，不但需要物质营养，也需要精神哺育，其中"爱"是重要的精神营养要素之一。护理人员要发自内心地热爱及爱护儿童，做到一视同仁，言而有信，并要尊重儿童，与儿童建立平等友好的关系，以便更好地护理儿童。

3. **丰富的科学知识及熟练的操作技巧** 能掌握儿童生长发育过程中的变化及生理、心理和社会的需要从而给予全面的护理；掌握各年龄组儿童对疾病的心理及情绪的不同反应，注意身心两方面客观征象及主观症状；具备健康教育的知识及能力；能深刻了解儿科常用药物的剂量、作用及用法等。随着医学科学的发展，儿科护理技术已发展到具有比较复杂的临床护理技术、抢救技术及先进的检查技术。儿科护士必须熟练地掌握这些相关的技术，才能减轻患儿的痛苦，从而取得最佳的护理效果。

4. 有效的人际沟通技巧　儿科护士要不断与患儿及家长交流信息，全面了解患儿的生理、心理和社会情况。现代的儿科护理，不仅要挽救患儿的生命，同时还必须考虑到疾病的过程对儿童生理、心理及社会等方面发展的影响。要求儿科护士必须掌握有效的人际沟通技巧，确保儿童身心健康。

第3节　小儿年龄分期及各期特点

◎ 考点：小儿年龄分期的名称、时间及主要特点

一、胎　儿　期

胎儿期指从受精卵形成到胎儿出生，约40周（280天）。此期的特点是生长发育迅速，胎儿的营养及氧气通过胎盘从母体获得，所以孕母的健康、营养、情绪、疾病、环境及用药等均对胎儿的发育产生直接的影响，尤其妊娠的最初3个月是胎儿各系统、器官分化成形的关键时期，若孕母受到感染、营养缺乏、应用药物、心理创伤等不利因素的影响，可导致胎儿生长发育障碍，出现死胎、流产、早产或先天畸形。因此，应重视孕期保健。

二、新　生　儿　期

新生儿期指从胎儿出生后脐带结扎至出生后28天（也有学者认为此期是婴儿期的一个特殊阶段）。此期小儿刚刚脱离母体开始独立生活，体内外环境发生了巨大变化，自身调节功能不成熟，适应外界环境的能力差，易发生多种疾病，如体温不升、硬肿、感染、窒息、产伤、溶血等，死亡率较高。另外，先天性疾病亦在此期被发现。因此，新生儿期应特别注意加强护理、注意保暖、合理喂养、清洁卫生、消毒隔离和预防感染。

胎龄满28周至出生后满7天称围生期。围生期新生儿死亡率最高，占新生儿总死亡人数70%左右，故新生儿保健应重点放在生后1周内。围生期死亡率常常是衡量一个国家和地区妇幼保健工作的重要指标。

三、婴　儿　期

婴儿期是指出生后到满1周岁之前。此期小儿生长发育迅速，是一生中体格发育的第一个高峰，对营养的需要相对较多，但此期小儿消化功能不完善，若喂养不当易导致消化功能紊乱，容易发生营养缺乏性疾病。故此期应提倡母乳喂养并及时添加辅食，注意合理营养。6个月后，小儿从母体获得的抗体逐渐消失，患传染病和感染性疾病的机会增加，所以此期应做好预防接种工作，以提高小儿的免疫力，减少传染病的发生。

四、幼　儿　期

幼儿期是指1周岁后到满3周岁之前。此期特点：体格发育速度减慢，智力发育较快，语言、思维和生活能力增强，活动范围扩大，但对危险的识别能力较差，应注意预防意外及中毒。

此期乳牙已先后出齐，食物种类开始多样化，应注意营养缺乏性疾病、消化功能紊乱。由于接触外界的机会增加，而自身抵抗力低，患感染及传染性疾病较常见，应注意预防感染和做好预防接种工作。

五、学 龄 前 期

学龄前期是指 3 周岁后到入小学前（6~7 周岁）。此期特点：体格发育速度继续减慢，智能发育更完善，求知欲强，好奇、好问和模仿性强，易受环境的影响，是小儿性格形成的关键时期。此期可塑性较强，应注意培养其优秀的道德品质，养成良好的卫生、饮食、学习和劳动习惯。此期还应注意预防传染病、免疫性疾病及意外事故。

六、学 龄 期

学龄期是指入小学起（6~7 周岁）到进入青春期（11~12 周岁）前。此期特点：体格发育稳步增长，除生殖系统外，其他系统均已逐步成熟。智能发育亦趋于成熟，分析、理解、综合和控制能力明显增强，是接受文化科学教育的重要时期。应培养良好的学习习惯，加强思想品德与法制教育，注意安全，减少伤残发生。此期发病率较低，但应注意保持正确的坐、立、行姿势，预防近视，看书时眼睛和书本应保持 1 尺左右的距离。还应注意口腔卫生，预防龋病。

七、青 春 期

青春期是指从第二性征出现到生殖功能基本发育成熟、身高停止增长的时期。女孩一般在 11~12 岁到 17~18 岁；男孩一般在 13~14 岁到 18~20 岁。此期个体差异较大，最主要的特点是生殖系统迅速发育，体格发育出现第二高峰。此时，由于神经内分泌调节不够稳定，常引起心理、行为、精神方面发生变化，而且不稳定。另一方面由于接触社会增多，会遇到不少新问题，外界环境影响很大。因此，除合理安排生活，保证充足的营养，提供良好的学习环境，还应加强法治教育，进行正确的性教育，使其在生理和心理上有正确、健康的认识，树立正确的人生观和良好的道德品质。

♥ 链 接

青春期综合征

"青春期综合征"是青少年特有的一种生理失衡和由此引发的心理失衡病症。是青少年在青春期，因适应能力和心理防卫机制尚不成熟而出现的心理失调与心理异常特征。其表现因人而异、各具特色。因此，加强青春期的心理疏导也是儿童保健的重要内容之一。

第 4 节　生 长 发 育

案例 1-1　女孩，身高 75cm，体重 9kg，出牙 4 颗，能独站，不能独走。

问题：其最可能的年龄是多少？

生长发育是小儿不同于成人的基本特征。生长是指小儿各器官、系统的形态和体积的变化，表示机体量的增长；发育是指细胞、组织和器官功能的成熟，表示机体质的变化。生长和发育密不可分，两者共同表示机体成长的动态过程。有时"发育"一词也用来泛指一个器官或系统的生长发育。

◉ 考点：生长发育的规律

一、生长发育的一般规律

1. 连续性和阶段性　生长发育是一个连续的过程，但各年龄阶段生长发育的速度快慢又具有阶段性，每一阶段的发展均依赖前一阶段为基础。一般生后 6 个月生长发育最快，尤其是头 3 个月出现生后第一个生长高峰，后半年生长速度减慢，至青春期生长发育又加快，出现第二个生长发育高峰。

2. 各系统器官发育的不平衡性　小儿各系统的发育是快慢不同，有先有后。如神经系统先快后慢，而生殖系统先慢后快。淋巴系统则在儿童期发育迅速，青春期达高峰，以后逐渐下降达成人水平（图 1-1）。

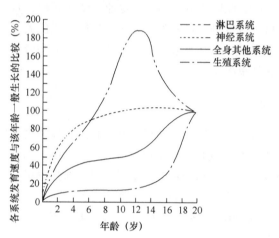

图 1-1　生后各系统发育与年龄的关系

3. 生长发育的顺序规律　小儿各器官功能的生长发育都遵循特定顺序规律。生长发育一般遵循由上到下、由近到远、由粗到细、由低级到高级、由简单到复杂的顺序规律。

（1）由上到下：婴儿先会抬头，后抬胸，再会坐、立和行走。

（2）由近到远：婴儿先学会控制肩和臂，再控制手的活动；先控制腿，再控制足的活动。

（3）由粗到细：婴儿先学会全掌抓握物品，再发展到手指端捏取物品。

（4）由简单到复杂：儿童先会画直线，进而能画圆圈、图形；先咿呀学语，然后学会说单词和句子。

（5）由低级到高级：小儿先会看、听、感觉事物和认识事物，再发展到有记忆、思维、分析、判断。

4. 生长发育的个体差异　儿童生长发育由于受遗传、营养、教育和环境的影响，存在着个体差异。如身高较矮父母的小儿与身高较高父母的小儿相比，两者身高差别较大，但都属于正常范围。因此，生长发育要充分考虑个体发育的不同因素对小儿的影响，并需作连续动态的观察，才能更准确地反映小儿生长发育的真实情况。

二、影响小儿生长发育的因素

1. 遗传因素　小儿生长发育的特征、潜力、趋向、限度等都受父母双方遗传因素的影响。一般来说，高个子父母所生孩子的身高要比矮个子父母所生的同龄小儿身高要高些。因此，种族和家族的遗传信息，如皮肤、头发颜色、脸型特征，以及对疾病的易感性等都与遗传有关。

2. 性别　性别造成生长发育具有差异，比如：女孩青春期开始时间较男孩约早两年，此时其身高可超过男孩，但至青春期末，男孩体格生长最终将超过女孩。在骨骼、肌肉和皮下脂肪发育等方面，女孩与男孩也有较大差异。因此，评价小儿生长发育时男女标准应分开。

3. 营养　充足和科学合理的营养是小儿生长发育的物质基础，是保证小儿健康成长的重要因素。而且年龄越小，受营养的影响越大。长期营养摄入不足则会导致体格发育的滞后，包括体重不增甚至下降，最终也会影响身高的增长和身体其他各系统的功能，如免疫功能、内分泌功能、神经调节功能等。儿童摄入热量过多所致肥胖也会对其生长发育造成严重影响。

 链接

宝宝越胖越好吗？

婴儿胖乎乎的确实可爱，但是医学研究证明，小儿时期，特别是 1 岁内的小儿过于肥胖，会大大增加其成年后肥胖症的概率。肥胖不但容易患高血压、高脂血症、糖尿病等，而且，婴儿肥胖负荷过重还会形成弓形腿等，长大后羞于体型，还会出现心理障碍。所以小儿营养应做到科学、合理、平衡膳食，并非越胖越好。

4. **孕母状况** 胎儿宫内发育受孕母各方面的影响。妊娠早期感染风疹可导致胎儿的先天畸形；严重营养不良、高血压可致流产、早产和胎儿发育迟缓；孕母接受某些药物、X 射线、环境污染和精神创伤都可影响胎儿及其出生后的生长发育。

5. **生活环境** 儿童的生活环境包括自然环境和社会环境。良好的居住环境和卫生条件如阳光充足、空气新鲜、水源清洁等有利于小儿生长发育，反之则带来不利影响。合理的生活制度、护理、教养、锻炼等对小儿体格生长和智力发育也起着重要的促进作用。家庭的温暖、父母的关爱、良好的榜样作用、良好的学校教育和社会教育等，对小儿性格和品德的形成、情绪的稳定和神经精神的发育都有较大的促进作用。

6. **疾病** 疾病对小儿生长发育的影响十分明显。如急性感染常使小儿体重不增或下降；慢性感染则同时影响体重和身高的增长；慢性腹泻不但可影响小儿生长发育，还可导致小儿发生营养不良、佝偻病、营养性贫血等；一些遗传性疾病、内分泌疾病、先天性疾病还会影响小儿的智力发育。

◎ 考点：小儿体格发育评价正常值、计算公式及临床意义

三、小儿体格发育指标评价及临床意义

1. **体重** 体重为小儿全身各器官、组织和体液的总重量，是衡量体格发育，尤其是营养情况的重要指标，也是临床工作中计算药物剂量、输液量和热量等的主要根据。正常足月新生儿出生体重平均为 3kg，其中男婴平均为 3.3 ± 0.4kg，女婴平均为 3.2 ± 0.3kg。小儿年龄越小，体重增长越快。1 岁以内小儿体重前半年平均每月增长约 700g，后半年平均每月增长 250g，3 个月时体重是出生时的 2 倍，约 6kg；1 岁时体重为出生的 3 倍，约 9kg；2 岁时为出生时体重的 4 倍，约 12kg。为便于日常应用，可按以下公式推算小儿体重：

1～6 个月：体重（kg）＝出生体重（kg）＋月龄 ×0.7

7～12 个月：体重（kg）＝6＋月龄 ×0.25

2 岁至青春期：体重（kg）＝年龄 ×2＋7（或 8）

 链接

身长的测量

婴幼儿测量法：婴幼儿用量板卧位测身长。小儿脱去帽子和鞋袜，仰卧于铺有清洁布的测量板底线上，助手将小儿头扶正，面向上，头顶轻贴测量板的顶，测量者一手按住小儿双膝使双下肢伸直，一手推动滑板贴于足底，读出厘米数，精确到 0.1cm。

儿童测量法：小儿脱去鞋帽，站立在立位测量器或有身高测量杆的磅秤上，取立正姿势，双眼平视前方，头部保持正直位置，两臂自然下垂，足跟靠拢，足尖分开约 60°，足跟、臀部、两肩胛、枕骨粗隆均同时紧贴测量杆，推板轻轻推至头顶，推板与测量杆呈 90°，读出身高厘米数。

2. 身长 身长（身高）指从头顶至足底的全身长度，是反映小儿骨骼发育的重要指标。足月新生儿的身长约为50cm。第一年增长最快，全年约增长25cm，1岁时身长约为75cm。1岁后增长减慢，全年增长10cm，故2岁小儿身长约85cm。2岁以后增长更慢，平均每年增长5～7cm，故2～12岁小儿身长可按下列公式粗略计算：

$$身高（长）（cm）=年龄 \times 7+70$$

青春期以后个体差异较大，此公式不再适用。小儿身长是头、脊柱及下肢的总和，但三者的发育速度是不平衡的，一般头部发育较早，下肢发育较晚，临床上某些疾病可使身材各部分比例失常。因此，临床上分别测量上部量（头顶到耻骨联合上缘的距离）和下部量（耻骨联合上缘到足底的距离），以检查其比例关系。

3. 头颅

（1）头围：头围指沿眉弓上缘经枕骨粗隆处绕头一周的长度。头围大小反映脑和颅骨发育程度。新生儿出生时头围平均为34cm；6个月头围约为42cm；1岁约为46cm；2岁约为48cm；15岁为54～58cm（接近成人）。临床上头围过小，多见于大脑发育障碍、小头畸形等；头围过大多见于脑积水、大头畸形等。

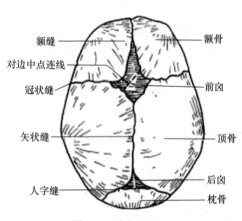

图1-2 前囟测量法

（2）囟门：前囟是由额骨和顶骨边缘交界处形成的菱形间隙（图1-2）。出生时前囟对边中点连线的距离为1.5～2.0cm，至1～1.5岁闭合。后囟是顶骨和枕骨边缘交界处形成的三角形间隙，有的小儿后囟于出生时已闭合或很小，最迟于生后6～8周闭合。前囟闭合过早，多见于大脑发育障碍、小头畸形等；前囟闭合过晚，多见于脑积水、佝偻病等。前囟饱满或隆起、紧张多见于各种原因的颅内压增高；前囟凹陷多见于脱水或重度营养不良。

4. 胸围 胸围是平乳头下缘绕胸一周的长度。胸围的大小与肺和胸廓的发育有关。正常新生儿胸围比头围小1～2cm，1岁左右胸围与头围相等，1岁以后胸围超过头围，胸围和头围的差约等于其岁数减去1。小儿胸廓发育落后与营养、缺乏上肢及胸廓锻炼等有关。胸廓畸形常见于佝偻病和先天性心脏病等。

5. 上臂围 指沿肩峰与尺骨鹰嘴连线中点的水平绕上臂一周的长度。代表上臂肌肉、骨骼和皮下脂肪的发育水平。测量上臂围可用于普查5岁以下小儿的营养状况。评估标准为：大于13.5cm为营养良好；12.5～13.5cm为营养中等；小于12.5cm为营养不良。

6. 牙齿的发育 人的一生有两副牙齿，即乳牙（共20颗）和恒牙（共32颗）。生后4～10个月左右乳牙开始萌出，12个月尚未出牙者视为异常。乳牙在2岁至2岁半出齐，2岁以内乳牙数约等于月龄减4～6（出牙顺序见图1-3）。6

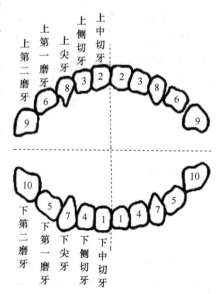

图1-3 乳牙出牙顺序

岁左右开始长出第一颗恒牙即第一磨牙。7～8 岁后乳牙按长出的先后次序逐个脱落，代之以恒牙。小儿 12 岁左右出现第二磨牙，18 岁左右出现第三磨牙（智齿）。

出牙为正常的生理现象，一般不伴随任何症状。个别婴儿可有低热，唾液增多，流涎及睡眠不安、烦躁等症状。

四、小儿感觉、运动、言语的发育

1. 感知觉的发育　感知觉是通过各种感觉器官从环境中选择性地获得信息的能力。生后感知觉的发育十分迅速。

（1）视觉：出生后已有光感，强光可以引起闭目，但眼球的运动不协调，3 个月出现头、眼协调，4～5 个月时能认人。

（2）听觉：胎儿时已有听觉，新生儿出生 3～7 日听觉已相当良好，2 个月能寻找出声的方向，3～4 个月能辨别母亲的声音，6 个月时对父母语言有明显的反应，1 岁时能听懂自己的名字。

（3）味觉和嗅觉：出生时嗅觉发育较成熟，闻到乳味就会寻找乳头，对酸、甜、苦等不同味道的物质已有不同的反应，4～5 个月时对食物的微小改变已很敏感，故应及时添加辅食，使之适应不同味道。

（4）皮肤感觉：皮肤感觉包括触觉、痛觉、温度觉等。新生儿触觉很灵敏，尤以眼、口周、手掌及足底等部位为最，触之即有反应，到 6 个月左右皮肤有触觉定位能力。新生儿对痛觉的反应迟钝，2 个月后逐渐改善。新生儿温度觉很灵敏，环境温度骤降即啼哭，保暖后即安静。

链接

注意幼儿感官功能的训练

1. 听力训练　在人的各种感觉中，首先要训练听力。悦耳的歌声是对孩子最好的刺激，可以听诗歌朗诵等。1～5 岁是人生最有语言才能的时期。

2. 视觉训练　可以让孩子看各种图画的摹本、雕刻仿制品，教他说出其名称。提供各种色彩的小球、积木、塑料玩具等，训练小儿的色彩感觉。

2. 运动功能的发育　小儿运动分为粗运动和精细运动两类（图 1-4）。

（1）粗运动（又称大运动）：小儿 3 个月会抬头；6～7 个月能独坐；8 个月会爬；9 个月左右能扶站；1 岁能行走；2 岁会跳；3 岁能快跑。

（2）精细运动（又称小运动）：是指手指的精细运动，小儿 4 个月时两手可以握物，9～10 个月时示指和拇指可以捏起细小的东西，1 岁时可以用笔在纸上乱画，2～3 岁会用筷子，并能解衣扣。

案例 1-2　小儿会走，会叫"爸爸""妈妈"，并能听懂大人的简单吩咐。

问题：该小儿的年龄大约是多少？

3. 语言的发育　语言是表达思维和意识的一种形式，它与小儿的智能发育有关系。新生儿会哭；婴儿 1～2 个月开始发喉音；2 个月发"咿""啊""呜"等元音；6 个月时出现辅音；7～8 个月发"爸、妈"音；8～10 个月会有意识叫"爸爸""妈妈"（初语）；1 岁时知道自己的名字；2 岁时能说出自己身体各部分，如手、足等，会说 2～3 个字的词组；3～4 岁能说短语，会唱歌；5～6 岁能讲完整的故事。

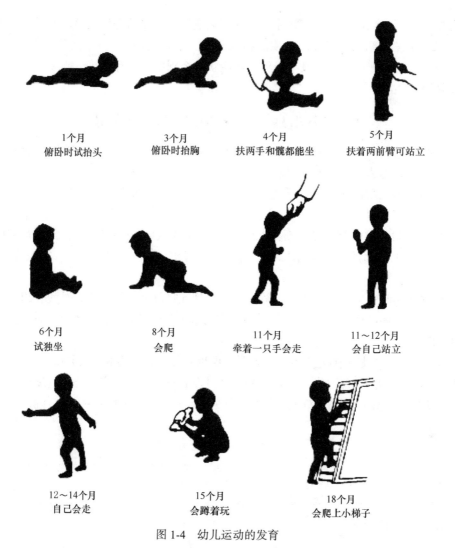

1个月
俯卧时试抬头

3个月
俯卧时抬胸

4个月
扶两手和髋都能坐

5个月
扶着两前臂可站立

6个月
试独坐

8个月
会爬

11个月
牵着一只手会走

11～12个月
会自己站立

12～14个月
自己会走

15个月
会蹲着玩

18个月
会爬上小梯子

图 1-4　幼儿运动的发育

小儿动作、语言和行为能力的发育过程见表 1-1。

表 1-1　小儿动作、语言和行为能力的发育过程

年龄	粗、细动作	语言	适应周围人物的能力与行为
新生儿	无规律、不协调的动作，紧握拳	能哭叫	铃声可使全身活动减少
2个月	直立位及俯卧位能抬头	发出和谐的喉音	微笑，眼随物转动
3个月	仰卧位时能转为侧位，能用手摸东西	能"咿""呀"发音	头部可随看到的物或听到的声音转动180°
4个月	扶住髋部时能坐，俯卧位时可用两手支撑抬起前半身，能握持玩具	笑出声	试抓面前玩具，能玩自己的手，见食物表示喜悦，能较有意识的哭笑

续表

年龄	粗、细动作	语言	适应周围人物的能力与行为
5 个月	扶其腋下能站直，可用两手各握一玩具	能喃喃地发出单调的音节	能伸手取物、辨别人声
6 个月	能短暂独坐，用手摇玩具	能出现辅音	能识别熟人和陌生人，能拿面前的玩具玩或握住自己的足玩
7 个月	会翻身，独坐较久，能将玩具从一手换到另一手	能发出"爸爸""妈妈"等复音，但无意识	能听懂自己的名字，能自己握住饼干吃
8 个月	会爬、会坐起和躺下，会扶着栏杆站起来，会拍手	会重复大人所发的简单音节	注意观察大人的行动，开始认识物件，两手会传递玩具
9 个月	试着独站，会从抽屉中取出玩具	能懂"再见"等较复杂语句	见熟人会伸出手来要人抱
10～11 个月	能独站片刻，扶椅或推车走几步，能用手指拿东西	开始用单词	能模仿成人动作，会招手"再见"，抱奶瓶自食
12 个月	可独走，或弯腰拾东西，会将圆圈套在木棍上	能学叫物品名词如灯、碗，或指出自己的手、眼等或以"汪汪""咪咪"代替狗、猫等	对人、事物有喜爱、憎恶之分，穿衣合作，用杯喝水，能勉强写潦草笔画
15 个月	走得很好，能蹲着玩，可正确地选方木块、会叠一块方木块	会说出几个词和自己的名字	能表示同意或不同意，开始学自己吃饭，能学会正确地指出自己的身体各部分
18 个月	能爬台阶，拉着玩具车走，能倒退几步	能认识并指出身体各部分	会表示大小便、懂命令，会自己进食，会模仿画横线或圆形，能堆叠方木块或塔形，喜看图、翻书
2 岁	能跑，能双脚跳，手的动作更准确，会用匙吃饭	会说 2～3 个字的构成的句子	能完成简单动作如拾物品，表达喜、怒、恐等，模仿画直线，白天可控制大小便
3 岁	跑、跳稳，会骑三轮车，会一般的洗手、洗脸，穿脱衣服，能将纸张折叠很好	能背诵短歌谣，数几个数	认识图画上的东西，能识别男、女，自称"我"，表现自尊心，有同情心，怕羞，会模仿画圆圈，能用方木搭桥形
4 岁	能爬梯子，会穿鞋，扣衣扣	能唱歌，认识三种颜色	能分辨颜色，数 10 个数，知道物品用途及性能，会模仿画正方形，穿脱衣服能自理
5 岁	能单腿跳，快跑，会系鞋带	会用各种词类，开始识字	能数几十个数，可作简单加减，喜独立自主，形成性格
6～7 岁	会简单的劳动和手工，如扫地、擦桌子、剪纸、泥塑、跳绳等	说话流利，句法正确，能讲故事，开始写字	能数几十个数；可简单加减；喜独立自主

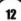 **链 接**

小儿动作、语言和行为发育学习口诀

一哭二笑三咿呀，七八月能叫爸妈。一岁开始说单词，二岁用句学说话。

三抬五翻六会坐，四月哈哈望妈妈。八爬十站十二走，看图说话在十八。

第5节　小儿营养与喂养

案例 1-3　4个月人工喂养儿，体重6kg。

问题：每日需8%糖牛乳多少毫升？

合理的营养是保证小儿健康成长的重要物质基础。由于小儿处于不断生长发育的动态阶段，对营养的需要量相对较大，而小儿消化功能尚未成熟，因此，既要注意营养物质的需要，又要注意不引起消化功能紊乱。

 链 接

能量的来源与产生

蛋白质：每克蛋白质实际产生热量17kJ（4.1kcal）。

脂肪：每克脂肪实际产生热量38kJ（9.3kcal）。

碳水化合物：每克碳水化合物实际产生热量17kJ（4.1kcal）。

一、小儿营养素的需要

1. 小儿能量的需要　分以下五个方面。

（1）基础代谢：是指维持人体基本生理活动（如体温、呼吸、循环等代谢）所消耗的能量。小儿基础代谢占人体总能量的50%～60%。

（2）活动所需：主要为肌肉活动所需，这部分个体差异较大，哭闹、活动的孩子比安静的孩子多3～4倍。

（3）生长发育所需：此项热量消耗为小儿所特有。所需热量与生长速度成正比。婴儿此项热量消耗占总热量的25%～30%。以后逐渐降低，至青春期又增多。

（4）食物特殊动力作用：指进食引起的机体能量代谢的额外增加，主要用于食物的消化、吸收等活动。婴儿饮食中含蛋白质较多，消耗热量也较多，可占总热量的7%～8%，年长儿为5%。

（5）排泄的消耗：一般不超过总能量的10%，但腹泻时，此项热量丢失增多。

上述5个方面的总和即为小儿机体每日所需的总热量。1岁以内婴儿460kJ/kg（110kcal/kg），以后每增长3岁，减去40kJ/kg（10kcal/kg），至15岁时为250kJ/kg（60kcal/kg）。

　　◎考点：小儿蛋白质、脂肪、碳水化合物需要量及占总热量的百分比

2. 营养素的需要　人体必需的营养素包括水、蛋白质、脂肪、碳水化合物、维生素、矿物质及微量元素等。

（1）水：水是人类赖以生存的重要物质，也是体液的重要组成部分。年龄越小，需水越多。婴儿需水约150ml/（kg·d），以后每增长3岁，减去25ml/（kg·d），成人需水量为40～45ml/（kg·d）。

（2）蛋白质：是构成人体细胞和组织的重要成分，也是保证生理功能的物质基础。故小儿对蛋白质需要量相对较高。母乳喂养每日需蛋白质2g/kg，牛乳喂养为每日3.5g/kg，混合喂养为每日4.0g/kg。其供热量占总热量的10%～15%。

（3）脂肪：是产能的主要物质，还能防止散热、保护脏器及关节等功能，同时还有助于脂溶性维生素的吸收。婴幼儿每日需 4～6g/kg，6 岁以上为每日 2～3g/kg。所产热量占总热量婴儿期为 35%～50%，年长儿为 25%～30%。

（4）碳水化合物：是供给热量的主要来源，其供热量占总热量的 50%～60%。婴儿每日需 10～12g/kg，儿童每日需 8～10g/kg。

（5）维生素：是维持正常生长及生理功能所必需的营养素，大多数在体内不能合成，必须由食物供给。维生素按其溶解性不同，分为水溶性（维生素 B 和维生素 C 等）与脂溶性（维生素 A、维生素 D、维生素 E、维生素 K）。

（6）矿物质：人体矿物质按其含量多少分为宏量元素（如钠、钾、氯、钙、磷等）和微量元素（如铜、铁、锌等）。矿物质不能自身合成，必须从食物中摄取。婴儿生长发育最易缺乏的矿物质是钙、铁、锌等。

 链　接

什么是初乳？

医学研究认为，产后 4～5 天分泌的乳汁为初乳，其特点是黏稠、微黄。产后第 1 天的初乳平均 100ml 中含蛋白质 8.84g，第 2 天为 5.96g，至第 6 天稳定在 1.40g，平均是 2.38g，远远高于成熟乳的含量（1.2g）。而且，初乳中免疫物质、微量元素等含量高，特别是分泌型 IgA（SIgA）和乳铁蛋白含量高，这些免疫球蛋白吸附在黏膜内，能结合和中和病毒，阻止感染。

此外，初乳锌的含量是血清 4～7 倍，对宝宝生长发育更有益。

二、婴儿喂养

1. 母乳喂养　母乳是婴儿理想的天然食品，母乳喂养是最自然的喂养方式。因此，应大力提倡母乳喂养。

◎ 考点：母乳成分及特点

（1）母乳的成分：产后 4～5 天以内的乳汁称为初乳，其量较少，微黄、略稠，所含蛋白质多而脂肪较少，又富含免疫物质（SIgA）、维生素 A、牛磺酸与矿物质等，有利于新生儿营养及抗感染；产后 6～10 天乳汁为过渡乳，其乳量增多，脂肪含量高而蛋白质及矿物质逐渐减少；产后 11 天至 9 个月的乳汁为成熟乳，其乳量达高峰，而蛋白质更少；10 个月以后的乳汁称晚乳，其乳量及营养成分进一步下降。

◎ 考点：母乳喂养的优点

（2）母乳喂养的优点

1）母乳营养丰富、营养成分比例适当：母乳中蛋白质、脂肪、碳水化合物比例为 1：3：6，适合婴儿生长发育。母乳中乳白蛋白多，酪蛋白少，前者提供氨基酸，在胃内形成凝块小，有利于消化吸收；母乳中的脂肪以不饱和脂肪酸较多，还有较多的脂肪酶，有利于消化吸收；母乳中的乙型乳糖可促进双歧杆菌和乳酸杆菌的生长，抑制大肠埃希菌的生长，较少发生腹泻；母乳钙、磷比例适宜（母乳为 2：1，牛乳为 1.2：1），钙的吸收良好，故母乳喂养儿较少发生低钙血症；母乳和牛乳中铁含量相似，但母乳中铁的吸收率明显高于牛乳。

 链　接

如何成功实现母乳喂养？

产后没有乳汁，这是目前困扰很多年轻妈妈的问题。那么，你知道如何才能成功实现母乳喂养吗？

首先应该对自己能够胜任母乳喂养有自信心，暂时的乳汁不多，不要着急，越着急乳汁越少。此时，第一要做到劳逸结合，精神愉快；第二要多吃些鱼汤、骨头汤、蛋类、豆类、蔬菜等营养品；第三要让孩子频繁吸吮刺激妈妈乳头，尽量吸空；第四要采取正确的哺乳姿势，宝宝的下巴要紧贴妈妈的乳房，让宝宝一定要吸到乳晕，这样妈妈的乳汁就会逐渐增多。总之，千万不要放弃，要坚持母乳喂养。有的母亲"满月"后甚至"百日"后乳汁才会越来越多。此外，也可服一些中草药与单方等，促进乳汁分泌。

2）母乳可以增强免疫：母乳含有丰富的免疫成分，分泌型 IgA（SIgA）、乳铁蛋白、巨噬细胞、中性粒细胞、淋巴细胞以及双歧因子等，大大减少了婴儿患感染性疾病的机会。

3）母乳喂养经济、卫生、方便：母乳为直接喂哺，无感染变质的可能。

4）母乳喂养可增进母子感情和产后子宫的恢复：母乳喂哺过程中，母婴目光对视，增加了互相的了解及信任；母亲的抚摸，温柔的话语，都使婴儿获得安全感。母亲产后即哺乳，有助于子宫收缩恢复，减少乳腺癌和卵巢癌的发生。

（3）哺乳方法

1）开奶时间：产后应尽早开始哺喂母乳，如母子情况良好，可在产后 15 分钟至 2 小时开始吸吮母亲乳头，以促进乳汁的分泌和排出。开始如乳汁分泌少，可适当加喂糖水。

2）喂乳次数：2 个月内婴儿可根据婴儿饥饱和吸吮情况掌握，不宜严格规定间隔时间及次数，可按需哺乳。有利于通过吸吮刺激催乳素及缩宫素的分泌，以促进泌乳及产乳反射的建立。待婴儿与乳母相互协调后可逐渐定时定次哺喂，以养成良好进食习惯。

3）喂乳方法：喂哺时，应抱起婴儿呈半坐姿势躺在母亲怀里哺喂，保持呼吸道通畅。哺乳后应将婴儿抱起，头放在母亲肩上，轻轻拍背，促使胃内空气排出，以防吐奶。食后应右侧卧位，床头略高，避免溢乳引起窒息。

4）断奶：应逐渐进行，在正常添加辅助食品的条件下，10～12 个月为断奶最适当的时期。一般先从 6～8 个月起每日先减少一次哺乳，用辅助食品代替，以后逐渐减少哺乳次数直至断奶。如遇炎热夏季或婴儿疾病时宜延迟断乳，但一般不超过 1 岁半。

❤ 链 接

鲜牛乳的计算方法

婴儿每日需要总能量 110kcal/kg（460kJ/kg），需水 150ml/kg。

举例：3 个月婴儿，体重 5kg。

每日需总能量：110kcal/kg（460kJ/kg）×5＝550 kcal（2300 kJ）

每 100ml 牛乳产生能量 66 kcal（275 kJ）

5% 的糖牛奶 100ml 获能量：66＋4×5＝86 kcal（360kJ）

每日需 5% 的糖牛奶量（X）：100：86＝X：550

X＝100×550/86≈640ml

每日需水量为 150×5－640（牛奶量）＝110ml

全日量分 6～7 次哺喂，水可用米汤、菜汤、果汁代替，分次哺喂。

2. 混合喂养　指母乳与牛乳或其他代乳品混合使用的一种喂养方法。当母乳量确实不足时，一般先喂母乳，将乳房吸空，再补充代乳品，称补授法。若乳汁足够，但因特殊原因不能完全母乳哺喂，可用代乳品一次或数次代替母乳，称代乳法。

3. 人工喂养　母亲由于各种原因不能亲自哺乳时，可采用其他动物乳（如牛奶、羊奶等）或其他代乳品哺喂婴儿，称人工喂养。

（1）人工喂养的食品

◎ 考点：比较母乳与鲜牛奶的优缺点

1）鲜牛奶：为常用人工喂养的代乳品，其与人乳的区别为：①牛乳中含蛋白质为3.3%，较人乳高，但以酪蛋白为主，酪蛋白遇胃酸后形成凝块大，缺少脂肪酶，不易消化；②牛乳中不饱和脂肪酸较人乳少，脂肪球大，缺少脂肪酶不易消化；③牛乳中含糖量少，供能较少，故哺乳时需要另外加糖，且糖以甲型乳糖为主，可促进大肠埃希菌的生长，牛乳中钙、磷比例为1.2：1，不利于钙的吸收；④人乳中所含的免疫成分及酶等成分在牛乳中含量极少，且加热后易破坏。此外，牛奶还存在着温度不易掌握，不经济、不方便、易污染等缺点。

2）配方奶粉：配方奶粉又称母乳化奶粉，它是为了满足婴儿的营养需要，运用现代工艺在普通奶粉的基础上加以调配的奶制品。其营养成分尽可能接近母乳，与普通奶粉相比，配方奶粉去除了部分酪蛋白，增加了乳清蛋白；去除了大部分饱和脂肪酸，加入了植物油、DHA（二十二碳六烯酸，俗称"脑黄金"）、AA（花生四烯酸）等不饱和脂肪酸；配方奶粉中加入了乳糖，含糖量接近人乳；降低了矿物质含量，以减轻婴幼儿肾脏负担；另外还添加了微量元素、维生素和其他成分，使之更接近人乳营养成分。目前，母乳喂养是首选，假如客观条件不能母乳喂养的，应首选配方奶粉。目前，已有多种配方奶粉分别适用于不同月龄婴儿营养需要。

3）其他乳制品及代乳品

① 全脂奶粉：由鲜牛奶浓缩而成干粉，其调配浓度在哺喂时按重量计算，奶粉与水的比例为1：8；按容量计算，比例为1：4。

② 羊乳：和鲜牛奶成分接近，但比鲜牛奶易消化；由于缺乏叶酸，长期哺喂易引起巨幼细胞性贫血。

③ 代乳品：豆浆、米粉、代乳粉等。除豆浆外都不宜长期哺喂。一般作为3个月以上小儿的辅食。

（2）人工喂养的护理

1）方法：出生后1～2周内的新生儿可用2：1乳（2份鲜牛奶加1份水），以后逐渐过渡到3：1或4：1乳，满月即可用全乳。

2）注意事项：①要注意调制乳汁的浓度、量和温度（乳温与体温相似，可将乳汁滴在成人手腕掌侧，若无过热即为温度适宜）；②重视奶具消毒；③奶嘴及奶嘴孔合适，奶嘴软硬度要合适，孔的大小以奶瓶倒置时奶液呈连续滴出为宜；④由于鲜牛奶含酪蛋白多，遇胃酸形成的凝块较大，纠正方法是加水稀释、煮沸或加酸可使凝块变小、变软；⑤喂哺时婴儿半卧于母亲怀中，奶瓶前端充满乳汁，以免小儿吸入过多空气，喂完后拍背几分钟，排出空气以防吐奶。

4. 辅助食品添加的原则及顺序　4个月以上小儿，单纯母乳喂养已不能满足婴儿生长发育的需要，即使人工喂养者也不能单纯依靠增加牛乳量来满足婴儿的营养，应添加辅助食品，以保证婴儿的生长发育。

（1）辅助食品添加的原则：①由少到多，使婴儿有个适应过程；②由稀到稠，如从乳类开始到稀粥，再到软饭；③由细到粗，如蔬菜应从菜汤到菜泥再到碎菜；④由一种到多种，习惯一种食物后再添加另一种食物；⑤应在小儿健康、消化功能正常时逐步添加。

◎ 考点：辅食添加顺序

（2）辅助食品添加的顺序：见表1-2。

表 1-2 辅助食品添加顺序

月龄	添加辅食品种
4～6 个月	米汤、米糊、奶糕、稀粥、豆腐、蛋黄、鱼泥、水果泥、菜泥、动物血
7～9 个月	稀粥、烂面条、碎菜、蛋、肝泥、肉末、饼干、馒头片、熟土豆等
10～12 个月	软饭、面条、馒头、豆制品、碎肉、面包和带馅食品

三、幼 儿 膳 食

幼儿期乳牙已逐渐出齐，咀嚼功能逐渐增加，饮食由乳类转向混合膳食，并逐步接近成人饮食。此时应注意供给足够的能量和优质的蛋白质，优质蛋白应占总热量的 1/3～1/2，每日所需总能量为 360～400kJ/kg。每日 3 餐 2 点，并给予 1～2 杯牛奶或豆浆，以及鱼、肉、蛋、豆制品、蔬菜、水果等各种食物。食品需多样化，粗细、荤素平衡搭配。在制备和烹调食物时，要注意色、香、味、形和碎、细、软、烂，以适应小儿的咀嚼和消化能力。

要创造良好的进食环境，进食前避免剧烈运动，桌椅高低合适，餐具便于使用，食物温度适宜。同时，应注意培养小儿良好的饮食习惯，做到进餐定时、定量、不挑食、不偏食，少吃零食、甜食等。

第6节 计 划 免 疫

一、计 划 免 疫

计划免疫是根据儿童的免疫特点和传染病发生的情况制定的免疫程序（表 1-3），通过有计划地使用生物制品进行预防接种，以提高人群的免疫水平，达到控制和消灭传染病的目的。我国明确规定：中华人民共和国境内的任何人均应按照有关规定接受预防接种。对儿童实施预防接种证制度，使接种对象能够准确、及时进行和完成，避免发生错种、漏种和重种，确保计划免疫按时完成。

二、预防接种的注意事项

 链 接

口服糖丸应注意什么？

口服脊髓灰质炎减毒活疫苗（糖丸）是消灭小儿麻痹症的最有力措施。服用这种疫苗要注意以下 3 点：①乳儿喂服糖丸后，不能立即喂母乳，以免疫苗达不到应有的免疫效果；②口服糖丸用凉开水送服，忌用热水，以免将活性疫苗病毒杀死，影响免疫效果；③空腹情况下喂服糖丸，最有利于胃肠黏膜的充分吸收，故服食糖丸前、后半小时不要再饮水或进食。

1. 接种准备工作　工作人员首先了解疫苗说明书的全部内容，还要询问小儿有无过敏史，同时做好用具消毒和抢救药品的准备工作。

2. 预防接种的禁忌证

（1）患有自身免疫性疾病和先天性免疫缺陷的患儿。

（2）接受免疫抑制剂治疗期间（如放疗、化疗、糖皮质激素、抗代谢药物和细胞毒药物）。

（3）急性传染病及恢复期的小儿。

（4）有慢性消耗性疾病，或者患有心脏病、肝肾疾病及其他严重疾病者。

（5）有癫痫、惊厥者禁用百日咳疫苗；有神经系统疾病的小儿不能接种流行性乙型脑炎、流行性脑脊髓膜炎和含百日咳成分的疫苗；发热、腹泻患儿忌用脊髓灰质炎疫苗；湿疹和皮肤病者不宜接种卡介苗。

（6）有明确过敏史，慎用动物血清制品，吃鸡蛋过敏者不应接种某些用鸡胚组织制作的疫苗。

（7）各种制品的特殊禁忌应严格按照使用说明执行。

◎ 考点：小儿计划免疫接种年龄、方法、部位与次数

3. 规范操作　接种前先严格检查生物制品的名称、批号、生产日期、外观、物理性状等。掌握疫苗的接种剂量，严格执行操作规程，严格无菌操作，每人用一个注射器，防止交叉感染。

表 1-3　小儿计划免疫实施程序表

预防疾病	结核病	脊髓灰质炎	麻疹	百日咳、白喉、破伤风	乙型肝炎
接种疫苗	卡介苗	脊髓灰质炎三价混合减毒活疫苗	麻疹减毒活疫苗	为百日咳菌液、白喉类毒素、破伤风类毒素混合制剂	乙型肝炎疫苗
接种方法	皮内注射	口服	皮下注射	皮下或肌内注射	肌内注射
接种部位	左上臂三角肌中部		上臂外侧	有吸附制剂者三角肌内注射，无吸附制剂者三角肌下缘皮下注射	上臂三角肌
初种次数	1 次	3 次（间隔 1 个月）	1 次	3 次（间隔 4～6 周）	3 次
剂量	0.1ml	1 丸 / 次	0.2ml	0.5ml	5μg
初种年龄	生后 2～3 天到 2 个月内	第一次 2 个月 第二次 3 个月 第三次 4 个月	8 个月以上	第一次 3 个月 第二次 4 个月 第三次 5 个月	第 1 次，出生时 第 2 次，1 个月 第 3 次，6 个月
复种		4 岁	7 岁	1.5～2 岁用百白破混合制剂，7 岁用吸附白破二联类毒素各加强一次	周岁时复查，免疫成功者 3～5 年加强；免疫失败者重复基础免疫
反应情况及处理	接种后 4～6 周局部有小溃疡，保护创口不受感染；局部淋巴结肿大，热敷；化脓用注射器抽出脓液；溃破涂 5% 异烟肼或 20%PAS 软膏	一般无特殊反应，可有低热或轻泻	部分小儿接种后 9～12 天，有发热及卡他症状，一般持续 2～3 天，也有个别出现皮疹或麻疹黏膜斑	个别发热，局部红、肿、热、痛	个别低热，局部轻度红肿、疼痛
注意事项	2 个月以上应做 PPD 试验，阴性才能接种	冷开水送服，1 小时内禁饮热水	接种前 1 个月及后 2 周避免用胎盘球蛋白、丙种球蛋白制剂	2 次接种可间隔 4～6 周，避免无效注射	

4. 预防接种的不良反应及处理

（1）局部反应：接种 1～2 天内局部可出现红、肿、热、痛现象，一般不需处理。较重的局部反应可用清洁的毛巾热敷局部，每日数次，每次 10～15 分钟。严重反应可酌情给小剂量的解热镇痛药，卡介苗出现的局部反应严禁热敷。

链 接

免疫接种应间隔多长时间?

关于疫苗接种时间的间隔（包括基础免疫和加强免疫时间的间隔），我国目前规定是：不加吸附的疫苗，最低限度间隔 7～10 天注射 1 次；类毒素或吸附制剂，间隔 6～8 周。如免疫计划安排有困难，应适当延长间隔时间，如缩短间隔时间可能影响免疫效果。

（2）全身反应：如接种后 24 小时，体温在 37.5～38.5℃，一般不需特殊处理，可自行恢复。个别小儿可高热达 39℃以上，应进行对症处理，如局部冷敷，多饮水。少数患儿可伴有恶心、呕吐、腹痛、腹泻和全身不适等反应，这时应严密观察病情变化，对症处理，必要时到医院就诊。

（3）过敏性休克：于注射后数分钟内出现烦躁、面色苍白、口周发绀、四肢湿冷、呼吸困难、脉搏细速、恶心呕吐、血压下降、惊厥甚至昏迷，此时应立即让患儿平卧，头稍低，并立即皮下或静脉注射 1∶1000 的肾上腺素 0.5～1ml，必要时重复注射，同时吸氧，待病情稳定立即转院抢救。

（4）晕厥：如注射后患儿出现头晕、心慌、面色苍白、出冷汗、手足冰凉、心率快，甚至意识不清等症状，此种情况往往是因惧怕打针、精神紧张和恐惧而引起。此时应立即让患儿平卧、头稍低，喝些糖水，保持安静，短时间即可恢复正常。

（5）过敏性皮疹：少数小儿接种后可出现过敏性皮疹或荨麻疹，可服用抗组胺药。

第7节　儿科医疗机构的设施及护理管理

目前我国的儿科医疗机构有 3 种：儿童医院、妇幼保健医院及综合医院的儿科门诊与病房。

一、小 儿 门 诊

1. 小儿门诊设施及特点

（1）预诊室：预诊的目的是为鉴别传染病及协同患儿家长决定应去就诊的科别，以减少患儿交叉感染和就诊时间。同时，在预诊过程中发现危重患儿可立即护送至急救室进行抢救。

预诊室应设在儿童医院大门口或距大门最近的地方，综合医院则设在儿科入口处。其出口应有两个通道，一个通向门诊候诊室，另一个通向隔离室。室内应备有紫外线灯、洗手设备、隔离衣等。隔离患儿的挂号、交费、取药均应在指定的区域内进行。

（2）传染病隔离室：室内除应备有必要的检查设备外，还应备有必要的消毒设施和隔离措施等。

（3）体温测量处：发热小儿在就诊前需到测量处测试体温。对于高热者，应酌情予以处理，并优先就诊，以免引起高热惊厥。

（4）候诊室：应宽敞、明亮、清洁，温湿度适宜。可利用墙报、黑板、电视等开展科学卫生知识的宣传，使患儿及家属能在候诊的同时接受到卫生科普知识的教育。

（5）诊查室：数量要多，房间要小，每间最多不超过两张诊查桌，以免小儿哭闹互相干扰。

室内设有必要的诊查设备。

（6）治疗室：室内应备有常用的治疗器械及药品，以便进行必要的诊疗和处理。

除此之外，小儿门诊根据医院条件还应设有挂号室、化验室、收费处、饮水处和厕所等。门诊各室的布置应适合小儿心理特点，可在墙壁上张贴各种图画，以消除小儿的紧张与不安。

2．小儿门诊的护理管理

（1）做好组织管理工作：小儿门诊的特点是人员流动量大，一名患儿至少要有1～2名家属陪伴。护理人员要做好诊前的准备工作，协助医生查体及诊后向家属做好解释，使门诊的就诊秩序有条不紊。

（2）密切观察病情：由于小儿病情变化快，在整个就诊过程中，均应注意观察患儿的病情变化，一旦发现紧急情况，及时处理。

（3）预防院内感染：认真执行各项消毒隔离制度，根据传染病的流行情况，及时发现并隔离传染病患儿，以防院内感染。

（4）科普宣传教育：护士应于患儿候诊时有针对性地向家属进行科学育儿、健康指导和卫生宣教，耐心听取并解释家长的咨询。

（5）防止差错事故的发生：要严格执行各项操作规程和核对制度，无论在体温测量、注射和治疗中，均应认真、仔细，防止差错事故的发生。

二、小 儿 急 诊

1．小儿急诊的特点

（1）起病急、来势凶、病情变化快。除危及患儿生命必须立即争分夺秒进行抢救外，护士还应加强巡视，必要时优先就诊、抢救，先用药，后交费。

（2）按照小儿疾病发病的规律性准备用物。随着季节变化，小儿发病的种类有一定的规律性，因此，应根据急诊患儿的特点与病种发生规律，护理人员要做好消毒隔离工作，准备好常用仪器设备及药品，以便及时、准确地进行抢救。

2．儿科急诊的设施　儿科急诊应设有抢救室、诊查室、观察室、治疗室等。急诊室除应配备有必要的诊疗设施外，还应配备必要的抢救器械、用具、药品等。有条件的地方应开通抢救室与社区救护的绿色通道，提高抢救质量、赢得抢救时间。

3．小儿急诊的护理管理

（1）重视五要素，确保急诊抢救质量：人、医疗技术、药品、仪器设备和时间是急诊抢救的五要素，缺一不可。其中，人是起主要作用的因素。护士应具有高度责任心，良好医德修养，敏锐的观察力和坚定的抢救意志，绝不轻易放弃抢救希望。抢救工作中，要发挥团队合作精神，积极主动配合医生抢救。

（2）建立急诊抢救护理常规：护理人员应掌握常见疾病的抢救程序与要点，提高抢救效率。

（3）应有完整的抢救记录：注明患儿到达急诊的时间；抢救中的口头医嘱必须当面复述无误后方可执行，执行时须经他人核对药物，用过的安瓿保留备查；执行后督促医生开处方并补记录，使抢救工作保持连续性，为进一步的治疗与护理提供依据。

三、小 儿 病 房

1．小儿病房的设施　应根据小儿年龄、病种及身心特点设置。

（1）病房：分为大、小病房，每间大病房容纳4~6张床，小病房每间放置1~2张床。病房之间有玻璃隔断，便于护士观察患儿及患儿间彼此交流。病室墙壁可装饰颜色鲜明、儿童喜爱的各种图案，减少患儿的恐惧感与陌生感。

（2）护理站：位于病房中间，便于观察病情和处理新患儿入院等。

（3）抢救室：紧挨护理站，便于抢救危重患儿。应准备抢救药品以及抢救设备、仪器等。

（4）治疗室：可分为内、外两小间。外间用于各种注射及输液；内间可进行各种穿刺、取血、换药等，以利于无菌操作。

（5）配膳室：设在病房入口处，便于营养室将准备好的食品送入病房。室内应配有基本的配膳设备，新生儿室及危重监护室应增设配奶间。

（6）游戏室：应设在病房一侧，室内阳光充足，地面采用木板或塑料材料以防小儿跌伤。室内摆有适合小儿的桌椅、玩具、图书等。游戏室供小儿游戏、活动时使用，也可兼作饭厅，用于小儿集体进餐。

此外，儿科病房还应设置浴室、厕所、值班室、库房、处置室等。

2．小儿病房的护理管理

（1）环境管理：病室的温度、湿度适宜。新生儿合适的室温为22~24℃，婴幼儿为20~22℃，相对湿度为55%~65%；儿童病室的温度略低，为18~20℃，相对湿度为50%~60%。

（2）生活管理：衣服要棉质的，经常换洗，保持清洁；饮食既要符合疾病的要求，又能满足小儿生长发育的需要；餐具食后要消毒。

病房内的生活制度要考虑小儿的病情及年龄特点，根据病情安排生活作息制度，根据不同年龄安排游戏及学习，使小儿形成有规律的生活，消除小儿寂寞、恐惧和焦虑感。

（3）安全管理：病房中的设备要有保护措施，如暖气要加罩；电源应有保护装置；床的规格要合适等。各项治疗和护理操作都要注意安全保护，以免意外发生。

（4）预防感染的管理：病房应明确清洁区、污染区。每天应定时通风，按时做消毒，严格执行消毒隔离制度。对新生儿、未成熟儿、肾病综合征、接受化学治疗及大面积烧伤的患儿实施保护性隔离。

（5）传染病管理：①传染病一经确定，按规定立即向防疫机构报告；②病室中发现传染病患儿立即隔离，其他患儿应检疫；③严格执行消毒隔离制度，如发现传染病患儿，对病房环境及患儿的排泄物、衣物等要进行消毒和处理，切断传播途径。

第8节　小儿用药的特点及护理

药物治疗是儿科综合治疗措施中的重要组成部分。药物虽有防治疾病的有利方面，但也有产生不良反应的有害方面。因此，合理、正确的用药会在治疗中起到关键性作用。使用药物时，必须了解药物的性能、不良反应等，用药时认真核对药物的剂量、给药途径和配伍禁忌等，并密切观察药物的不良反应。

 链　接

抗生素的不良反应

小儿由于抵抗力低下，感染性疾病比较多见，所以抗生素滥用也最严重。

抗生素不良反应有：过敏反应；肾、肝损害；全血细胞减少、再生障碍性贫血、溶血性贫血；消化道反应；

神经系统损害；二重感染和产生耐药等。因此，应严格掌握抗生素的适应证，避免滥用抗生素。

 链　接

什么是四环素牙？

　　四环素类药物属广谱抗生素，它与人体钙离子有亲和力。在牙的发育矿化期，服用的四环素族（包括土霉素、金霉素、美他环素、地美环素、多西环素）药物，可生成一种四环素钙的黄色复合物，沉积到牙冠上，使牙着色形成四环素牙，它不但影响美观，而且还能引起釉质发育不全。所以小儿不宜使用。

一、各年龄期小儿药物治疗的特点

　　1. 胎儿期　许多药物能通过胎盘进入胎儿体内。药物对胎儿的影响取决于孕母所用药物的性质、药量、疗程的长短，且与胎龄有关。如妊娠3个月内大量应用免疫抑制药物，可导致胎儿发育畸形或死胎；长期应用雄激素，可使骨骼过早闭合，影响小儿身高的增长；氨基糖苷类药物可致耳聋、肾损害；肾上腺皮质激素可引起胎盘功能不足，故孕母用药必须特别慎重。

　　2. 新生儿期　药物对新生儿的作用除直接用药外，尚可通过乳汁而间接进入新生儿体内，如吗啡、阿托品、催眠药等。孕母在临产时用药，药物通过胎盘进入胎儿，出生时即引起症状。如孕母临产时用麻醉剂、镇静剂等，可引起新生儿呼吸中枢抑制；利血平可引起新生儿鼻塞而影响呼吸；阿司匹林、缩宫素、磺胺药物可引起新生儿高胆红素血症。

　　新生儿肝、肾功能不足，对药物的解毒能力差，容易发生药物中毒。如氯霉素可引起"灰婴综合征"，严重者可导致死亡。对肾有害的药物，用量亦应减少。

　　新生儿皮肤、黏膜柔嫩，血管、淋巴丰富，吸收面积又相对较成人大，故外用药应注意用量，以免引起中毒。

　　3. 婴幼儿期　婴幼儿神经系统发育尚未完善，氨茶碱易引起中枢兴奋；阿片类药物有明显的呼吸抑制作用；四环素可使乳牙黄染，牙釉质发育不良，故小儿均应慎用或不宜使用。

二、小儿药物剂量的计算及配药方法

　　1. 根据体重来计算　目前临床上应用最广泛，为最基本的计算方法，其计算公式为：
每日（次）剂量＝体重（kg）×每千克体重所需药量

　　2. 根据年龄计算　用药不须精确时可用该法。计算公式为：
每日（次）剂量＝年龄（岁）×每岁所需药量

　　3. 按体表面积计算　是最精确的给药方法。计算公式为：
每日（次）剂量＝体表面积（m²）×每日（次）每平方米体表面积所需药量

 链　接

体表面积的计算公式

　　<30kg 的小儿体表面积（m²）＝体重（kg）×0.035＋0.1

　　>30kg 的小儿体表面积（m²）＝［体重（kg）－30］×0.02＋1.05

　　若为注射给药，护士需准确、熟练地将医嘱的药量换算为抽取注射用药量。

 链　接

怎样换算并准确抽取药量？

　　针剂抽取量＝需要药物的剂量／每支药物的剂量×药物的毫升数

　　粉剂抽取量＝需要药物的剂量／每支药物的剂量×药物溶剂的毫升数。

在不断实践中，护士可根据具体情况与自己的经验，灵活运用计算方法。无论采用何种方法，都必须认真地计算与仔细地核对，严防出现差错。

第9节　儿科常用护理技术操作

一、儿童床使用法

1. 目的　保持病室清洁、整齐、干净、准备舒适的床位。

2. 准备

（1）物品准备：儿童床、床单位（床垫、床褥、床套、棉被、被套、枕芯、枕套、床单、橡胶中单、床头柜、床旁椅）。

（2）护士准备：着装整齐，仪表符合要求；剪指甲、洗手，戴口罩。

（3）环境准备：安静、整洁、安全。

3. 铺床法操作步骤

（1）备齐用物，携至床旁。

（2）移开床头柜，将床旁椅搬至床尾正中处，将用物按铺床的顺序放在床旁椅上，放下床栏杆。

（3）翻转床垫，套上褥套将床褥上移与床头齐。

（4）依次铺上大单、橡胶中单，上下两侧角部折成方角，沿床边部分塞于床垫下。

（5）将毛毯或棉被套入被套中，被头铺在距床头15cm处，下垂部分沿床边向里折叠，床尾部分塞于褥下，拉上床栏杆。

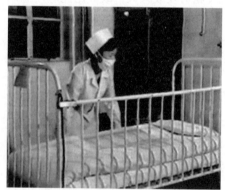

图1-5　儿童床使用

（6）移至床对侧，依上述顺序铺床，套好枕套，放在床头，其开口处背向门。

（7）拉起床栏杆，再将床头柜及床旁椅搬至原处，整理好用物，铺床完毕（图1-5）。

4. 注意事项

（1）铺床前应将用物备齐，按使用的顺序放置，以缩短铺床时间。

（2）铺婴儿睡床要求被筒要小而紧，起到保暖作用。给幼儿更换床单时，动作要轻柔、迅速，注意安全，以免患儿着凉。

（3）患儿进食、治疗时暂停铺床。

二、臀红护理法

臀红是婴儿臀部皮肤长期受尿液、粪便以及漂洗不净的湿尿布刺激、摩擦或局部湿热（用塑料膜、橡皮布等）所致，主要表现为尿布接触部位皮肤出现边缘清楚的红斑，严重时可发生丘疹、水疱、溃破、糜烂和表皮剥脱，又称尿布皮炎。臀红易发生于外生殖器、会阴及臀部皮肤，容易发生继发感染。

（一）臀红分类

1. 轻度　主要症状为表皮潮红。

2．重度　又分为三度：重Ⅰ度主要症状为局部皮肤潮红，伴有皮疹；重Ⅱ度除以上症状外，伴有皮肤溃破，脱皮；重Ⅲ度症状为局部大片糜烂或表皮剥脱，严重时可继发细菌或真菌感染。

（二）臀红的护理

1．目的　保持臀部皮肤清洁干燥，减轻患儿疼痛，促进受损皮肤康复。

2．准备

（1）物品准备：清洁尿布、盛温开水的面盆、小毛巾、棉签、弯盘、尿布桶、药物（0.02%高锰酸钾溶液、3%～5%鞣酸软膏、氧化锌软膏、鱼肝油软膏、康复新溶液、硝酸咪康唑霜）、红外线灯或鹅颈灯。

（2）护士准备：了解患儿病情，向患儿家长做好解释，取得配合；观察臀部情况，操作前洗手。

（3）环境准备：病室温、湿度适宜，避免对流风。

（4）患儿准备：取卧位，暴露臀部。

3．操作步骤

（1）备齐用物，按操作顺序将用物放于治疗车上，推至床旁。

（2）轻轻掀开患儿下半身被褥，解开污湿尿布，若有大便，用温水将臀部洗干净，并用小毛巾吸干水分。

（3）将清洁尿布垫于臀下，条件许可时可将臀部暴露于空气或阳光下10～20分钟。

（4）将蘸有油类或药膏的棉签贴在皮肤上轻轻滚动，均匀涂药。用后的棉签放入弯盘内。

（5）给患儿更换尿布，拉平衣服、盖好被褥。整理用物，归还原处。

4．注意事项

（1）臀部皮肤溃破或糜烂时禁用肥皂水，清洗时用手蘸水冲洗，避免用小毛巾直接擦洗。涂抹油类或药膏时，应使棉签贴在皮肤上轻轻滚动，不可上下涂刷，以免加剧疼痛和导致脱皮。

（2）暴露时应注意保暖，避免受凉，一般每日2～3次；照射时应有护士守护患儿，避免烫伤，一般每日2次。

◎考点：臀红外用药物的选择

（3）根据臀部皮肤受损程度选择油类或药膏：轻度臀红，涂紫草油或鞣酸软膏；重Ⅰ度、重Ⅱ度臀红，涂鱼肝油软膏及1%甲紫；重Ⅲ度臀红，涂鱼肝油软膏或康复新溶液（中药），每日3～4次。继发细菌或真菌感染时，可用0.02%高锰酸钾溶液冲洗吸干，然后涂硝酸咪康唑霜（达克宁霜），每日2次，用至局部感染控制。

（4）保持臀部清洁干燥，重度臀红者所用尿布应煮沸、消毒液浸泡或阳光下曝晒以消灭细菌。

三、温箱使用法

1．目的　温箱使用是以科学的方法，创造一个温度和湿度相适宜的环境，使患儿体温保持稳定，用以提高未成熟儿的成活率，有利于高危新生儿的成长发育，避免体温过低造成缺氧、低血糖、硬肿等一系列不良后果。

2．准备

（1）物品准备：婴儿温箱（图1-6）（应检查其性能完好，保证安全，用前清洁消毒，铺好

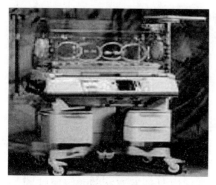

图 1-6　婴儿温箱

箱内婴儿床）、干湿温度计、体温计、电源、蒸馏水、磅秤、处置卡。

（2）护士准备：了解患儿的孕周、出生体重、日龄、生命体征、有无并发症等。评估常见的护理问题，操作前洗手、戴口罩。

（3）环境准备：安静、整洁、调节室温至 25～27℃，以减少辐射散热。

（4）患儿准备：患儿穿单衣、裹尿布。

3. 操作步骤

（1）将温箱置于床旁，核对确认患儿，向家长解释，做好告知，取得合作。

（2）检查温箱，将蒸馏水加入温箱水槽中至水位指示线，并加蒸馏水于湿化器水槽中。

（3）接通电源，打开电源开关将预热温度调至 28～32℃，预热 2 小时温度能升到所需温度，此时，红、绿灯交替亮。

（4）根据干湿温度计湿度读数，调整湿度控制旋钮，使两个读数相遇，此时湿度盘窗口显示出温箱内实际湿度值。箱内湿度应维持在 55%～65%。

（5）将患儿穿单衣、裹尿布后放置于温箱内，根据患儿体重及出生日龄调节适中温度（表 1-4）。如果患儿体温不升，箱温应设置为比患儿体温高 1℃。如果保温不好，可加盖被，但勿堵住气孔。记录箱内的温湿度。

表 1-4　不同出生体重早产儿温箱温湿度参数

出生体重（kg）	暖箱温度				相对湿度
	35℃	34℃	33℃	32℃	
1.0～1.5	出生 10 日以内	10 日以后	3 周以后	5 周后	
1.5～2.0	—	出生 10 日以内	10 日以后	4 周后	
2.0～2.5	—	出生 2 日以内	2 日后	3 周后	55%～65%
>2.5	—	—	出生 2 日以内	2 天后	

（6）一切护理操作应尽量在箱内进行，如喂奶、换尿布、清洁皮肤、观察病情及检查等操作可从边门或袖孔伸入进行，尽量少打开箱门，以免箱内温度波动。若确实需要暂出温箱治疗检查，也应注意在保暖措施下进行，避免患儿受凉。

（7）定时测量体温，根据体温调节箱温，并做好记录，在患儿体温未升至正常之前应每小时监测 1 次，升至正常后可每 4 小时测 1 次，注意保持体温在 36～37℃，并维持相对湿度。

（8）停止使用暖箱时，关闭电源。清洁皮肤，更换清洁婴儿服，包好尿布，用棉被包裹出温箱。

4. 出温箱条件

（1）体重达 2000g 或以上，体温正常者。

（2）在不加热的保温箱内，室温维持在 24～26℃时，患儿能保持正常体温者。

（3）患儿在保温箱中生活了 1 个月以上，体重虽不到 2000g，但一般情况良好者。

5．注意事项

（1）使用温箱应随时观察使用效果，如温箱发出报警信号，应及时查找原因，妥善处理。

（2）温箱不宜放置在阳光直射、有对流风及取暖设备附近，以免影响箱内温度。

（3）要掌握温箱性能，严格执行操作规程，并定期检查有无故障、失灵现象，如有漏电应立即拔除电源进行检修，保证绝对安全使用。

（4）严禁骤然提高温箱温度，以免患儿体温突然上升造成不良后果。

（5）保持温箱的清洁

1）温箱使用期间应每天用消毒液将温箱内外擦拭，然后用清水再擦拭一遍，若遇奶渍、葡萄糖溶液等污迹应随时擦去，每周更换温箱 1 次，以便清洁、消毒，并用紫外线照射。要定期细菌培养，以检查清洁消毒的质量。如培养出致病菌应将温箱搬出病房彻底消毒，防止交叉感染。

2）湿化器水箱用水每天更换 1 次，以免细菌滋生。机箱下面的空气净化垫应每月清洗 1 次，若已破损则须更换。

3）患儿出箱后，温箱应进行终末清洁消毒处理。

四、光 照 疗 法

1．目的　光照治疗是一种通过荧光灯照射治疗新生儿高胆红素血症的辅助疗法。主要作用是使未结合胆红素转变为水溶性异构体，易于从胆汁和尿液中排出体外。

2．准备

（1）物品准备

1）光疗箱：一般采用波长 420～470nm 的蓝色荧光灯最为有效，还可用绿光或白光照射，光亮度以 160～320W 为宜。光疗箱分单面和双面两种，双面光优于单面光，灯管与皮肤距离为 33～50cm。

2）遮光眼罩：用不透光的布或纸制成。

3）其他：长条尿布、尿布带、胶布、工作人员用墨镜等。

（2）护士准备：了解患儿诊断、日龄、体重、黄疸的范围和程度、胆红素检查结果、生命体征、精神反应等。操作前应该戴墨镜、洗手。

（3）环境准备：光疗最好在空调病室内进行，冬天注意保暖，夏天则要防止过热。

（4）患儿准备：入箱前须进行皮肤清洁，禁忌在皮肤上涂粉或油类；剪短指甲、防止抓破皮肤；双眼佩戴遮光眼罩，避免光线损伤视网膜；脱去衣裤，全身裸露，用长条尿布遮盖会阴部，男婴注意保护阴囊（图 1-7）。

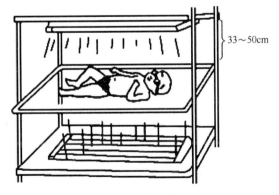

图 1-7　光疗箱

3．操作步骤

（1）将光疗箱置于床旁，核对、确认患儿，向家长解释，做好告知，取得合作。

（2）清洁光疗箱，特别注意清除灯管及反射板的灰尘；箱内湿化器水箱加水至 2/3 满。

（3）接通电源，检查线路及灯管亮度，并使箱温升至患儿适中温度（30～32℃），相对湿度 55%～65%。

（4）入箱前患儿清洁皮肤，禁忌在皮肤上涂粉和油类；剪短指甲、防止抓破皮肤。测量患儿体温，必要时测体重，取血监测血清胆红素水平。

（5）将患儿全身裸露，用尿布遮盖会阴部，男婴注意保护阴囊。佩戴护眼罩，抱入已预热好的光疗箱中，记录开始照射时间。

（6）出箱前，先将包被及衣服预热，再给患儿穿好，切断电源，除去眼罩，抱回病床，并做好各项记录，如出箱时间、生命体征等。

4. 注意事项

（1）保持灯管及反射板清洁，并及时更换灯管。灯管使用 300 小时后其灯光能量输出减弱 20%，900 小时后减弱 35%，因此灯管使用不得超过规定的有效时间，以保证灯管照射的效果。

（2）照射过程中应注意

1）应使患儿皮肤均匀受光，并尽量使身体广泛照射，禁止在箱上放置杂物以免遮挡光线。若使用单面光疗箱一般每 2 小时更换体位 1 次，可以仰卧、侧卧、俯卧交替更换。俯卧照射时要有专人巡视，以免口鼻受压而影响呼吸。

2）勤巡视，及时清除患儿的呕吐物、汗水、大小便，保持玻璃的透明度。

3）监测体温和箱温：光疗时应每小时测体温 1 次或根据病情、体温情况随时测量，使体温保持在 36～37℃为宜，根据体温调节箱温。光疗最好在空调病室中进行，冬天要特别注意保暖，夏天则要防止过热。若光疗时体温超过 38.5℃或低于 35℃时，要暂停光疗，经处理体温恢复正常后再继续治疗。

4）保证水分及营养供给：应按医嘱静脉输液，按需喂奶，因光疗时患儿不显性失水比正常小儿高 2～3 倍，故应在喂奶期间喂水，观察出入量。

5）严密观察病情：光疗前后及期间要监测血清胆红素变化，以判断疗效；光疗过程中要观察患儿精神反应及生命体征；注意黄疸的部位、程度及其变化；大小便颜色与性状；皮肤有无发红、干燥、皮疹；有无呼吸暂停、烦躁、嗜睡、发热、腹胀、呕吐、惊厥等；注意吸吮能力、哭声变化。光照时易出现轻度腹泻、排深绿色稀便、泡沫多、小便深黄色、一过性皮疹等不良反应，但可随病情的好转而消失。

6）工作人员为患儿进行检查、治疗、护理时，可戴墨镜。

（3）光疗箱的维护与保养：一般光照 12～24 小时才能使血清胆红素下降，光疗总时间按医嘱执行。一般情况下，血清胆红素<171μmol/L（10mg/dl）时可停止光疗。光疗结束后，关好电源，拔出电源插座，将湿化器水箱内水倒尽，做好整机的清洗、消毒工作，有机玻璃制品忌用乙醇擦洗。光疗箱应放置在干净、温湿度变化较小、无阳光直射的场所。

五、更换尿布法

1. 目的　保持患儿臀部皮肤清洁、干燥、舒适，预防皮肤破损和尿布皮炎。

2. 准备

（1）物品准备：尿布、尿布桶、如患儿需要备小盆和温水（有尿布皮炎时备 1∶5000 高锰酸钾溶液）、小毛巾，根据臀部皮肤情况准备治疗药物（如油类、软膏、抗生素）及烤灯等。

（2）护士准备：了解患儿诊断，观察患儿臀部皮肤情况，操作前应该洗手。

（3）环境准备：病室温湿度要适宜，避免对流风。

3．操作步骤

（1）携用物至患儿床旁，放下床栏，揭开盖被，解开尿布带，露出臀部，用原尿布上端两角洁净处轻擦会阴部及臀部，同时用此处盖上污湿部分垫于臀部下面。

（2）如有大便，则用温水洗净，再用小毛巾擦干。

（3）用一手轻轻提起患儿双足，使臀部稍稍抬高，另一手则取出污尿布，再将清洁尿布垫于臀下，上边平患儿腰部。放下双足，尿布的前端折于腹部上面，系好尿布带，松紧度适宜，拉平衣服，盖好盖被，拉上床栏，整理床单位。

（4）打开污尿布，观察患儿大便性质（必要时留标本送检）后将其放入尿布桶。

（5）洗手，记录。

4．注意事项

（1）应该选用质地柔软、吸水性强、透气性能好的棉质尿布或使用一次性尿布，以减少对患儿臀部的刺激。

（2）操作时动作应轻柔，避免过度暴露。

（3）尿布包扎应松紧适宜，以免因过紧而影响患儿活动或因过松而造成大便外溢。

六、约 束 法

1．目的

（1）限制患儿活动，以便于诊疗。

（2）保护躁动不安的患儿，以免发生意外。

2．准备

（1）物品准备

1）全身约束法：大毛巾或床单。

2）手或足约束法：约束带（图 1-8）、宽绷带、夹板、棉垫。

3）沙袋约束法：2.5kg 沙袋（使用易于消毒的橡皮布缝制）、布套。

（2）护士准备：了解患儿病情，向家长进行解释，以取得配合。

3．操作步骤

（1）全身约束法

方法一（图 1-9）：

1）折叠大毛巾（或床单）宽度为能盖住患儿由肩至足跟部。

2）放患儿于大毛巾中间，用大毛巾一边紧裹患儿一侧上肢、躯干和下肢，经胸、腹部到

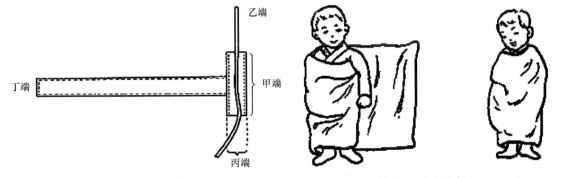

图 1-8　约束带　　　　　　　　　　图 1-9　全身约束法

达对侧腋窝处，然后将大毛巾整齐地压于患儿身下。

3）在用大毛巾另一边紧裹小儿另一侧手臂，经胸压于患儿背下，若小儿活动剧烈，可使用布带围绕患儿双臂并打活结系好。

方法二：

1）折叠大毛巾（或床单）宽度为能盖住患儿由肩至足跟部。

2）放患儿于大毛巾中央，用大毛巾一边紧紧包裹小儿手臂并于腋下经患儿后背到达对侧腋下拉出，然后包裹对侧手臂，多余部分则压至身下。

3）大毛巾的另一边包裹患儿，经胸压于患儿背下。

（2）手足约束法

1）将患儿手或足放于约束带甲端中间，后将乙、丙两端绕手腕或踝对折后并系好，松紧度适宜（以手或足不易脱出且不影响血液循环为宜）。

2）将丁端系于床缘上。

（3）沙袋约束法

1）固定头部、防止其转动时，应该用两个沙袋呈"人"字形放置在头部两侧。

2）为保暖、防止患儿将被子踢开，可使用两个沙袋分别放在患儿两侧肩旁，压于棉被上。

3）为了侧卧、避免其翻身时，可将沙袋放于患儿背后。

4. 注意事项

（1）结扎或包裹时松紧度应该适宜，避免因过紧而损伤患儿皮肤、影响血运，而过松则失去约束意义。

（2）保持患儿姿势舒适，定时给予患儿短时的姿势改变，以便减少疲劳。

（3）约束期间，注意及时观察患儿约束部位的皮肤颜色、温度，并掌握血液循环情况。

七、婴儿沐浴法

1. 目的　保持婴儿皮肤清洁、舒适，利于皮肤排泄和散热，同时促进血液循环，观察皮肤及全身情况。

2. 准备

（1）物品准备

1）婴儿尿布、衣服、大毛巾、包布、小毛巾、体重秤。

2）梳子、指甲刀、棉签、液状石蜡、婴儿肥皂或沐浴露、润肤油、75%乙醇、棉球、棉签等。

3）浴盆：浴盆内备温水（2/3满），水温为38～40℃。

（2）护士准备：了解患儿病情、意识状态，测量体温，同时检查患儿全身皮肤情况，评估常见的护理问题；操作前需洗手。

（3）环境准备：关闭门窗，调节室温在25℃左右。

（4）婴儿准备：沐浴应该在喂奶前或喂奶后1小时进行，以防止呕吐和溢奶。

3. 操作步骤

（1）携用物至沐浴室。

（2）脱掉婴儿衣服，用大毛巾包裹婴儿全身，测体重并记录。

（3）用毛巾由内眦向外擦拭眼睛、擦耳、洗面。

（4）抱起小儿，用左手托住头颈部，拇指和中指分别将小儿两个耳郭（耳廓）折向前方并轻轻按住，堵住外耳道口，左臂及腋下则夹住小儿臀部及下肢（图1-10）；右手蘸取肥皂洗头、颈、耳后，用清水冲洗干净。

（5）盆底铺一块浴巾，解开大毛巾，护士左手握住小儿左肩及腋窝处，使小儿头颈部枕于护士前臂；用右手握住小儿双腿，轻轻放入盆内（图1-11）。

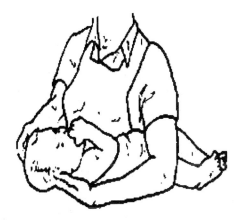　　　　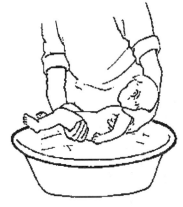

图1-10　小婴儿洗头法　　　　　　　　图1-11　婴儿出入浴盆法

（6）松开右手，淋湿小儿全身，用手涂抹肥皂，按顺序洗颈下、前胸、腋下、臂、手、腹、背、腿、足、会阴、臀部。在清洗过程中，护士左手始终将小儿握牢，随洗随冲净肥皂，同时，观察皮肤有无异常情况。

（7）洗完后，迅速将小儿依照放入水中的方法抱出，用大毛巾包裹全身并擦干水分，测量体重并记录。

（8）检查全身各部位，用棉签清洁鼻孔，必要时用石蜡棉签擦净女婴大阴唇及男婴包皮处污垢。

（9）为小儿穿衣垫尿布，必要时修剪指甲。

4．注意事项

（1）操作时动作轻快，减少暴露，注意保暖。

（2）避免将水或肥皂沫进入耳、眼内。

（3）不可用力清洗小儿头顶部的皮脂结痂，可涂液状石蜡浸润，次日轻轻梳去结痂再清洗。

（4）沐浴时注意观察皮肤及全身情况，发现异常及时与医师联系。

八、头皮静脉输液法

婴幼儿头皮静脉丰富、表浅易见，不易滑动，便于固定，因此婴幼儿静脉输液多采用头皮静脉，常选用额静脉、颞浅静脉、枕静脉和耳后静脉。

1．目的

（1）注入药物，治疗疾病。

（2）补充液体、静脉营养治疗，维持体内电解质平衡。

2．准备

（1）物品准备：输液器、注射器、液体及药物（按医嘱准备）、治疗盘、头皮针、消毒液、棉签、弯盘、胶布（或输液敷贴）、治疗巾，根据穿刺部位准备剃毛刀、无菌纱布、手消毒液、输液卡、输液记录单等。

（2）护士准备：评估患儿病情、年龄、意识状态；心理状态及配合程度；患儿穿刺部位的皮肤及血管状况；视患儿的年龄做好解释工作。操作前修剪指甲，洗手，戴口罩。

（3）患儿准备：操作前为小婴儿更换尿布，协助幼儿排尿，穿刺部位顺头发方向剃净毛发。

（4）环境准备：清洁、安静、舒适、安全，操作前半小时停止打扫及更换床单。

3．操作步骤

（1）在治疗室严格执行查对制度，检查药液、输液器；按医嘱加入药物，根据医嘱填写输液卡，并将填好的输液卡倒贴于输液瓶上；将输液器插头插入输液瓶塞内，关闭调节器。

（2）携用物至患儿床旁，按床头卡、输液卡核对患儿，再次查对药液，将输液瓶挂于输液架上，排尽空气，将输液管末端放入输液器包装袋内，置于治疗盘中，备好输液敷贴。

（3）患儿横卧于床中央，头枕于铺好治疗巾的枕头上；如两人操作，则一人固定患儿头部，另一人则立于患儿头端进行操作。

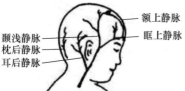

额上静脉
颞浅静脉
枕后静脉
耳后静脉
眶上静脉

图 1-12　头皮浅静脉示意图

（4）选择静脉，常选用额上静脉、颞浅静脉及耳后静脉等（图 1-12）；根据选好的穿刺部位需要剃去毛发。

（5）按常规消毒穿刺部位皮肤，消毒范围大于 5cm，待干。再次核对后，操作者一手绷紧血管两端皮肤，另一手持针沿静脉走行方向平行进针，见回血后松开调节器，如液体顺畅无异常，固定针头，将输液管绕于合适位置，妥善固定。

（6）调节滴速，根据患儿的年龄、病情及药液的性质调节输液滴速；再次核对，签字并向患儿家长交代注意事项。

（7）整理用物，洗手，记录。

4．注意事项

（1）操作时严格执行查对制度和无菌操作，注意药物配伍禁忌。

（2）输液前排尽输液管及针头内的空气。

（3）当患儿血管细小或不充盈时，针头刺入血管后可能无回血，操作者如果感觉针头进入血管内时，可反折头皮针塑料管稍用力挤压，若仍无回血或局部皮肤出现隆起则应重新穿刺；如果回血顺畅，皮肤表面无隆起，打开调节器点滴通畅，证明穿刺成功。

（4）操作时注意观察患儿面色和一般情况。

（5）告知患儿家长输液过程中不可随意调节滴速，检查各连接处有无漏液。

（6）密切观察患儿有无输液反应发生。

九、股静脉穿刺法

1．目的　采集血标本。

2．准备

（1）护士准备：评估患儿病情、意识状态、肢体活动能力；根据患儿的年龄做好解释工作；护士衣帽整洁，修剪指甲，洗手，戴口罩。

（2）物品准备：棉签、碘伏、胶布、5ml 注射器、无菌纱布、手消毒液等。

（3）患儿准备：取仰卧位，固定大腿外展成蛙型，以便暴露腹股沟部位（图 1-13）。

（4）环境准备：病室清洁、安静，光线充足，操作前半小时停止扫地及更换床单。

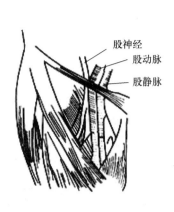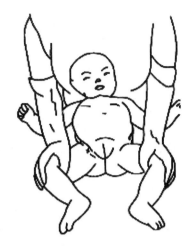

股神经
股动脉
股静脉

图 1-13　股静脉穿刺法示意图

3．操作步骤

（1）用棉签蘸取碘伏消毒患儿穿刺部位及护士左手示指。

（2）在患儿腹股沟中、内 1/3 交界处，操作者以左手示指触及股动脉搏动处，右手则持注射器在股动脉内侧 0.5cm 处垂直进针，边退针边抽回血。

（3）见回血后固定针头，抽取所需血量。

（4）拔针，用无菌纱布压迫穿刺点 5 分钟至血止，后用胶布固定。

（5）再次核对，清理用物，洗手，记录。

（6）将标本连同化验单及时送检。

4．注意事项

（1）如果患儿有出血倾向或穿刺误入股动脉，应延长加压止血时间。

（2）穿刺过程中密切观察患儿反应，如果穿刺失败，不宜反复多次穿刺，以免局部形成血肿。

（3）严格执行无菌操作。

十、婴幼儿灌肠法

1．目的

（1）促进婴幼儿肠蠕动，解除便秘、肠胀气。

（2）清除肠道内的有害物质，减轻中毒。

（3）清洁肠道，为检查或手术做准备。

（4）灌低温液体，为高热患儿降温。

2．准备

（1）护士准备：了解患儿病情、意识状态、排便情况、合作程度，测量患儿生命体征，观察肛周皮肤情况；根据患儿的年龄，做好解释工作；护士修剪指甲，洗手，戴口罩。

（2）物品准备

1）治疗盘：内置灌肠筒、弯盘、棉签、卫生纸、润滑剂、量杯、水温计、玻璃接头、肛管、血管钳、橡胶或塑料单、治疗巾、手消毒液等。

2）输液架、便盆、尿布、冬季则需准备毛毯用于保暖。

3）灌肠液：常用 0.1%～0.2% 的肥皂水、生理盐水，溶液温度一般为 39～41℃，降温时用 28～32℃。

（3）患儿准备：灌肠前协助患儿排尿。

（4）环境准备：关闭门窗，调节室温，屏风遮挡。

3．操作步骤

（1）携用物至患儿床旁，挂灌肠筒于输液架上，距离床褥 30～40cm。

（2）将枕头竖放，使其厚度与便盆高度相同，将便盆放于下端。

（3）将橡胶或塑料单与治疗巾上端盖于枕头上，下端放于便盆之下以免污染枕头及床单。

（4）用大毛巾包裹约束患儿双臂后使其仰卧于枕头上，使其臀部放于便盆宽边上。解开尿布，如尿布上无大小便则垫在臀部与便盆之间，两腿分别包裹一块尿布放在便盆两侧。

（5）润滑已连接的肛管前端，排尽气体，用血管钳夹紧橡胶管，将肛管轻轻插入患儿直肠，插入深度为婴儿 2.5～4cm，儿童 5～7.5cm，固定，用一块尿布覆盖在会阴部之上，以免污染床单。

（6）松开血管钳，使液体缓缓流入，护士一手始终扶持肛管，同时密切观察患儿一般状况及灌肠液下降速度。

（7）灌毕夹紧肛管，用卫生纸包裹后轻轻拔出，放入弯盘内，如果需要保留灌肠液，可轻轻夹紧小儿两侧臀部数分钟。

（8）协助患儿排便，擦净臀部，取出便盆，为小婴儿系好尿布并包裹，使其舒适。

（9）操作结束后整理用物、床单位，记录溶液量及排便性质。

4．注意事项

（1）根据小儿年龄选用粗细适宜的肛管以及灌肠液量。一般 6 个月以内小儿每次约为 50ml；6 个月至 1 岁每次约为 100ml；1～2 岁每次约为 200ml；2～3 岁每次约为 300ml。

（2）灌肠时注意给患儿保暖，避免着凉。

（3）操作时动作轻柔，如注入溶液或排出受阻，可协助患儿更换体位或改变肛管插入的深度，排出不畅时可以按摩腹部，促进排出。

（4）灌肠过程中及灌肠后，密切观察病情，发现面色苍白、异常哭闹、腹胀或排出液为血性时，应立即停止灌肠，通知医生。

（5）准确记录灌入量和排出量。

小　结

本章节介绍了儿科护理的总论部分。儿科护理是运用现代护理理论和技术为儿童提供优质的整体护理，保障儿童的身心健康。由于小儿处于不断生长发育阶段，在解剖、生理、病理、免疫以及疾病的诊断、治疗和护理等方面都和成人有很大的区别，心理发育还不成熟，对儿科护士提出较高的要求。护理工作者首先要有强烈的责任感，爱护及尊重患儿，具有丰富的知识和熟练的技术操作能力，同时还必须掌握一定的人际沟通技巧。通过本章学习应了解小儿年龄分期及各期特点；能够运用小儿体格发育的各项指标，认真评价其生长发育；指导科学喂养，宣传母乳喂养的优点和及时添加辅食的重要性；指导预防接种和合理用药；了解儿科医疗机构的特点，有效地进行护理管理；掌握儿科常见护理操作。

目标检测

一、A₁/A₂ 型题

1. 乳牙出齐的年龄最晚不超过（　　）
   A. 1 岁半　　　　　B. 2 岁
   C. 2 岁半　　　　　D. 3 岁
   E. 3 岁半

2. 15 个月小儿发育正常，应萌出几颗牙（　　）
   A. 1～2 颗　　　　B. 3～5 颗
   C. 5～7 颗　　　　D. 9～11 颗
   E. 20～24 颗

3. 关于人乳成分正确的是（　　）
   A. 人乳含蛋白质多，尤其是酪蛋白明显高于牛乳
   B. 人乳虽不含脂肪酶，但因其脂肪颗粒细小，所以易消化吸收
   C. 人乳中乳糖含量较高，且主要以乙型乳糖为主
   D. 人乳中含丰富的维生素，尤其是维生素 K
   E. 人乳中含丰富的矿物质，钙、铁、锌含量明显高于牛乳

4. 全脂奶粉配制牛奶时，奶粉与水的重量和容积之比是（　　）
   A. 1：8，1：4　　　B. 1：4，1：8
   C. 8：1，4：1　　　D. 4：1，8：1
   E. 以上都不是

5. 5 个月小儿的体重按公式推算应为（　　）
   A. 6kg　　　　　　B. 6.5kg
   C. 7kg　　　　　　D. 5kg
   E. 5.5kg

6. 小儿头围的数值正确的是（　　）
   A. 出生时 36cm　　B. 6 个月时 40cm
   C. 1 岁时 46cm　　D. 2 岁时 50cm
   E. 3 岁时 56cm

7. 小儿机体对能量的需要包括（　　）
   A. 基础代谢及排泄损失能量
   B. 食物的特殊动力作用
   C. 活动所需

D. 生长发育所需
   E. 以上都是

8. 以下添加辅食原则，错误的是（　　）
   A. 根据小儿营养需要及消化能力添加食品
   B. 婴儿患病时，可暂停添加
   C. 婴儿腹泻时，可继续添加
   D. 不用成人食物代替辅食
   E. 腹泻时应暂停辅食

9. 新生儿、早产儿用药应特别注意药物的不良反应，那么下列哪种药物能引起小儿"灰婴综合征"（　　）
   A. 青霉素　　　　　B. 氯霉素
   C. 红霉素　　　　　D. 庆大霉素
   E. 卡那霉素

10. 儿科抢救室内必备的设备应齐全，那么下列哪项不属于儿科抢救室必须配置的设备（　　）
    A. 心电监护仪　　B. 人工呼吸机
    C. 供氧设备　　　D. 玩具柜
    E. 喉镜

11. 下面哪项心理沟通方式适用于护理婴儿（　　）
    A. 因势利导　　　B. 多做游戏
    C. 搂抱与抚摸　　D. 适时鼓励
    E. 社会交流

12. 蓝光疗法的目的是（　　）
    A. 降低血清胆绿素
    B. 降低血清间接胆红素
    C. 降低血清直接胆红素
    D. 减少红细胞破坏　E. 降低血清尿胆素原

13. 关于小儿身高描述，错误的是（　　）
    A. 初生儿身长 50cm
    B. 1 岁时约 75cm
    C. 2 岁时约 95cm
    D. 3 岁时约 91cm
    E. 5 岁时约 105cm

14. 婴儿期是指（　　）
    A. 出生后到满 1 周岁之前

B. 出生后 28 天到满 1 周岁

C. 出生后到满 3 周岁之前

D. 出生后脐带结扎至生后满 28 天

E. 3 周岁到上小学前

15. 小儿生长发育规律描述错误的是（　　）

　　A. 从下到上　　　　B. 由近到远

　　C. 由粗到细　　　　D. 由简单到复杂

　　E. 由低级到高级

16. 正常小儿前囟闭合时间为（　　）

　　A. 8～10 个月　　　B. 10～12 个月

　　C. 12～18 个月　　　D. 18～24 个月

　　E. 6～8 个月

17. 小儿前囟饱满、隆起多见于（　　）

　　A. 佝偻病　　　　　B. 颅内压增高

　　C. 脱水　　　　　　D. 营养不良

　　E. 小头畸形

18. 关于小儿上臂围描述，哪项是错误的（　　）

　　A. 指沿肩峰尺骨鹰嘴连线中点水平绕上臂一周长度

　　B. 可用于普查 5 岁以上小儿营养

　　C. 大于 13.5cm 为营养良好

　　D. 小于 12.5cm 为营养不良

　　E. 12.5～13.5cm 为营养中等

19. 小儿出生后即可接种的疫苗为（　　）

　　A. 卡介苗　　　　　B. 麻疹减毒活疫苗

　　C. 流感疫苗　　　　D. 脊髓灰质炎减毒活疫苗

　　E. 百白破疫苗

20. 小儿 6 个月以内很少患麻疹等传染病，是因为从母体获得了什么抗体（　　）

　　A. IgA　　　　　　B. IgG

　　C. IgM　　　　　　D. IgD

　　E. IgE

21. 2 岁小儿，体重 12kg，每天摄入总能量 1300kcal，其中蛋白质供能占 15%（优质蛋白质占总蛋白的 60%），脂肪供能占 30%，碳水化合物供能占 55%，其膳食评价正确的是（　　）

　　A. 总能量摄入严重不足，三大产能营养素供给比例合理

　　B. 总能量摄入严重不足，三大产能营养素供给比例不合理

　　C. 总能量摄入符合要求，三大产能营养素供给比例合理

　　D. 总能量摄入严重超标，三大产能营养素供给比例合理

　　E. 总能量摄入符合要求，三大产能营养素供给比例不合理

二、A₃型题

（22～25 题共用题干）

5 个月健康小儿，体重为 6kg，现用牛奶人工喂养。

22. 每天需要的总能量应为（　　）

　　A. 450 kcal　　　　B. 500 kcal

　　C. 550 kcal　　　　D. 600 kcal

　　E. 660 kcal

23. 如采用 8% 的糖牛奶，每天约给多少毫升（　　）

　　A. 500ml　　　　　B. 550ml

　　C. 600ml　　　　　D. 670ml

　　E. 700ml

24. 除牛奶外，还应给予多少毫升水（　　）

　　A. 200ml　　　　　B. 230ml

　　C. 280ml　　　　　D. 300ml

　　E. 350ml

25. 现在该小儿可以添加的辅食应除外哪项（　　）

　　A. 蛋黄　　　　　　B. 白菜泥

　　C. 米汤　　　　　　D. 肉末

　　E. 苹果泥

（马丽媛　王晓云）

第2章 新生儿与新生儿疾病患儿的护理

第1节 正常足月新生儿及早产儿的特点与护理

案例 2-1 日龄 20 天女婴，胎龄 38 周，出生体重 3.5kg，身长 52cm，皮肤红嫩，胎毛少，头发分条清楚，足底纹理多。该女婴于生后第 3 天出现皮肤轻度黄染，2 周消退，一般情况良好，血清胆红素 170μmol/L（10mg/dl）。

问题： 1. 按照胎龄和体重分类，该新生儿属于哪一种？

2. 该女婴的黄疸最可能是由什么原因引起的？

新生儿是指从出生后脐带结扎开始到生后满 28 天内的婴儿。新生儿既是胎儿期的延续，又是人类发育的基础阶段。此期小儿刚刚脱离母体开始独立生活，机体内外环境发生了巨大的变化，各系统、器官发育不完善，适应外界环境能力差，其生活能力低下，易患各种疾病，是儿科发病率和死亡率最高的时期。围生期指产前、产时和产后的一个特定时期，在我国围生期指从妊娠 28 周至生后 7 天的一段时间。国际上常以新生儿期和围生期的病死率作为衡量一个国家卫生保健水平的标准。

一、新生儿的分类

◎ 考点：正常新生儿、足月儿、早产儿、过期产儿、低出生体重儿定义

1. 根据胎龄分类

（1）足月儿：指胎龄 ≥37 周至 <42 周出生的新生儿。

（2）早产儿：指胎龄 ≥28 周至 <37 周出生的新生儿。

（3）过期产儿：指胎龄 ≥42 周出生的新生儿。

2. 根据出生体重分类

（1）正常出生体重儿：指出生 1 小时内体重为 2500～3999g 的新生儿。

（2）低出生体重儿：指出生 1 小时内体重不足 2500g 的新生儿。不论是否足月或过期，其中大多数为早产儿或小于胎龄儿。凡体重不足 1500g 者称极低出生体重儿，体重不足 1000g 者称超低出生体重儿。

（3）巨大儿：指出生体重 ≥4000g 的新生儿，包括正常和有疾病的新生儿。

3. 根据出生体重和胎龄的关系分类

（1）适于胎龄儿：指出生体重在同胎龄儿平均体重的第 10～90 百分位的新生儿。

（2）小于胎龄儿：指出生体重在同胎龄儿平均体重的第 10 百分位以下的新生儿。我国习惯上将胎龄已足月而出生体重在 2500g 以下的新生儿称足月小样儿，是小于胎龄儿中最常见的一种，多由于宫内发育迟缓引起。

（3）大于胎龄儿：指出生体重在同胎龄儿平均体重的第 90 百分位以上的新生儿。

4. 高危儿　指已经发生或可能发生危重情况而需要密切观察的新生儿。常见于以下情况。

（1）母亲疾病史：母亲有糖尿病、感染、慢性心肺疾患、吸烟、吸毒或酗酒史，过去有死胎、死产或性传播疾病等。

（2）母孕史：母亲年龄≥35岁或<16岁，孕期有阴道流血、妊高征、先兆子痫、子痫、羊膜早破、胎膜早剥、前置胎盘等。

（3）分娩史：急产、难产、产程延长、手术产及分娩过程中使用镇静和止痛等药物史等。

（4）新生儿：产时窒息、早产儿、多胎儿、小于胎龄儿、巨大儿、宫内感染和先天畸形等。

二、正常足月新生儿的特点及护理

◎ 考点：正常足月新生儿定义

正常足月新生儿是指胎龄≥37周至<42周，出生体重≥2500g并<4000g，身长在47cm以上（平均50cm），无任何畸形和疾病的活产婴儿。

（一）护理评估

1. 健康史　由于新生儿刚刚脱离母体开始独立生活，所处的内、外环境发生了巨大的变化，加之各器官功能发育不完善，适应能力差，若保暖、喂养、护理不当，以及消毒隔离制度不严，均可成为引起新生儿疾病的原因。

2. 临床表现

（1）外貌特点：足月新生儿出生时哭声响亮，四肢屈曲；皮肤红润，皮下脂肪丰满，全身覆盖胎脂，毳毛少；头发分条清楚，有光泽；耳壳软骨发育良好，耳舟成形，直挺；指（趾）甲达到或超过指（趾）端；足底纹理遍及整个足底；乳腺结节>4mm；男婴睾丸已下降至阴囊，女婴大阴唇可遮盖小阴唇。

（2）生理特点

1）皮肤、黏膜及脐带：新生儿出生时皮肤上覆有一层灰白色胎脂，有保护皮肤和保暖的作用，新生儿皮肤薄嫩，血管丰富，易损伤而引起感染。脐带一般于生后3～7天脱落。

2）体温调节：新生儿体温调节中枢发育不完善，体温调节功能差，故体温不稳定，易随外界环境温度变化而变化。新生儿体表面积相对大，皮下脂肪较薄，容易散热。如室温低下保温不足，可引起寒冷损伤综合征；包裹太多散热不足，又容易出现"脱水热"。

3）呼吸系统：新生儿呼吸中枢发育不成熟，呼吸肌弱，胸腔小，主要靠膈肌呼吸，为腹式呼吸，呼吸浅表，呼吸节律不规则，安静时频率为每分钟40次左右。

4）循环系统：新生儿娩出后血液循环途径和血流动力学发生重大改变，脐带结扎，肺血管阻力下降，卵圆孔和动脉导管功能性关闭。新生儿心率较快，波动范围大，每分钟100～150次，平均120～140次。由于血流多集中于躯干、内脏，而四肢较少，故四肢易发冷，易出现周围性紫绀。如患有先天性心脏畸形则可出现中心性紫绀。正常足月儿血压为70/50mmHg（1mmHg＝0.133kPa）。

5）消化系统：新生儿胃呈水平位，容量小，贲门松弛，幽门紧张，易发生溢乳。生后12小时开始排出黑绿色胎粪，3～4天排完。若生后24小时仍无胎粪排出，应检查有无消化道畸形。

6）泌尿系统：新生儿多在生后24小时内排尿，如48小时仍无尿，需查找原因。新生儿肾小球滤过率低，浓缩功差，不能迅速有效地处理过多的水分和溶质，故易出现水肿、脱水症状和代谢性酸中毒。

7）血液系统：足月儿的血容量平均为 85ml/kg，出生时血液中血红蛋白偏高（150～230g/L），胎儿血红蛋白（HbF）约占 70%，以后逐渐被成人血红蛋白（HbA）替代。足月儿出生时白细胞计数较高，（15～20）×10^9/L，5 天以后接近婴儿值，分类以中性粒细胞为主，4～6 天中性粒细胞与淋巴细胞相近，出现第一次交叉，以后淋巴细胞占优势，4～6 岁出现第二次交叉。由于胎儿肝脏维生素 K 储存量少，凝血因子活性低，故生后应常规注射维生素 K_1。

8）神经系统：新生儿脑相对较大，其重量为出生体重的 10%～20%（成人仅占 2%），皮质功能发育不完善，兴奋性低，故睡眠时间长，神经髓鞘形成不完全，故常出现无意识、不协调的动作。足月儿出生时已具备原始的神经反射（详见第 9 章第 1 节）。

9）免疫系统：新生儿特异性和非特异性免疫功能均不成熟。胎儿通过胎盘可从母体得到 IgG，因此，新生儿对一些传染病如麻疹有免疫力而不易感染；而免疫球蛋白 IgA 和 IgM 则不能通过胎盘传给新生儿，因此，新生儿易患呼吸道、消化道感染和革兰阴性杆菌感染。

10）能量和体液代谢：在中性环境湿度下，新生儿的基础热卡需要量为 209kJ/kg（50kcal/kg），加之活动、食物的特殊动力作用、大便丢失和生长，需要热卡 418～502kJ/kg（100～120kcal/kg），新生儿体液总量占体重的 70%～80%。每日液体需要量：第 1 天 60～80ml/kg，第 2 天 80～100ml/kg，第 3 天以上 140～100ml/kg。电解质需要量为：钠、钾每日各需要 1～2mmol/kg，不过初生 10 日内因红细胞破坏多，故一般不需要补钾。新生儿患病时易发生酸碱失衡，易发生代谢性酸中毒。

3．社会、心理状态　初做父母的双亲由于缺乏护理新生儿的知识，不知道如何爱抚新生儿、如何给新生儿哺喂、沐浴、穿衣、换尿布；不知道新生儿表示饥饿、大小便或不适的反应，故在护理新生儿时经常感到紧张，甚至胆怯。

（二）护理诊断 / 医护合作性问题

1．有体温改变的危险　与体温调节功能不成熟有关。
2．有窒息的危险　与溢乳和呕吐物吸入有关。
3．有感染的危险　与免疫功能不完善，脐部或交叉感染等有关。
4．知识缺乏　家长缺乏护理新生儿的经验。

（三）护理目标

1．新生儿体温正常。
2．新生儿不发生窒息。
3．新生儿不发生感染。
4．家长学会新生儿护理技术。

（四）护理措施

1．体温改变的护理

◎ 考点：新生儿的保暖措施

（1）居室环境：阳光充足、空气流通、避免对流风。保持环境的中性温度（又称适中温度，是指一种适宜的环境温度。在这个温度下，机体耗氧量最少，代谢率最低，蒸发散热量亦少，又能保持正常的体温）。在中性温度的环境中，新生儿不需消耗额外的能量来产热或降温，更多的能量被用于生长发育。正常足月新生儿在穿衣、包裹棉被的情况下，室内温度保持在22～24℃，相对湿度达55%～65%，即可达到中性温度，是维持正常体温的重要条件。

（2）保暖：新生儿分娩室室温应在26～28℃，出生后应放在远红外辐射台，立即擦干身体，用温暖的棉被包裹后置于中性温度的环境中，并应因地制宜采取不同的保暖措施，如应用婴儿温箱、远红外辐射床、添加包被、头戴绒布帽及母体胸前怀抱等，同时须观察体温的变化，使新生儿体温维持在36.5～37℃，避免保暖过度、烫伤、窒息等保暖意外。此外，接触新生儿的手、仪器物品等应预热，护理操作时不要过分暴露新生儿，并注意保暖。尽量不用热水袋保温，以免烫伤，如果条件所限必须使用时，要注意温度＜50℃，热水袋外包裹毛巾，并注意观察皮肤、更换受热位置。

2. 有窒息危险的护理　喂乳后应竖抱小儿，轻拍背部，待小儿打饱嗝后取右侧卧位，以防止溢乳和呕吐引起窒息。

3. 有感染危险的护理

（1）建立隔离、消毒、清洁制度：病室应采用湿式清扫，以免灰尘飞扬。空气每日用空气消毒机或洁净屏消毒30分钟。每月对空气、物体表面及工作人员的手等进行监测；每季度对工作人员作一次咽拭子培养，将患者或带菌者暂时调离新生儿室。对患有感染性疾病者应避免探视新生儿，避免交叉感染。

（2）严格执行无菌操作制度：工作人员在护理每个新生儿前必须洗手或涂抹消毒液，工作时勿用手接触自己的鼻孔、面部及口腔，切忌将身体倚靠在新生儿床或检查台上，或将检查用具、病历卡随手放在婴儿床上。

◎ 考点：新生儿皮肤黏膜及脐带的护理

（3）皮肤、黏膜护理

1）勤洗澡，保持皮肤清洁，新生儿沐浴室温应在26～28℃，水温在39～41℃，可采取淋浴或盆浴，遵循的顺序为先头面部→颈下→前胸→上肢→下肢→后背→臀部。沐浴时注意勿使水进入小儿耳、鼻、口和眼内。

2）每次排便后用温水清洗臀部，或用婴儿湿巾从前向后擦拭干净，勤换尿布，不垫橡胶单或塑料布，防止臀红或尿布疹发生，如出现红臀，可给予氧化锌软膏或新霉素软膏涂抹，并给予吹氧3L/min或烤灯照射20分钟/次，2次/天，距离臀部20～30cm。最新的伤口敷料如液体敷料及造口粉也有非常好的疗效。

3）保持脐带残端清洁和干燥。脐带脱落后，如脐窝有渗出物，可涂75%乙醇消毒保持干燥；有脓性分泌物，可先用3%过氧化氢溶液清洗，然后涂0.5%碘伏；若有肉芽形成，可用5%～10%硝酸银溶液点灼。

4）注意口腔清洁护理。

5）衣服宜宽大、质软，不用纽扣，易穿、易脱。应选用柔软、吸水性强的尿布。

（4）预防疾病：新生儿期应接种卡介苗和乙肝疫苗，出生体重＜2500g的婴儿暂不接种。

4. 知识缺乏的护理

（1）促进母婴感情建立：正常足月儿提倡早哺乳，一般出生后半小时即可让母亲怀抱新生儿让其吸吮，以促进乳汁分泌。人工喂养者，奶具专用并消毒，乳温、奶孔大小合适，速度适宜，提倡24小时母婴同室和母乳喂养。鼓励母亲通过哺乳、抚摸皮肤、与孩子眼神交流、说话等增加母婴的密切接触，促进母婴感情的建立，使新生儿得到良好的身心照顾，促进其体重增长和智能发育。

（2）宣传有关育儿保健知识：教会家长新生儿日常护理方法，如更换尿布、沐浴、保暖、喂养等；介绍新生儿日常观察的内容及方法，使家长能及早发现新生儿的异常情况，比如观察脐部，有红、肿、分泌物多及有异味，及早就诊。

（3）进行新生儿疾病筛查：向家长解释尽早为新生儿筛查甲状腺功能减低症、苯丙酮尿症和半乳糖血症等疾病的重要性，以取得他们的合作。

（4）进行新生儿访视：新生儿回家后1～2天要初访；5～7天周访；半个月访视和满月访视。

（5）向家长提供预防接种以及生长发育监测的相关信息。

🔗 **链接**

保护宝宝的听力　从听力筛查开始

2011年3月3日是我国第12个"爱耳日"，主题为：康复从发现开始—大力推广新生儿听力筛查。先天性听力损失是常见致残性疾病之一，已成为全球关注的重大公共卫生问题。正常新生儿中，双侧先天性听力损失的发病率约为3‰，居目前可筛查的出生缺陷疾病之首。在我国平均每年大约要新增2.3万名听力残疾儿童，而我国目前的新生儿听力筛查率仍然很低。婴儿出生前无法诊断出其是否存在听力障碍，所以，早发现、早诊断、早治疗对于有听力障碍的儿童来说至关重要，可以及时对他们开展早期干预，提高康复效果。

5. 其他护理

（1）每日除观察新生儿的生命体征，如体温、呼吸、脉搏外，还应密切观察小儿的精神反应、哭声（有无高声尖叫、哭声低弱或不哭）、面色、吸乳情况（有无溢乳、吸吮无力或拒奶等）。注意二便及睡眠情况，注意皮肤颜色、有无出血点及化脓感染灶等。如发现异常情况应及时报告医生。

（2）保持呼吸道通畅：新生儿娩出后，开始呼吸前，应迅速消除口、鼻腔的黏液及羊水，及时清除鼻腔内的分泌物。避免物品阻挡新生儿口鼻或压迫其胸部，保持呼吸道通畅。保持新生儿合适的体位，取仰卧时应避免颈部前屈或过度后仰；俯卧时应使头偏向一侧，有专人看护，防止窒息。

◎ 考点：新生儿特殊的生理状态

三、新生儿的特殊生理状态

新生儿刚脱离母体来到这个世界，会有许多不同于成人的生理状况出现，称为新生儿特殊的生理状态。

1. 乳腺肿大　部分新生儿（男、女均可）出生后3～5天出现乳腺肿大如蚕豆或鸽蛋大小，是由于来自母亲体内的雌激素中断所致，一般2～3周自然消退，切忌挤压，以免发生感染。

2. 假月经　部分女婴生后5～7天阴道可见少许血性分泌物，可持续1周，称假月经。是由于来自母亲体内的雌激素中断所致，一般不必处理。

3. 生理性体重下降　新生儿出生数日内由于进食少，水分丢失及胎粪排出等原因，会出现体重下降，但一般不超过10%，生后10天左右恢复到出生时体重。

4. 生理性黄疸　生理性黄疸常在生后2～3天出现，4～5天达高峰，7～14天消退，早产儿延至3～4周，一般情况良好。血清胆红素足月儿$<205.2\mu mol/L$，早产儿$<256.5\mu mol/L$。

5. 上皮珠 在新生儿口腔上腭中线或齿龈切缘上常有黄白色米粒大小的颗粒，是由上皮细胞堆积或黏液腺分泌物积聚所致，俗称"马牙"，于生后数周至数月自行消退。不可割治，以免发生感染。

案例 2-2 出生半小时新生儿，体重2000g，皮肤毳毛多，头发细软、分条不清，指甲未达到指尖，乳腺无结节，足底无纹理。

问题：该新生儿分类属于哪一种？

四、早产儿的特点及护理

早产儿是指胎龄满28周至不足37周，出生体重<2500g，身长<47cm的活产婴儿。其身体各器官尚未发育成熟，故又称为未成熟儿。

（一）护理评估

1. 致病因素/健康史 由于早产儿各器官功能均不成熟，其生活能力、对外界环境的适应能力以及抗病能力比足月儿更差。因此，胎龄越小，体重越低，患病率及死亡率越高。

2. 临床表现

◎考点：足月儿与早产儿外观特点，早产儿呼吸暂停的表现

（1）外貌特点：早产儿出生时哭声低微，四肢肌张力低；皮肤薄嫩多皱纹，发亮有水肿，毳毛多；头发细软，乱如绒线；耳壳缺乏软骨，耳舟不清楚；指（趾）甲未达指（趾）端；足底纹理少；乳腺无结节或结节<4mm；男婴睾丸未下降至阴囊，女婴大阴唇不能遮盖小阴唇（表2-1）。

表 2-1 足月儿与早产儿外观特点

	足月儿	早产儿
外表	四肢屈曲状	肌张力差
皮肤	红润，皮下脂肪丰富，毳毛少	红嫩，水肿，发亮，毳毛多
头发	分条清楚	细而卷，乱如绒线
耳壳	软骨发育良好，耳舟成形、直挺	软骨发育不良，耳舟不清
乳腺结节	>4mm（平均7mm）	无结节，或结节<4mm
指（趾）甲	达到或超过指（趾）尖	未达指（趾）尖
跖纹	遍及整个足底	少或无纹
外生殖器	男婴：睾丸已降至阴囊	睾丸未降至阴囊
	女婴：大阴唇遮盖小阴唇	大阴唇不能遮盖小阴唇

（2）生理特点：早产儿各系统发育不全，调节功能差，表现为生活能力低下，易出现低体温、低血糖、低蛋白血症和出血症，有呼吸暂停现象（指呼吸停止达15~20秒，伴心率减慢<100次/分，并出现发绀），故应用监护仪监测体温、脉搏、呼吸等生命体征。

3. 社会、心理状态 由于孩子的早产，家长感到失望沮丧。孩子出生后由于需要特殊的

监护和治疗，会使父母感到恐惧和悲观，甚至对孩子能否存活、将来的健康状况而感到焦虑。同时，由于初做父母，家长缺乏护理早产儿的经验和知识。

（二）护理诊断 / 医护合作性问题

1. 体温调节无效　与体温调节功能不成熟，环境温度不良等有关。
2. 不能维持自主呼吸　与呼吸中枢和肺发育不成熟有关。
3. 喂养困难　与吸吮吞咽能力弱和消化吸收功能差有关。
4. 有感染的危险　与免疫功能低下有关。
5. 焦虑　与家长担心早产儿预后及缺乏护理经验有关。

（三）护理目标

1. 体温稳定在正常范围。
2. 呼吸道保持通畅，呼吸平稳，无呼吸暂停和发绀发生。
3. 获得所需的营养，体重逐渐增长。
4. 皮肤、黏膜、脐部不发生感染。
5. 家长了解早产儿的预后，焦虑减轻，学会照顾早产儿。

（四）护理措施

1. 体温调节无效的护理
（1）居室环境：早产儿室温应保持在 24～26℃，相对湿度 55%～65%。
（2）保暖：根据早产儿的体重和成熟度，采取不同的保暖措施，使体温维持在 36.5～37℃。一般体重小于 2000g 者，应尽早放入婴儿温箱中保暖，并应根据出生体重和胎龄调节暖箱温度和湿度（孕 28 周体重＜1000g 的早产儿，设置湿度为 80%），待体重增至 2000g 以上，体温能保持正常，吸吮良好，每日奶量可达 240ml 以上，即可出温箱（详见第 1 章第 9 节）。若无温箱设备可采取其他保暖方法，首先提倡母亲袋鼠式护理，不仅可以使体温正常，也可以使其他各项生命体征相对稳定，减少早产儿的紧张与恐惧。体重大于 2000g 在箱外保暖者应给予头部戴帽保暖（见表 1-4）。
（3）防止散热：为降低耗氧量和散热量，护理早产儿时，护理人员双手必须温暖，各种操作应集中进行，更衣、换尿布前应先预热衣物；进行必要的医疗护理操作需解包时，应在远红外线辐射床保暖的情况下进行，没有条件者，则应加强保暖，尽量缩短操作时间。
（4）监测体温：及时调整中性温度。一般每 4 小时测体温 1 次，体温稳定后每日测 2 次并记录。
2. 不能维持自主呼吸的护理
（1）早产儿尤其＜32 周的早产儿会缺乏肺泡表面活性物质，致使早产儿出现呼吸困难、呻吟、吐沫、发绀等 NRDS 的表现，应配合医生尽早给予肺表面活性物质（如固尔苏）＋无创辅助通气（CPAP），减少早产儿的并发症。
（2）早产儿呼吸道狭窄、咳嗽反射弱，分泌物易阻塞呼吸道，注意及时清除，保持呼吸道通畅。
（3）有缺氧症状者给予低流量间歇吸氧，吸入氧浓度及时间根据缺氧程度及用氧方法而定，一般氧浓度以 30%～40% 为宜，经皮血氧饱和度维持在 90%～95%（<29 周的早产儿维持在 85%～92%），一旦症状改善立即停用，以防视网膜病变等氧疗并发症。

链接

什么是早产儿视网膜病变?

早产儿视网膜尚未发育完整，若处于高氧环境下，视网膜血管收缩、阻塞，使局部缺血、缺氧，诱发视网膜血管异常增生。异常增生的视网膜血管，穿过内界膜向视网膜表面发展并伸入玻璃体内，由于渗出玻璃体内血管机化，在晶体后形成结缔组织膜，而牵拉引起视网膜脱离。

（4）呼吸暂停时可采用拍打足底、托背等方法帮助早产儿恢复自主呼吸，条件允许可放置水囊床垫，利用水振动减少呼吸暂停发生，必要时静脉滴注枸橼酸咖啡因（首剂负荷量 20mg/kg，24h 后给予维持量 5mg/kg，每天 1 次，静脉泵入）或氨茶碱（首剂负荷量 5mg/kg，12h 后给予维持量 2mg/kg 每 12 小时 1 次，静脉缓慢泵入），给予机械正压通气。随时备好氧气、吸痰器、新生儿呼吸复苏囊、直接喉镜、气管导管和急救药品等，若发生异常情况应及时进行抢救。

3. 喂养困难的护理　因早产儿吸吮能力和吞咽反射弱，消化功能差，易呕吐和溢乳，应耐心喂养，以保证营养供给。哺乳后取右侧卧位并注意观察有无溢乳及发绀等发生。

（1）开乳时间：主张提早喂养以预防低血糖。一般在生后 2～4 小时试喂 10% 葡萄糖水 1～2 次（2ml/kg），成功后可于生后 4～6 小时开始喂乳。

（2）乳汁选择：首选母乳，无母乳者可选用早产儿配方乳或低脂牛乳，开始浓度为 1∶1（牛乳∶水），以后逐渐增浓。

（3）喂乳量与间隔时间：根据出生体重和耐受能力而定，喂乳量以喂乳后不发生呕吐为度。体重 1000g 以下者，开始喂乳每次 2ml；体重 1000g 以上者，开始喂乳每次 4ml；体重 1500g 以上者，开始喂乳每次 8ml；体重 2000g 以上者，开始喂乳每次 12ml。以后根据消化能力及食欲逐渐加量，一般每次加 1～2ml。体重 1500g 以下者喂乳间隔时间为 1～2 小时，体重 1500g 以上者喂乳间隔时间为 2～3 小时。

（4）喂乳方法：可根据早产儿的生活能力选择不同的喂养方式。有吸吮、吞咽能力者直接哺喂母乳或用奶瓶喂养；有吞咽能力、无吸吮能力者，可用滴管小匙喂养；吸吮、吞咽能力均差者，可采用鼻胃管、鼻肠管喂养或肠道外营养（又称静脉内营养）。

（5）补充维生素和铁剂：早产儿出生后应按医嘱补充维生素 K_1 3 天，每天 1 次，每次 0.5～1mg，预防出血症；此外还应补充维生素 A、维生素 D（生后第 2 周补充）、维生素 B、维生素 C、维生素 E 及铁剂（生后 1 个月补充）、叶酸等物质。

（6）每天详细记录出入量，准确称体重，以便分析、调整营养补充量。

4. 有感染危险的护理　早产儿室内空气最好进行净化，工作人员、母亲要强化洗手意识，严格执行消毒隔离制度，并严格控制参观和示教人数。室内物品应定期更换、消毒，做好暖箱的日常清洁消毒工作，每日更换暖箱水槽中的灭菌注射用水，防止细菌滋生。早产儿皮肤屏障功能更差，因此更应加强皮肤、脐带的护理，保持皮肤的完整性和清洁。

5. 焦虑的护理

（1）鼓励早产儿父母尽早探视及参与照顾早产儿，耐心解答其提出的有关问题。

（2）指导并示范护理早产儿的方法，指导家长如何冲调奶粉、沐浴、预防接种和门诊随访等。向家长阐明保暖、喂养及预防感染等护理措施的重要性及注意事项。

第 2 节　新生儿缺氧缺血性脑病患儿的护理

案例 2-3　孕妇张女士超过预产期 10 天，脐带绕颈 1 周，于 2012 年 4 月 2 日剖宫产娩出一个男婴。该男婴出生时脸色发青，不哭，经复苏抢救后，仍反应迟钝，吃奶、喝水都吐，哭一会儿嘴唇会哆嗦，前囟略饱满，四肢软，诊断：缺氧缺血性脑病。

问题：1. 该患儿主要病因是什么？
　　　2. 首选什么药降颅压与止惊？

新生儿缺氧缺血性脑病是由于围生期各种因素引起的脑血流减少、缺氧而导致胎儿及新生儿的脑损伤，是新生儿窒息后严重并发症之一。本病病情重，病死率高，常并发永久性神经功能障碍如智力低下、癫痫、脑性瘫痪等。

一、概　　述

凡是造成胎儿或新生儿血氧浓度降低的任何因素均可引起窒息而导致脑组织缺氧缺血性损害。如孕母有糖尿病、心肾疾病、严重贫血、妊高症、胎盘早剥、吸烟、吸毒、酗酒，胎儿有脐带受压、打结、绕颈等，出生时产程延长，胎儿有先天畸形、胎粪吸入、宫内感染等因素。

缺氧缺血性脑病的发病机制与脑血流改变、脑组织生化代谢改变和神经病理学改变有关。

◎考点：轻、中、重度的鉴别要点

新生儿缺氧缺血性脑病在临床上分为轻、中、重三度（表 2-2）。

表 2-2　新生儿缺氧缺血性脑病临床分度

临床表现	分度		
	轻度	中度	重度
发生时间	生后 12～24 小时内症状最明显	生后 24～72 小时症状最明显	出生后 72 小时症状最明显
意识	兴奋、激惹	嗜睡、意识淡漠、反应迟钝	昏迷
肌张力	正常	减低	松软
原始反射			
拥抱反射	活跃	不完全	消失
吸吮反射	正常	减弱	消失
惊厥	可有肌阵挛	常有	多见，频繁发作，呈去大脑强直状态
中枢性呼吸衰竭	无	有	严重
瞳孔改变	正常或扩大	常缩小，对光反射迟钝	不对称或扩大
前囟张力	正常	正常或稍饱满	饱满，紧张

治疗原则是给氧、控制惊厥、降低颅内压、控制液体量、纠正酸中毒、低血糖及低血压，及时给予脑代谢激活剂，以减少并发症及后遗症。

二、护 理 评 估

1. 健康史　缺氧是发病的核心，最主要的致病因素是围生期窒息。另外，出生后心脏病变、肺部疾病及严重失血或贫血也可引起脑损伤。

2. 临床表现　主要表现为意识改变与肌张力变化，根据病情可分为轻、中、重3度。轻度症状在72小时内消失，预后好；中度症状在14天内消失，可能有后遗症；重度症状可持续数周，病死率高，存活者多有后遗症。

3. 社会、心理状态　本病病死率高或留有永久性后遗症，由此家长极易产生焦虑、恐惧、悲伤和失望心理，治疗积极性不高，有的家长甚至做出遗弃孩子的行为，由此带来很多社会问题。

4. 辅助检查　颅脑B超检查、CT检查、脑电图和磁共振成像等均可提供诊断和判断预后。

三、护 理 诊 断 / 医 护 合 作 性 问 题

1. 潜在并发症　颅内压增高。
2. 有失用综合征的危险　与缺血缺氧后脑损伤导致后遗症有关。
3. 恐惧（家长）　与病情预后不良有关。

四、护 理 目 标

1. 患儿颅内压维持正常，生命体征平稳。
2. 患儿减少失用综合征发生的机会及程度。
3. 家长获得相关的医疗信息和心理支持，心理压力减轻。

五、护 理 措 施

1. 潜在并发症的护理　密切观察患儿呼吸、意识、体温、呼吸、心率、血压；监测患儿前囟张力、肌张力改变。如有惊厥、瞳孔大小不等和对光反射迟钝或消失、呼吸节律改变等，提示有颅内压增高的可能。应遵医嘱首选苯巴比妥钠止惊，如效果不佳时可选用地西泮等药物止惊，但应注意对呼吸中枢的抑制；首选呋塞米降低颅内压，也可选20%甘露醇降低颅内压。

及时清理呼吸道分泌物和呕吐物，保持呼吸道通畅；发现呼吸暂停及时给予皮肤刺激及人工辅助呼吸；合理用氧，酌情予以不同方式氧疗，如头罩、鼻导管给氧等，必要时及时进行高压氧治疗。

2. 有失用综合征危险的护理　为防止、减轻后遗症，遵医嘱给予胞磷胆碱、脑活素等脑代谢激活剂。对疑有运动功能障碍者，将其肢体固定于功能位，早期给予患儿动作训练和感知刺激等干预措施，应多抚触患儿，以进行情感的交流，促进脑功能的恢复。

3. 心理护理

（1）向家长讲解本病的严重性及可能出现的后遗症，耐心细致地解答相关医疗知识，并给予心理上的安慰，减轻他们的恐惧心理。

（2）解释只要早期进行功能训练和智能开发可减轻后遗症症状，为家长提供心理、社会支持，改变家庭应对能力。

4．其他护理

（1）保暖：置患儿于中性温度的环境中，维持患儿体温在 36.5℃左右，减少氧的消耗。

（2）供给液体与营养：轻症患儿可直接哺喂母乳或采用奶瓶喂养，吸吮反射弱者可采用滴管或鼻饲喂养，重症者可遵医嘱给予全静脉营养。

5．健康教育

（1）建议家长尽早带孩子到有条件的医院进行新生儿行为神经测定，以早期发现脑损伤引起的异常，尽早采取护理干预对策。

新生儿干预

影响儿童智能发育的后天因素有环境高危因素和生物学高危因素。围生高危儿（如早产儿和低体重儿、围生期窒息、持续低氧、颅内出血等）属于后者。早期干预是指一种有组织、有目的的丰富环境的教育活动，使发育偏离正常或有可能偏离正常的 5～6 岁以前，特别是 3 岁以前小儿的智能有所提高，或赶上正常儿童的发育。新生儿期可在母婴室由专业人员或指导家长进行干预。干预方式有听觉、视觉、触觉刺激和前庭运动刺激等。

（2）指导家长对有后遗症的患儿进行智能开发，对瘫痪患儿进行皮肤护理和运动功能的训练，强调出院后患儿应继续使用促脑细胞代谢等药物恢复脑细胞功能。

六、护理评价

评价患儿颅内高压等症状是否消失，生命体征是否平稳；后遗症是否避免或减轻；家长的焦虑、恐惧等心理反应是否有所缓解。

第 3 节　新生儿颅内出血患儿的护理

案例 2-4　足月臀位产儿，生后第 2 天突然开始抽搐，出现阵发性发绀及呼吸暂停，有时尖叫，不好好吃奶。经检查发现孩子前囟饱满，肌张力下降，经过一系列实验室检查，最后诊断：颅内出血。

问题：1. 引起颅内出血的病因是什么？

2. 该患儿应采取什么体位？

3. 患儿颅内高压首选什么药？

4. 如何对患儿家长进行健康指导？

新生儿颅内出血是由产伤或缺氧等原因引起的脑血管损伤，是新生儿期最严重的脑损伤。早产儿多见，病死率高，存活者常遗留有神经系统后遗症。

一、概　　述

新生儿颅内出血的病因主要为产伤及缺氧。输注高渗液体、输液过快、频繁吸引和气胸均可导致颅内出血。临床主要表现为神经系统的兴奋症状（早期）或抑制症状，以及神经系统定位体征。并发症为脑内压增高以及神经系统后遗症等。

治疗原则是给氧、控制惊厥、止血、降低颅内压、纠正酸中毒、低血糖、低血压，并及时给予脑代谢激活剂，减少并发症及后遗症。

二、护 理 评 估

1. 健康史

（1）缺氧：①缺氧和酸中毒直接损伤组织血管内皮细胞，使其通透性增加、破裂出血；②缺氧和酸中毒损伤脑血管的自主调节功能，形成压力被动性脑血流，当动脉压升高时，可引起脑血流增加引起毛细血管破裂、出血，相反，在血压下降时，脑血流减少而致缺血性改变，缺血性坏死区内可见出血灶；③≤32周的早产儿在侧脑室和四脑室周围室管膜下及小脑软脑膜下的外颗粒层留有胚胎生发层基质，其内缺乏胶原组织支撑，毛细血管脆弱，当动脉血压突然上升时可致颅内出血。

（2）产伤：因胎头过大、头盆不称、急产、臀位产、高位产钳或负压吸引助产等使胎儿头部受挤压和牵拉而引起产伤性颅内出血。大脑表面静脉撕裂常伴有蛛网膜下腔出血。以足月儿或巨大儿多见。

（3）其他：快速输入高渗溶液或机械通气不当等而致使血压波动过大，或频繁进行头皮静脉穿刺、搬动、吸痰、气管插管等操作而造成头部过分受压的医源性因素。

◎ 考点：新生儿颅内出血的症状和体征

2. 临床表现　主要与出血部位和出血量有关，轻者可无症状，大量出血者可在短期内死亡。常见的症状与体征如下。①意识改变：激惹、嗜睡或昏迷。②呼吸改变：增快或减慢，不规则或暂停。③颅内压增高：前囟隆起，血压增高，抽搐，角弓反张，脑性尖叫。④眼征：凝神、斜视、眼球上转困难、眼球震颤等。⑤瞳孔对光反射消失。⑥肌张力：增高、减弱或消失。⑦其他：不明原因的苍白、贫血和黄疸。

根据出血部位不同，临床上分为以下几型：①脑室周围—脑室内出血；②原发性蛛网膜下腔出血；③脑实质出血；④硬脑膜下出血；⑤小脑出血。

3. 社会、心理状态　家长对本病的严重性、预后缺乏认识，如果孩子致残家长会出现焦虑、内疚、失望、悲伤的心理反应。有的家长甚至会做出遗弃孩子的选择来摆脱自身的痛苦，进而带来一系列社会问题。

4. 辅助检查　脑CT和脑B超等检查可提供出血部位和范围，有助于确诊和判断预后。脑脊液检查如发现呈均匀血性或有皱缩红细胞有助于诊断。

三、护 理 诊 断／医 护 合 作 性 问 题

1. 潜在并发症：颅内压增高。
2. 低效性呼吸型态　与呼吸中枢抑制有关。
3. 营养失调：低于机体需要量　与患儿意识障碍、昏迷有关。
4. 焦虑　与担心疾病预后和后遗症有关。

四、护 理 目 标

1. 患儿颅内压恢复正常，生命体征平稳。
2. 患儿维持正常的呼吸型态，无呼吸暂停现象。
3. 患儿能够获得所需的热量和水分。
4. 家长获得相关医疗信息，焦虑减轻。

五、护 理 措 施

1. 潜在并发症的护理

◎ 考点：新生儿颅内出血的病情观察内容

（1）严密观察病情：密切观察患儿呼吸、意识、体温、心率、血压；监测患儿前囟张力、囟门有无隆起、肌张力改变；注意有无惊厥、对光反射迟钝或消失、烦躁、脑性尖叫等颅内压增高的表现；观察有无瞳孔大小不等、呼吸节律改变等脑疝及呼吸衰竭表现；发现问题及时报告医生，并做好抢救准备。

并发惊厥者，遵医嘱立即给予镇静剂，首先给予苯巴比妥钠，可肌内注射或缓慢静脉注射；其次选地西泮静脉注射，速度要缓慢，以免抑制呼吸中枢；止血剂给予维生素 K_1、酚磺乙胺（止血敏）等药物控制出血，贫血患儿输入少量新鲜血浆或全血；脱水剂首选呋塞米降颅内压，严重时可给予甘露醇降颅压，注意出血急性期慎用甘露醇，以免加重出血；为防止、减轻后遗症，遵医嘱给予胞磷胆碱、脑活素等脑代谢激活剂。

（2）保持安静：为防止出血加重和减轻脑水肿，应将患儿头肩部抬高 $15°\sim30°$，取侧卧位，并保持头正中位；绝对静卧，减少搬动，喂乳时不能抱喂；各项护理操作集中进行，避免引起小儿烦躁而加重缺氧和出血；在进行头皮静脉穿刺、面罩加压给氧、气管插管等操作时，动作要轻、稳、准，静脉穿刺最好用留置针，减少反复穿刺。更换纸尿裤，双手轻轻托起双下肢，动作缓慢轻柔，避免诱发、加重出血。

2. 低效性呼吸型态的护理

（1）遵医嘱降低颅内压。

（2）合理用氧可减轻颅内出血，注意给氧的方式和浓度，以维持 PaO_2 在 $7.9\sim10.6kPa$（$60\sim80mmHg$）。呼吸困难者给氧，呼吸暂停过于频繁者应采用机械辅助通气。

（3）根据医嘱使用呼吸兴奋剂。

（4）及时清除呼吸道分泌物，避免外在因素如奶瓶、被子遮盖等压迫患儿，引起窒息。

3. 营养失调的护理　病情稳定后让患儿自行吸吮或滴管喂养，不能吸吮者可给予鼻饲。因患儿脑水肿，故输液量不宜过多，总液量按每日 $60\sim80ml/kg$ 计算，以保证生理需要量为准，且输液速度应慢。

4. 其他护理　维持正常体温，注意保暖，维持中性温度，病初一般宜置于保温箱中。

5. 心理护理　要耐心解释家长所提出的问题，并安慰家长，以减轻其心理压力和焦虑程度。尽早指导功能训练。

6. 健康教育

（1）建议家长尽早带孩子到有条件的医院进行新生儿行为神经测定，及早发现脑损伤的异常，尽早采取护理干预对策。

（2）若有后遗症出现，应尽早指导功能训练。指导家长对有智能低下的患儿及早进行智能开发，配合理疗、体疗，进行肢体运动功能的康复训练，以改善后遗症症状。继续服用脑代谢激活药物。

六、护 理 评 价

评价患儿颅内压是否恢复正常；呼吸节律是否恢复正常；患儿能否获得足够的热量与水分；有无后遗症发生；家长对患儿预后是否有所了解，能否配合医生进行智能开发和运动功能的训练。

第4节　新生儿脐炎患儿的护理

案例 2-5　新生儿日龄3天，足月顺产。食欲与精神较好，母亲在给其换衣服时发现脐窝有少许脓性分泌物。

　　问题： 1. 该新生儿首要护理诊断是什么？

　　　　　　 2. 该新生儿感染最常见的病原菌是什么？

　　　　　　 3. 脐带应如何进行护理？

新生儿脐炎是指新生儿脐带残端被细菌入侵、繁殖所引起的急性炎症。

一、概　　述

新生儿脐炎是由于断脐时或出生后脐部处理不当，脐残端被细菌入侵、繁殖所引起的急性炎症，或是脐带创口未愈合受爽身粉等异物刺激引起脐部慢性炎症而形成肉芽肿。发生脐炎后如积极处理，一般均能治愈，但如延误治疗可造成感染扩散形成腹壁蜂窝织炎、皮下坏疽；向邻近腹膜蔓延可导致腹膜炎；沿未愈合的脐血管蔓延可引起败血症，甚至危及生命。

治疗原则：①局部用药；②局部感染严重，伴有全身感染中毒症状者，及时应用抗生素，局部脓肿切开引流。

二、护　理　评　估

1. 健康史　断脐时或断脐后，消毒处理不严，护理不当就很容易造成细菌污染，引起脐部发炎。常见的病原菌为金黄色葡萄球菌、大肠埃希菌，其次为溶血性链球菌或表皮葡萄球菌感染等。

2. 临床表现　脐带根部发红或脱落后伤口不愈合，脐窝湿润、流液、有分泌物，这是脐炎的早期表现。以后脐周围皮肤发生红肿，脐窝有脓性分泌物，带臭味，脐周皮肤红肿加重，腹壁有水肿发亮，呈急性蜂窝组织炎的表现，也可形成局部脓肿、败血症，病情危重会引起腹膜炎，并有全身中毒症状，如发热、拒乳、精神差、烦躁不安等。慢性脐炎时局部形成脐部肉芽肿，为一小樱红色肿物突出、常常流黏性分泌物，经久不愈。

3. 社会、心理状态　由于家长对疾病的认识不足及缺乏正确护理新生儿的知识，会出现担忧、焦虑等心理反应。

4. 辅助检查　检查血常规，严重时白细胞增高，取脐带脓性分泌物进行细菌培养，可确定致病菌。

三、护理诊断／医护合作性问题

1. 皮肤完整性受损　与脐炎有关。
2. 有体温改变的危险　与细菌感染有关。

四、护　理　目　标

1. 皮肤完整性恢复正常。

2．体温恢复正常。

五、护理措施

1．皮肤完整性受损的护理

（1）脐带根部发红或脐带脱落后伤口不愈合，脐周皮肤轻度红肿，伴有少量分泌物，应遵医嘱进行局部处理，用 0.5% 碘伏及 75% 乙醇溶液消毒，每日 2～3 次，或用 3% 过氧化氢液清洗脐部，再涂以 75% 乙醇，每日 3 次。

（2）脐部炎症明显，有脓性分泌物应遵医嘱使用敏感抗生素。

（3）肉芽肿形成者，可用 10% 硝酸银溶液烧灼，如肉芽肿较大时，可做手术切除。

（4）有脓肿形成，行外科切开引流。最新功能性敷料藻酸银引流，临床效果也比较满意。

2．维持体温稳定　注意保暖，将患儿置于中性温度（室温 22～24℃）环境中，维持体温稳定。

3．病情观察　重点观察患儿脐带红肿、渗出及化脓的变化。按需调整喂养方式如少量多次、间歇喂养等，保证奶量摄入。

4．心理护理　对于精神高度紧张、焦虑的家长给予安慰，介绍病情的发展、治疗效果及预后，消除顾虑，配合治疗。

5．健康教育

（1）做好断脐后的护理，保持局部清洁卫生。

（2）在脐带未脱落前，洗澡时注意不弄湿脐部，洗完要将脐带周围的水用消毒干棉棒吸干，并用 75% 乙醇溶液消毒残端，注意要擦至脐窝内，再换上干净的纱布包裹好。

（3）勤换尿布，防止尿液污染脐带。

六、护理评价

评估患儿脐带皮肤是否恢复正常；体温是否在正常范围。

第 5 节　新生儿败血症患儿的护理

案例 2-6　　患儿，男，日龄 5 天。主因拒乳、发热 3 天而入院。3 天前，患儿哭闹不停，吃奶减少，继而不吃、不哭、活动减少。体检：体温 38.5℃，精神委靡，面色、皮肤黄染，肝右肋缘下 3cm，脐部发红，有脓性分泌物。初步诊断：新生儿败血症。

问题：1. 该患儿最可能感染的病原菌是什么？

2. 入院后首要的辅助检查是什么？

3. 如果该患儿高热，应选什么方法为其降温？

新生儿败血症是指细菌侵入血循环并在其中生长繁殖及产生毒素，由此造成全身各系统的严重病变。新生儿时期本病发病率与病死率较高。

一、概　　述

新生儿特异性和非特异性免疫功能不成熟，皮肤黏膜屏障功能差，免疫球蛋白 IgM、IgA 含量少，特别是 SIgA 缺乏，故易受到细菌感染而发生败血症。

引起新生儿败血症最常见的病原菌在我国是葡萄球菌，其次是大肠埃希菌等革兰阴性杆菌。感染途径分产前感染、产时感染和产后感染。

治疗原则：采用早期、联合、足量、静脉选用敏感抗生素，疗程要足，一般应用10～14天；对症支持治疗，如保暖、供氧及纠正水、电解质酸碱平衡紊乱，及时处理感染灶；必要时输新鲜血、血浆等。

二、护理评估

1. 健康史

◎考点：新生儿败血症的常见病原菌及感染途径

（1）病原菌：我国以葡萄球菌多见，其次为大肠埃希菌等革兰阴性杆菌。

（2）感染途径。①产前感染：孕母患感染性疾病，细菌可通过胎盘经血行感染胎儿或羊膜囊穿刺等操作不慎也可致胎儿感染。致病菌以大肠埃希菌多见。②产时感染：羊膜早破、产程延长、难产，分娩消毒不严格，细菌由产道上行导致胎膜、脐带和胎盘炎，或胎儿吸入或吞下污染的羊水感染。致病菌以大肠埃希菌多见。③产后感染：细菌从脐部（脐炎最常见）、破损皮肤黏膜及呼吸道和消化道等侵入，也可通过被细菌污染的吸痰器、超声雾化器、暖箱内的水以及各种医疗导管、插管损伤而感染。致病菌以葡萄球菌多见。

❤ 链接

脐带是胎儿的生命线

脐带是胎儿与妈妈之间的通道，它将胎儿排泄的代谢废物和二氧化碳等送到胎盘，由妈妈帮助处理。这是由脐动脉完成的，也就是说，脐动脉中流的是胎儿的静脉血。它从妈妈那里获取氧气和营养物质供给胎儿，这是由脐静脉完成输送的，也就是说，脐静脉中流的是胎儿的动脉血。脐带是胎儿的生命线，如果脐带受压，致使血流受阻，胎儿的生命就受到了威胁；生后脐带消毒不严格，细菌就会趁虚而入，引起败血症。

◎考点：新生儿败血症的一般表现

2. 临床表现　新生儿败血症无特异性表现。产前、产时感染多在出生后3天内发病；产后感染多发生在出生3天以后。一般表现为反应低下、嗜睡、拒食、面色发灰、不哭、不吃、不动、体重不增，黄疸不退的"五不一低下"症状。体壮儿常有发热，体弱儿、早产儿则体温不升，若出现休克征象、肝脾肿大、出血倾向、中毒性肠麻痹、呼吸暂停、血氧下降、心率增快等症状者，或存在皮肤感染病灶，应高度怀疑新生儿败血症。严重者可并发肺炎、化脓性脑膜炎等。

3. 社会、心理状态　由于患儿病情较重，以及预后的不确定，家长会出现担忧、焦虑和恐惧心理。有些家长因病情较重，加上经济原因，而出现焦虑心理或不配合治疗行为。

4. 辅助检查

（1）非特异性检查：血白细胞计数升高或降低，中性粒细胞增高，可见中毒颗粒，C反应蛋白、血清降钙素增高。

（2）血培养：阳性可以确诊，阴性不能排除。应争取在用药前进行细菌培养，应同时做药敏试验，以指导抗生素治疗。

三、护理诊断／医护合作性问题

1. 有体温改变的危险　与细菌感染有关。

2. 营养失调：低于机体需要量　与摄入不足有关。

3. 皮肤完整性受损　与脐炎、皮肤和黏膜感染有关。

4. 潜在并发症　化脓性脑膜炎、肺炎、DIC。

四、护　理　目　标

1. 患儿体温保持在正常范围内。

2. 患儿获得足够营养，体重不降或增加。

3. 患儿脐部无红肿及脓性分泌物，皮肤、黏膜组织完整无损。

4. 患儿不发生并发症，或发生时能及时发现与处理。

五、护　理　措　施

1. 体温改变的护理

（1）抗生素的应用：遵医嘱早期、联合、足量、静脉应用抗生素，并根据药敏结果选用。应用时要注意按时、足量给药，一般应用 10～14 天。注意抗生素与溶媒的配伍禁忌，密切观察药物的疗效和不良反应。

◎ 考点：降温的护理方法

（2）维持体温稳定：发热时，调节环境温度，松开包被，供给足够的水分或温水浴，体温即可下降。新生儿不宜用退热药、乙醇擦浴、冷盐水灌肠等刺激性强的降温方法，否则易出现体温过低。如患儿体温过低时，及时保暖，使体温恢复正常。体温波动大时，1～2 小时测体温 1 次，物理降温后半小时测体温，体温平稳后每 4 小时测体温 1 次，病情稳定后每天测体温 2 次并记录。

2. 营养失调的护理　保证营养供给，坚持母乳喂养，少量多次耐心哺喂。体弱者可用鼻胃管喂乳或静脉输入高营养液。

3. 皮肤完整性受损的护理　如患儿有脐部和皮肤黏膜感染，应及时换药，处理局部感染病灶，保持皮肤黏膜清洁、干燥，促进组织恢复。

◎ 考点：新生儿败血症并发症的观察

4. 潜在并发症的护理　密切观察患儿有无突然尖叫、呕吐频繁、前囟饱满、两眼凝视、面肌抽动等化脓性脑膜炎征象；观察有无呼吸困难、气促、口唇发绀、吐沫等肺炎表现；有无面色青灰、皮肤发花、毛细血管再充盈时间延长、血压下降、少尿、无尿等休克表现，皮肤有无出血点、瘀斑等出血 DIC 表现。发现时及时报告医生并配合抢救。

5. 其他护理　遵医嘱给予吸氧、纠正酸中毒及输新鲜血、血浆；早产儿遵医嘱静脉注射免疫球蛋白等支持治疗。

6. 心理护理　向家长讲解本病的防治知识以及治疗情况，耐心解答家长的疑虑，消除家长的焦虑。

7. 健康教育

（1）向家长讲解预防新生儿感染的方法，讲解割治"上皮珠""螳螂嘴"及挤压生理性乳腺肿大的危害性。

（2）脐部要保持干燥，勤洗臀部，勤换尿布，防止脐炎和尿布皮炎的发生。

（3）指导家长学会观察新生儿感染性疾病的征象，如精神反应、面色、哭声、吮乳、体温、体重与皮肤、黏膜等情况，及早发现，及时诊治。

六、护 理 评 价

患儿体温是否恢复正常；是否获得足够的营养；皮肤、黏膜受损是否恢复；患儿有无并发症或发生时是否及时发现并处理。

第6节　新生儿寒冷损伤综合征患儿的护理

案例 2-7　　男婴，出生3天，早产儿，急产于家中，出生体重2kg。生后12小时发现体温不升，反应迟钝，吮乳差，哭声弱，两下肢及臀部皮肤硬肿，医生诊断为新生儿硬肿症。

问题：1. 该患儿易感因素有哪些？

2. 说出其临床分度。

3. 首要的护理诊断与护理措施是什么？

新生儿寒冷损伤综合征又称新生儿硬肿症，是指新生儿期因受寒、早产、感染、缺氧等多种原因引起的皮肤和皮下脂肪变硬和水肿的一种疾病。临床特征为低体温、皮肤硬肿及多器官功能低下，严重者出现多器官功能衰竭。冬、春寒冷季节多见。

一、概　　述

新生儿寒冷损伤综合征患儿的易感因素：①体温调节中枢发育不成熟，调节功能差；②体表面积相对较大，皮下脂肪薄，易散热；③皮下脂肪多为饱和脂肪酸，熔点高，体温低时易凝固；④棕色脂肪含量少（新生儿寒冷时靠棕色脂肪产热），寒冷时消耗过多，不能保持体温。早产儿棕色脂肪含量更少，更易发病，在感染、缺氧时不但增加热量消耗，还可使棕色脂肪产热受抑制导致硬肿。

治疗原则应首先强调复温，也是低体温患儿治疗的关键；同时加强支持疗法；纠正器官功能紊乱；及时处理肺出血、微循环衰竭、肾衰竭及 DIC；合理使用抗生素及对症处理。

二、护 理 评 估

1. 健康史

（1）寒冷：寒冷环境或保温不当可使新生儿散热增加，当散热超过产热时，体温随即下降，继而出现寒冷损伤和皮肤及皮下脂肪硬肿。严重时可发生多器官功能损伤。

（2）其他：新生儿严重感染（肺炎、败血症、化脓性脑膜炎等）、早产、窒息和缺氧、颅内出血等也易发生体温调节和能量代谢紊乱，出现低体温和硬肿。

2. 临床表现　本病多发生在北方冬、春寒冷季节，以低日龄的新生儿和早产儿多见。发病初期表现为体温降低，常伴吸吮差或拒乳、哭声低弱、反应低下。严重者有三大临床特征即低体温、硬肿和多器官功能损害或衰竭。

（1）低体温：体温常<35℃，严重者<30℃，夏季因感染所致可无低体温。

（2）皮肤硬肿：皮肤发凉、颜色暗红、硬肿，紧贴皮下组织，不易捏起，水肿时压之凹陷。皮肤硬肿的顺序为：小腿→大腿外侧→整个下肢→臀部→面颊→躯干上肢→全身。

（3）多器官功能损害：早期常有心音低钝、心率减慢、微循环障碍等表现；严重时可呈现休克、DIC、急性肾衰竭及肺出血等多器官功能衰竭表现。

◎考点：新生儿寒冷损伤综合征的临床特征及病情分度

（4）病情分度：根据临床表现，病情可分为轻、中、重 3 度（表2-3）。

表 2-3 新生儿寒冷损伤综合征的临床分度

分度	肛温（℃）	硬肿范围（%）	全身情况及脏器功能
轻度	≥35	<20	稍差
中度	<35	20～50	差、功能明显低下
重度	<30	>50	急性肾衰竭、休克、DIC、肺出血

3. 社会、心理状态 由于家长对本病的知识缺乏而未能正确保暖、喂养等，了解新生儿病情后，家长出现自责、担忧、焦虑和恐惧等心理。

4. 辅助检查 根据病情选择动脉血气分析、血糖、电解质、尿素氮、血小板、凝血酶原时间、凝血时间、纤维蛋白原等监测。必要时进行 ECG 和胸部 X 线检查。

三、护理诊断 / 医护合作性问题

1. 体温过低 与受寒、早产、感染、窒息有关。
2. 营养失调：低于机体需要量 与吸吮困难、热量摄入不足有关。
3. 有感染的危险 持续低体温使机体免疫功能降低。
4. 潜在并发症 感染、肺出血、DIC。

四、护理目标

1. 患儿体温在 12～24 小时内恢复正常，硬肿逐渐消退。
2. 患儿能维持良好的营养状况。
3. 患儿住院期间未发生交叉感染。
4. 患儿未发生并发症或发生时能及时发现并处理。

五、护理措施

◎考点：新生儿寒冷损伤综合征复温的方法

1. 体温过低的护理 复温是护理低体温患儿的关键，其原则是逐渐复温，循序渐进。

（1）体温>30℃，腋-肛温差为正值的患儿，可放入 30℃的暖箱内，根据患儿体温恢复情况，将箱温调至 30～34℃，使患儿于 6～12 小时内恢复正常体温。

（2）体温<30℃，腋-肛温差为负值的重度患儿，将患儿置入高于患儿体温 1～2℃暖箱内，每小时升高箱温 1℃，于 12～24 小时恢复正常体温；有条件可采用恒温水浴、辐射保暖床等方法复温。

 链 接

小儿硬肿冬寒多，缺氧感染早产见；

不吃不哭也不动，体温不升皮肤硬。

复温治疗是关键，控制感染保能热；

积极预防并发症，护理措施是关键。

（3）家庭可采用温水浴后，包裹温暖小棉被，外置热水袋，并提高室温至 24～26℃，或使用电热毯、热炕、母怀取暖等措施。

2. 营养失调的护理　保证热量和水分的供给，开始可口服葡萄糖，无力吸吮者用滴管、鼻饲，病重者遵医嘱静脉补充营养和液体，也可用静脉高营养液、血浆、新鲜血等。有明显心、肾功能损害者，应严格控制速度和液量，静脉滴入的液体应加温到 35℃左右。当消化功能正常后再喂乳，首选母乳，哺喂时要耐心，少量多次。

3. 感染的护理　病室的室温应保持在 24～26℃，相对湿度 55%～65%，病室内要空气新鲜，做好消毒隔离，硬肿症的患儿应与感染者分开，严格探视制度，防止皮肤破损感染与交叉感染，并密切观察有无感染的征象，遵医嘱使用抗生素。

4. 潜在并发症的护理　密切观察患儿体温、呼吸、心率、哭声、反应、吸吮、尿量等情况。观察 DIC 的早期表现，如皮肤黏膜出血、消化道出血等。如患儿出现呼吸急促、面色发灰、口鼻流血、肺部湿啰音，提示肺出血，应及时报告医生，做好抢救准备。

5. 心理护理　耐心解答家长的询问，介绍本病的防治知识，指导家长学会保暖、复温的方法。护理工作中关爱患儿，缓解和消除家长的焦虑和恐惧心理，争取家长配合治疗和护理工作。

6. 健康教育

（1）宣传新生儿寒冷损伤综合征预防知识，讲解新生儿出生后保暖、预防感染、缺氧、窒息等护理工作的重要性和方法。

（2）宣传孕期保健的重要性，尽早干预以防止早产和宫内缺氧的发生。

六、护 理 评 价

评价患儿体温是否恢复正常；营养与热量摄入能否满足患儿需要；患儿有无感染或并发症发生，发生时是否及时发现并处理。

第 7 节　新生儿黄疸患儿的护理

案例 2-8　　患儿，男，出生后 22 小时，出现黄疸，呈进行性迅速加重，一般状态尚好（吃奶好，胎粪正常，无呕吐、惊厥等）。母血 O 型，子血 A 型，抗体释放试验阳性，血清胆红素 293μmol/L。经进一步检查，诊断为新生儿溶血病。

　　问题：1. 该患儿黄疸的治疗措施有哪些？

　　　　　2. 在疾病过程中，患儿出现了嗜睡、肌张力减退、脑性尖叫、惊厥，胆红素上升至 365μmol/L，最可能发生了什么情况？

◎ 考点：新生儿黄疸的概念

新生儿黄疸又称新生儿高胆红素血症，指新生儿时期，由于胆红素在体内积聚过高而出现的皮肤、黏膜、巩膜及组织等黄染的现象。可分为生理性黄疸和病理性黄疸两大类。严重者可发展为胆红素脑病（核黄疸），引起严重后遗症。

一、概 述

◎ 考点：新生儿胆红素代谢特点

1. 新生儿胆红素代谢特点

（1）胆红素生成过多：由于胎儿期血氧分压低，红细胞代偿性增加，生后血氧分压升高，红细胞大量破坏；红细胞寿命短，形成胆红素的周期缩短；旁路胆红素来源多。

（2）联结和运转胆红素的能力不足：新生儿体内白蛋白含量较低，联结的胆红素较少；刚出生新生儿常有不同程度酸中毒，可降低胆红素与白蛋白的联结。

（3）肝脏功能发育未完善：新生儿肝细胞内 Y、Z 蛋白含量不足，致使肝脏对未结合胆红素的摄取能力差。肝细胞内脲苷二磷酸葡萄糖醛酸转移酶的量和活性不足，形成结合胆红素的能力差；肝脏排泄结合胆红素到肠道的能力差。

（4）肠肝循环增加：新生儿肠道内正常菌群未建立，不能将胆红素转化成尿胆原和粪胆原，而此时肠道的 β- 葡萄糖醛酸苷酶活性高，可将肠道内结合胆红素转变成未结合胆红素被肠壁吸收入血（图 2-1）。

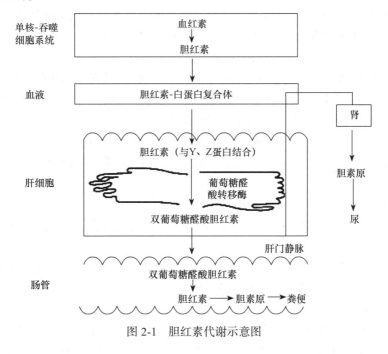

图 2-1 胆红素代谢示意图

2. 新生儿黄疸的分类

（1）生理性黄疸：详见本章第 1 节。

◎ 考点：病理性黄疸的特点

（2）病理性黄疸：①黄疸出现早（常在生后 24 小时内出现）；②黄疸程度重，血清胆红素足月儿>205.2μmol/L，早产儿>256.5μmol/L，当血清胆红素>342μmol/L，可引起胆红素脑病（核黄疸）；③黄疸进展快，血清胆红素每日上升>85μmol/L；④黄疸持续时间长，足月儿>2 周，早产儿>4 周；⑤黄疸进行性加重或退而复现。

◎ 考点：新生儿黄疸的治疗

3．新生儿黄疸的治疗

（1）生理性黄疸：常不需要特殊治疗。

（2）病理性黄疸：①祛除病因，积极治疗原发疾病；②降低血清胆红素，采用光照疗法、使用肝酶诱导剂、换血疗法、适当输入血浆和白蛋白、提倡早喂养，诱导建立正常菌群，保持大便通畅，减少肝肠循环；③保护肝脏，禁用对肝有损害及可能引起溶血、黄疸的药物；④对症治疗，控制感染，注意保暖，供给营养，及时纠正酸中毒和缺氧。

二、护理评估

1．健康史　应重点评估黄疸出现的时间及程度。

（1）感染性

1）新生儿败血症：由于细菌毒素的作用加快红细胞破坏以及损害肝细胞功能所致。

2）新生儿肝炎：大多为病毒通过胎盘传给胎儿或产程中被感染所致，以巨细胞病毒最常见。其他为乙型肝炎病毒、风疹病毒、单纯疱疹病毒、梅毒螺旋体和弓形体等感染所致。

（2）非感染性

1）新生儿溶血病：新生儿溶血病是指母婴血型不合，母血中血型抗体通过胎盘进入胎儿循环而引起的新生儿同种免疫性溶血，我国以 ABO 血型不合最常见（其中以母亲为 O 型，子女为 A 型或 B 型多见），约占 85%，Rh 血型不合约占 15%。

2）先天性胆道闭锁：宫内病毒感染所导致的生后进行性胆管炎、胆管纤维化和胆道闭锁。

3）母乳性黄疸：病因不清，可能与母乳内 β - 葡萄糖醛酸苷酶活性过高，引起肝肠循环增加有关，大约 1% 母乳喂养的婴儿可发生母乳性黄疸。

◎ 考点：核黄疸的概念，不同病因所致的黄疸和胆红素脑病临床特点

2．临床表现　生理性黄疸除黄疸外，一般情况良好。不同病因所致的病理性黄疸有不同的特点。

（1）感染性

1）新生儿败血症：有感染灶，黄疸迅速加重、延迟消退或退而复现，伴有全身感染中毒症状、肝脾肿大、出血倾向、血培养阳性。

2）新生儿肝炎：以结合胆红素增高为主，黄疸在生后 2～3 周出现，进行性加重，伴厌食，体重不增，大便色浅，肝、脾肿大和肝功能异常等。

（2）非感染性

1）新生儿溶血病：黄疸在生后 24 小时内出现，进行性加重，以未结合胆红素增高为主，每日胆红素上升超过 5mg/dl，可伴贫血、水肿、心力衰竭，肝脾肿大等。当血清胆红素＞342μmol/L 时，未结合胆红素可透过血 - 脑屏障，造成基底核等处神经细胞变性坏死，大脑神经核黄染，产生中枢神经系统症状称胆红素脑病（核黄疸）。表现为吸吮无力、喂养困难、嗜睡、肌张力下降、生理反射减弱或消失，继而在 12～24 小时之后很快出现双目凝视、角弓反张、前囟隆起、尖叫、惊厥等症状。该症病死率高，存活者多留下智力落后等神经系统后遗症。

2）先天性胆道闭锁：黄疸在生后 1～3 周出现，以结合胆红素增高为主，并且进行性加重、肝进行性肿大，皮肤呈黄绿色，大便呈灰白色。

3）母乳性黄疸：多见于母乳喂养的新生儿在生后 3 个月内仍有黄疸，以未结合胆红素增

高为主，黄疸出现时间同生理性黄疸，一般状况良好，停止哺乳 2～3 天，黄疸可明显下降。

3．社会、心理状态　因患儿家长对新生儿黄疸的病因、并发症和预后等知识缺乏，表现出担忧、焦虑或早期忽视病情。

4．辅助检查　根据情况可做血常规、网织红细胞、血清胆红素、血型（母、婴）、肝功能等检查。

三、护理诊断／医护合作性问题

1．潜在并发症　胆红素脑病。

2．知识缺乏（家长）　缺乏新生儿黄疸的护理知识。

四、护 理 目 标

1．患儿黄疸减轻或消退，住院期间不发生胆红素脑病或出现早期征象时能及时发现和处理。

2．患儿家长能说出本病的预防及护理知识。

五、护 理 措 施

1．降低胆红素，防止胆红素脑病

（1）一般护理：将患儿置于中性温度环境中，维持体温稳定，防止低体温加重黄疸。提早喂乳可刺激肠蠕动以利胎粪排除，又可建立肠道正常菌群，减少胆红素的肠肝循环，同时可避免低血糖的发生，有助于黄疸程度的减轻。

（2）遵医嘱进行蓝光疗法（详见第 1 章第 9 节）和换血疗法（清除血清中的特异性抗体、致敏的红细胞，减轻溶血，防止胆红素脑病）。

（3）遵医嘱输入血浆或白蛋白，促进游离的未结合胆红素与白蛋白的结合，给予肝酶诱导剂（如苯巴比妥、尼可刹米等），加速胆红素的转化和排出，预防胆红素脑病的发生。

◎ 考点：新生儿黄疸病情的观察

（4）密切观察病情：①黄疸，注意黄疸颜色、程度、黄疸出现时间、范围与出生天数的关系；②生命体征，体温、脉搏、呼吸、出血倾向；③神经系统，哭声、吸吮力、肌张力、生理反射、前囟门有无隆起、有无双目凝视与抽搐等；④二便，次数、量及色泽，保持大便通畅，促使胆红素排出。

2．健康教育

（1）向家长解释新生儿黄疸的特点，指导家长进行黄疸观察及评估黄疸进展。

（2）宣传孕期保健知识，做好产前咨询，指导孕母预防感染性疾病，避免新生儿肺炎、先天性胆道闭锁、败血症的发生。

（3）对曾因新生儿溶血病而发生死胎、流产的孕母，应指导母亲加强产前检查，做好产前咨询及预防性服药。

（4）若为母乳性黄疸，可继续母乳喂养，若黄疸严重，嘱暂停母乳喂养或隔次母乳喂养，待黄疸消退后恢复母乳喂养。

（5）若为红细胞 G-6-PD 缺乏者，应忌食蚕豆及其制品，不穿有樟脑丸气味的衣服，避免使用有氧化作用的药物（抗疟药、阿司匹林、磺胺类药物）。

六、护 理 评 价

评价患儿皮肤、巩膜黄疸是否消退，有无并发症发生；评价患儿家长是否能够利用掌握本病的相关知识对患儿进行正确的照护。

第8节　新生儿低血糖患儿的护理

案例 2-9　患儿，女，早产，生后3天。母亲妊娠时合并糖尿病。生后人工喂养，吸吮力弱。1天前患儿出现食欲减退，偶有四肢肌肉震颤，嗜睡，拒乳，时有呼吸暂停。

问题：1. 此时患儿最有可能的临床诊断是什么？

2. 为确诊本病，最有必要的检查是什么？

3. 对此患儿最重要的护理措施是什么？

◎考点：新生儿低血糖的血糖值

新生儿低血糖是指新生儿全血血糖＜2.2mmol/L（40mg/dl），不论出生体重、胎龄和日龄如何。临床分为暂时性和持续性两大类。

一、概　　述

新生儿低血糖是新生儿期常见病。持续性低血糖或反复发作可引起中枢神经病变，严重时可出现智力低下、脑瘫等神经系统后遗症。有些营养不易被吸收的新生儿直至长大后也依然会持续这些症状。一般如能及时诊断、处理，预后良好。

二、护 理 评 估

1. 健康史

（1）暂时性低血糖：持续时间较短，不超过新生儿期。常见病因包括：①葡萄糖储存不足，主要见于早产儿、小于胎龄儿、窒息、败血症、先天性心脏病等；②葡萄糖利用增加（高胰岛血症），主要见于母亲患有糖尿病的婴儿、Rh 溶血病。

（2）持续性低血糖：可持续至婴儿期或儿童期，多见于遗传代谢性疾病、胰岛细胞瘤、内分泌缺陷等疾病。

◎考点：新生儿低血糖的临床表现

2. 临床表现

（1）少数患儿可在生后数小时至1周内出现嗜睡、拒乳、震颤、呼吸暂停、阵发性青紫、昏迷、眼球异常转动、心动过速，有时多汗、苍白和体温不升。

（2）也可表现为激惹、兴奋和惊厥。

（3）大部分患儿为无症状性低血糖，尤其多见于早产儿。

3. 社会、心理状态　家长对本病的知识缺乏而产生担忧、焦虑和恐惧的心理反应。

4. 辅助检查

（1）血糖测定：是确诊和早期发现本病的主要手段。高危儿应在生后4小时内，反复监测血糖；以后每4小时测1次，直至血糖浓度稳定。

（2）持续性低血糖者，根据病情测定血胰岛素、胰高血糖素、生长激素等。

三、护理诊断／医护合作性问题

1．营养失调：低于机体需要量　与摄入量不足、消耗增加有关。
2．潜在并发症　惊厥、呼吸暂停。

四、护　理　目　标

1．保证营养满足患儿生长发育的需要。
2．患儿不出现呼吸暂停或惊厥的现象。

五、护　理　措　施

1．保证能量供给

（1）注意保暖，将患儿置于中性温度（室温 22～24℃）环境中，维持体温稳定。生后能进食者提倡尽早喂养，根据病情按需调整喂养方式，若给予母乳喂养，则需少量多次，保证奶量摄入；若给予 10% 葡萄糖溶液，早产儿或窒息儿应尽快建立静脉通路，保证葡萄糖溶液的输入。

2．定期监测血糖，及时调整葡萄糖溶液的输注量和速度，用输液泵控制并每小时观察记录 1 次，防止低血糖发生。

3．密切观察病情　应加强巡视，及时发现病情变化。除生命体征外，随时观察患儿反应，注意有无震颤、多汗、呼吸暂停等，并与滴注葡萄糖以后的状况做比较。对呼吸暂停者立即进行刺激皮肤、托背、吸氧等处理，并及时报告医生。

4．健康教育

（1）避免可预防的高危因素（如寒冷损伤），高危儿定期监测血糖。

（2）向家长讲解有关低血糖的知识，让家长了解低血糖发生时的表现，定期门诊复查。

六、护　理　评　价

评估患儿血糖是否在正常范围；是否发生了惊厥或呼吸暂停并及时予以正确处理。

第9节　新生儿低钙血症患儿的护理

案例 2-10　　患儿，男，33 周早产儿，生后人工喂养。生后第 3 天出现烦躁不安，嘴角肌肉抽动。查血清钙离子 0.7mmol/L。诊断为新生儿低钙血症。

问题：1．该患儿首要的护理诊断是什么？
　　　2．列出该患儿惊厥的护理措施。
　　　3．静脉注射钙剂应注意什么？

新生儿低钙血症是指新生儿血清总钙＜1.75mmol/L（7.0mg/dl）或游离钙＜0.9mmol/L（3.5mg/dl）。新生儿易发生低钙血症，该病也是新生儿惊厥的常见原因之一。

一、概 述

新生儿低钙血症主要由于在妊娠晚期母血甲状旁腺激素水平高，使胎儿甲状旁腺功能暂时受抑制，出生后，母体供钙停止，新生儿暂时的甲状旁腺生理性功能低下，骨质钙不能入血，导致低血钙。

治疗原则为镇静止惊，静脉或口服补钙，晚期低血钙患儿应给母乳或配方乳喂养，甲状旁腺功能不全者除补钙外，加服维生素 D。

二、护 理 评 估

1. 健康史　低钙血症按发病时间分为早期低血钙和晚期低血钙。

（1）早期低血钙：发生在生后 72 小时内，多见于早产儿，缺氧、窒息、颅内出血儿和糖尿病母亲的婴儿，由于胎儿钙储存不足、甲状旁腺功能抑制或降钙素增多引起。

（2）晚期低血钙：发生在出生 72 小时后，多见于牛乳喂养的足月儿。因牛乳含磷比母乳高，使总血钙降低。

2. 临床表现　早期低血钙的临床表现差异很大，与血钙浓度不一定平行。主要表现为神经、肌肉兴奋性增高，如烦躁不安、肌肉抽动及震颤，可有惊跳及惊厥等，手足搐搦，喉痉挛较少见。惊厥发作时常伴有不同程度的呼吸改变和发绀，惊厥发作间歇患儿意识清楚、一般情况良好，但肌张力稍高，腱反射亢进，踝阵挛可呈阳性。早产儿生后 3 天内易出现血钙降低，其降低程度一般与胎龄成正比，通常无明显体征。

3. 社会、心理状态　由于家长对疾病不了解会出现担忧、焦虑和恐惧等心理反应。

4. 辅助检查　血清总钙<1.75mmol/L（7.0mg/dl），游离钙<0.9mmol/L（3.5mg/dl），血清磷>2.6mmol/L（8.0mg/dl），碱性磷酸酶多正常；心电图 QT 间期延长（早产儿>0.2s，足月儿>0.19s）。

三、护理诊断／医护合作性问题

1. 有窒息的危险　与惊厥、喉痉挛发作有关。
2. 知识缺乏（家长）　缺乏育儿相关知识。

四、护 理 目 标

1. 患儿在正确的照护下不会出现窒息。
2. 家长掌握科学育儿的知识。

五、护 理 措 施

1. 遵医嘱控制惊厥，补充钙剂

（1）静脉补充钙剂：惊厥发作时，立即遵医嘱给予止惊药物，如水合氯醛等。静脉缓慢注射或滴注稀释一倍的 10% 葡萄糖酸钙溶液（推注速度不超过 1ml/min），并专人监护心率避免注入过快引起呕吐，甚至心脏骤停等毒性反应。当心率<80 次／分，应立即停用。静脉用药整个过程应确保输液通畅，避免药物外渗而造成局部组织坏死。一旦发现药液外渗，应立即拔针停止注射，给予 25%～50% 硫酸镁溶液局部湿敷。

（2）口服补充钙剂，应在两次喂乳间给药，禁忌与牛乳同服，以免影响钙的吸收。并遵医嘱给予维生素D制剂。

2. 防止窒息及急救处理

（1）严密观察病情变化，备好抢救物品及相关器械，避免不必要的操作，防止惊厥和喉痉挛的发生。

（2）应急处理：①保持安静，避免一切不必要刺激；②就地抢救：避免移动患儿，就地抢救，去枕仰卧，头偏一侧，松解衣领；③保持呼吸道通畅，将舌体轻拉于口外，防止损伤。

3. 健康教育　介绍育儿知识，将患儿置于适中温度环境中，维持体温稳定。提倡母乳或配方奶粉喂养。向家长解释病因及预后，及时向患儿家长介绍病情的发展、治疗效果及预后，使家长消除顾虑，配合治疗和护理。

六、护 理 评 价

评价患儿惊厥、喉痉挛症状是否得到控制，血清钙是否恢复正常；家长是否了解本病的有关防治和护理知识。

小　结

　　新生儿期是小儿时期发病率和死亡率最高阶段。①正常足月儿应做好保暖、喂养、预防感染等护理工作，早产儿更应加强保暖、喂养、预防感染等工作。②新生儿缺氧缺血性脑病，重症患儿病死率高，并可遗留神经系统后遗症。其治疗、护理要点为维持正常呼吸、循环功能，保证大脑的供氧、供血和能量需要，及时控制惊厥、颅内高压等症状。③新生儿颅内出血是由于缺氧或产伤引起，其护理重点为维持正常颅内压、止血等，并采取早期干预措施以减少后遗症发生。④新生儿脐炎是指新生儿脐带残端被细菌入侵、繁殖所引起的急性炎症。其治疗、护理要点为积极控制感染，维持体温稳定等。⑤新生儿败血症是指细菌侵入血循环并在其中生长繁殖及产生毒素，造成全身各系统的严重感染病变。其治疗及护理要点为控制感染，合理用氧，维持体温正常和营养支持治疗等。⑥新生儿硬肿症是由受寒、早产、感染、窒息等多种原因引起的皮肤及皮下脂肪变硬和水肿的一种疾病。其治疗、护理要点为积极复温、预防感染和营养支持疗法。⑦新生儿黄疸是血清胆红素浓度增高而引起的皮肤、黏膜黄染的症状。有生理性黄疸和病理性黄疸，其治疗与护理要点为积极治疗原发病、消除黄疸、对症治疗等。⑧新生儿低血糖是指新生儿全血血糖低于2.2mmol/L。其治疗、护理要点是及时发现，迅速补充葡萄糖；⑨新生儿低钙血症是指血液中总钙低于1.75mmol/L（7mg/dl）或游离钙低于0.9mmol/L（3.5mg/dl）。治疗及护理要点为静脉或口服补钙等。此外，由于新生儿疾病症状不典型，病情变化快，应密切观察表情变化，积极配合医生抢救。

目 标 检 测

一、A₁/A₂型题

1. 新生儿生理性黄疸主要原因为（　　）

　　A. 出生后过多的红细胞破坏

　　B. 新生儿胆汁分泌过多

　　C. 新生儿胆囊小

　　D. 新生儿胆道狭长

E. 肝脏生成未结合胆红素能力强

2. 新生儿生理性黄疸的处理方法是（　　）

　　A. 利用清蛋白　　　B. 无须特殊处理

　　C. 光照治法　　　　D. 诱导剂

　　E. 输入血浆

3. 早产儿有呼吸窘迫或发绀表现时，给氧应注意（　　）

　　A. 间断纯氧吸入　　B. 持续低浓度给氧

　　C. 间断低浓度给氧　D. 持续高浓度给氧

　　E. 持续吸纯氧

4. 新生儿寒冷损伤综合征复温的原则是（　　）

　　A. 立即放入 34℃暖箱，逐步升温

　　B. 立即升温，使体温迅速达正常

　　C. 供给足够液量，迅速复温

　　D. 逐步升温，循序渐进

　　E. 保证体温每小时升高 1℃

5. 中性温度是指（　　）

　　A. 腋温　　　　　　B. 肛温

　　C. 体温　　　　　　D. 皮肤温度

　　E. 环境温度

6. 出生后新生儿败血症感染的主要途径是（　　）

　　A. 口腔黏膜　　　　B. 呼吸道

　　C. 消化道　　　　　D. 泌尿道

　　E. 脐部和皮肤

7. 出生后 24 小时内出现黄疸者应首先考虑（　　）

　　A. 新生儿生理性黄疸

　　B. 新生儿败血症

　　C. 新生儿肝炎

　　D. 新生儿溶血病

　　E. 胆管阻塞

8. 新生儿败血症早期最主要的特点是（　　）

　　A. 高热　　　　　　B. 血白细胞总数增高

　　C. 缺乏特异症状　　D. 硬肿

　　E. 皮肤有感染灶

9. 女婴，足月臀位产，生后即出现不安，前囟饱满，唇微发绀，双肺呼吸音清，心率 129 次/分，最可能的诊断是（　　）

　　A. 维生素 D 缺乏性手足搐搦症

　　B. 新生儿颅内出血

C. 新生儿败血症

D. 化脓性脑膜炎

E. 感染性肺炎

10. 女婴，出生 5 天，足月顺产，体重 3.2kg，排便正常，一般情况好。生后第 4 天出现双乳腺肿大，检查如蚕豆大小，局部不红，乳腺肿大原因及处理原则是（　　）

　　A. 生理性乳腺肿大，不必处理，2～3 周后自然消退

　　B. 乳腺感染脓肿，切开引流

　　C. 乳汁阻塞滞留，立即挤压排出乳汁

　　D. 乳腺肿大，观察 1 周不消失则静脉滴注抗生素

　　E. 乳腺炎，肌内注射青霉素

11. 硬肿症患儿恢复体温的护理措施下列错误的是（　　）

　　A. 入院后先用体温计正确测量肛温，做好记录

　　B. 监测体温变化，每 2 小时测体温 1 次

　　C. 轻、中度硬肿症力争 6～12 小时内复温

　　D. 重度低体温患儿应在比其体温高 2～4℃的暖箱内复温

　　E. 重度低体温患儿在 12～24 小时内恢复正常体温

12. 早产儿，出生体重为 2.2kg，皮肤红嫩，体温 35℃，以下措施除哪项外均应进行（　　）

　　A. 置温箱中保温

　　B. 及早使用抗生素预防感染

　　C. 母乳缺乏时可先用 1∶1 牛奶喂哺

　　D. 生后 2 周后加用维生素 D

　　E. 实行保护性隔离

13. 对新生儿颅内出血的护理，下列哪项是错误的（　　）

　　A. 保持安静，避免各种惊扰

　　B. 头肩部抬高 15°～30°，以减轻脑水肿

　　C. 经常翻身，防止肺部淤血

　　D. 注意保暖，必要时给氧

　　E. 喂乳时不要抱起患儿

14. 以下不属于新生儿特殊生理状态的是（　　）

　　A. 新生儿黄疸

B. 生理性体重下降

C. 假月经、乳腺肿大

D. 生理性黄疸

E. 生理性贫血

二、A_3/A_4 型题

（15~17题共用题干）

足月新生儿，男，日龄3天。第1胎，母乳喂养，生后24小时出现黄疸，皮肤黄染逐渐加重，查体：Hb 110g/L，母亲血型为O型，孩子血型为B型。

15. 该患儿最有可能的诊断为（   ）

A. 胆管阻塞

B. 新生儿生理性黄疸

C. 新生儿ABO血型不合溶血病

D. 母乳性黄疸

E. 新生儿败血症

16. 该患儿护理措施不包括（   ）

A. 停止母乳喂养　　B. 输血浆

C. 保暖　　　　　　D. 给予光照疗法

E. 给予苯巴比妥

17. 若患儿出现嗜睡，尖声哭叫，肌张力下降，胆红素上升至384μmol/L，可能发生了（   ）

A. 颅内出血　　　B. 胆红素脑病

C. 呼吸衰竭　　　D. 新生儿化脓性脑膜炎

E. 低血糖

（18~20题共用题干）

女婴，胎龄38周。出生体重3.4kg，身长52cm。皮肤红嫩，胎毛少，头发分条清楚，足底纹理多。足月顺产，生后无窒息及产伤史，父母体健，非近亲婚配。患儿2天来拒乳，反应差，哭声弱伴少动、嗜睡。体温39.5℃，脉搏170次/分，呼吸56次/分。反应差，面色苍白，嗜睡，哭声低，少动。颜面及全身皮肤黄疸，皮肤、黏膜可见散在出血点。肝肋下3cm，脾肋下1cm。脐部可见脓性分泌物。实验室检查白细胞计数$20×10^9$/L，中性粒细胞分类0.8，可见核左移及中毒颗粒，血清总胆红素增高，余（－）。

18. 该新生儿分类属于（   ）

A. 足月小样儿　　B. 足月儿

C. 高危儿　　　　D. 早产儿

E. 低出生体重儿

19. 该女婴发生黄疸的原因最可能是（   ）

A. 生理性黄疸

B. 新生儿溶血病

C. 先天性胆道闭锁

D. 新生儿肝炎

E. 新生儿脐炎、败血症

20. 关于该患儿的处理，以下不正确的是（   ）

A. 黄疸为生理性，不予处理

B. 遵医嘱进行蓝光治疗

C. 尽快物理降温

D. 应用抗生素抗感染

E. 处理局部感染病灶

（杨晓玲　程贝贝）

第3章 营养性疾病患儿的护理

儿科医生在门诊接诊时经常会听到妈妈们的抱怨："冬天太冷不敢抱着孩子在户外活动怕冻着，天天在自己家阳台上晒太阳，暖暖的还能天天补钙，但却患上了佝偻病"。有的妈妈则抱怨："春天来了，天气变暖和了，及时抱着孩子去户外晒太阳，结果反而出现了低钙抽搐"。这究竟是什么原因导致的呢？

第1节 蛋白质－能量营养不良患儿的护理

案例 3-1 患儿，2.5 岁，体质较弱，经常出现上感，食欲差，消瘦，体重低于同龄小儿水平，皮肤弹性差，四肢、面部皮下脂肪少，腹部皮褶的厚度为 0.2cm，肌肉松弛，活动无耐力，今晨起床正穿衣时，突然面色苍白、全身颤抖、意识不清、脉搏细弱、出冷汗。父母及时发现并迅速就医。临床诊断：营养不良合并低血糖。

问题： 1. 做出该患儿首要的护理诊断。

2. 说出该患儿主要病因及营养不良的程度。

3. 如何对此患儿及时采取抢救措施？

4. 简述该患儿饮食调整的原则。

蛋白质-能量营养不良是由于各种原因所致缺乏能量和（或）蛋白质的一种慢性营养性缺乏症。临床特征为体重下降，进行性消瘦或水肿，皮下脂肪减少甚至消失，并伴有各系统器官不同程度的功能紊乱，多见于 3 岁以下的婴幼儿。临床多见三类：消瘦型是以能量供给不足为主；水肿型是以蛋白质供给不足为主；消瘦-水肿型是处于两者之间的表现。

一、概 述

◎ 考点：婴儿营养不良最常见的病因

1. 病因

（1）摄入不足：喂养不当是导致营养不良的最常见病因。如单纯母乳喂养，母乳不足而未添加其他乳品、未能及时添加辅食，或一直人工喂养调配过稀，或长期以粥、米粉等淀粉类食物为主而缺乏蛋白质和脂肪的摄入，或骤然停乳造成消化功能紊乱，或受不良饮食习惯影响造成营养素摄入不足。

（2）消化吸收障碍：消化系统解剖或功能异常。

（3）需要量增多：急慢性传染病后的恢复期、早产、双胎以及生长发育过快等因需要量增多而造成相对不足。

（4）消耗量过大：甲状腺功能亢进、糖尿病、恶性肿瘤、大量蛋白尿、长期发热等均可造成营养素和能量消耗或丧失过多。

2. 发病机制

（1）新陈代谢异常

1）蛋白质摄入不足而消耗增加导致负氮平衡，严重时出现低蛋白性水肿。

2）肝糖原不足或消耗过多易导致低血糖。

3）脂肪大量消耗使血清胆固醇下降。

4）全身总液量增多导致细胞外液呈低渗状态，易出现低渗性脱水、酸中毒等。

5）由于消化液和酶分泌减少，酶活性降低，导致小儿食欲下降并可影响各种营养素的消化吸收。

（2）全身各系统功能低下：免疫功能低下，易并发各种感染。

本病无特异性治疗方法，尽早发现，早期治疗，多采取调整饮食、祛除病因、治疗原发病、控制感染、促进消化、治疗并发症等综合性治疗措施。

二、护 理 评 估

1. 健康史　评估患儿喂养史，询问婴儿饮食习惯和生长发育情况，注意有无喂养不当；有无消化系统解剖或功能异常；有无急慢性疾病；是否有早产或双胎等。

◎考点：婴儿营养不良最早期表现和皮下脂肪消减的顺序

2. 临床表现

（1）体重减轻：初为体重不增（最早期表现），继而体重下降。

（2）随后皮下脂肪逐渐减少或消失：全身各部位皮下脂肪消减的顺序：腹部→躯干→臀部→四肢→面部，故判断腹部皮下脂肪厚度是区别营养不良程度的重要指标之一。

（3）病情严重者体温低于正常，皮肤苍白、干燥、毛发枯黄，肌肉萎缩，精神不振，体格发育速度减慢，直至停顿。

◎考点：不同程度营养不良患儿的特点

（4）临床上根据各种症状的程度，将营养不良分为三度（表 3-1）。

表 3-1　婴幼儿不同程度营养不良的临床表现

项目	营养不良程度		
	轻度（Ⅰ度）	中度（Ⅱ度）	重度（Ⅲ度）
体重低于正常均值	15%～25%	25%～40%	40% 以上
腹部皮下脂肪厚度	0.4～0.8cm	<0.4cm	消失
身高（长）	尚正常	低于正常	明显低于正常
消瘦	不明显	明显	皮包骨样
皮肤	尚正常	干燥、稍苍白、松弛	明显苍白，无弹性
肌张力	正常	明显降低、肌肉松弛	肌张力低下、肌肉萎缩
精神状态	正常	烦躁不安	委靡、烦躁与抑制交替

（5）并发症：最常见的是营养性贫血，多为营养性缺铁性贫血；其次为多种维生素和微量元素缺乏，以维生素 A 缺乏常见；易患各种感染性疾病，如上呼吸道感染、支气管肺炎、腹泻等；重者还可并发自发性低血糖，若不及时治疗，可致死亡。

3. 社会、心理状态　营养不良多见于 3 岁以下的小儿，家长因不了解病因、病情、病程、预后以及防治而焦虑。同时因喂养不当或强迫小儿进食造成的畏食性营养不良者，父母感觉无能为力；经济条件差的地区或家庭，因无力购买小儿需要的食品如奶粉等，家长易产生愧疚感。

4. 辅助检查　最突出的表现是血清蛋白浓度降低，但不够灵敏；胰岛素样生长因子Ⅰ（IGF-1）水平反应灵敏，且不受肝功能影响，是早期诊断营养不良的可靠指标。

三、护理诊断/医护合作性问题

1. 营养失调：低于机体需要量　与蛋白质和（或）能量等摄入不足、丢失和消耗过多有关。
2. 有感染的危险　与机体免疫功能低下有关。
3. 生长发育迟缓　与营养物质缺乏，不能满足生长发育的需要有关。
4. 潜在并发症　营养性缺铁性贫血、自发性低血糖、维生素 A 缺乏。
5. 知识缺乏　患儿家长缺乏科学喂养的知识及育儿经验。

四、护 理 目 标

1. 患儿营养改善，生长发育逐步恢复正常。
2. 患儿不发生感染。
3. 患儿的体格发育指标逐步达到正常水平。
4. 患儿不发生并发症，或发生时能及时发现并给予处理。
5. 家长能说出小儿营养和喂养知识。

五、护 理 措 施

1. 饮食护理

（1）调整饮食：应根据患儿实际病情轻重和消化能力来逐步完成调整饮食的量及种类，不可急于求成。按照由少到多、由稀到稠、循序渐进、逐步补充的原则进行。

1）能量供给

① 轻度患儿，因生理功能与正常小儿接近，可在维持原膳食的基础上，较早添加含蛋白质和能量较高的食物。每日 250～330kJ/kg（60～80kcal/kg）开始，以后逐渐递增达每日 585kJ/kg（140kcal/kg），待接近正常后，再恢复正常需要量。

② 中、重度患儿的消化能力弱，对食物的耐受性较差，食欲低下，需用较长的时间调整饮食，先从每日 165～230kJ/kg（45～55kcal/kg）开始，以满足基础代谢需要，如消化吸收较好可逐渐增加至每日 500～727 kJ/kg（120～170kcal/kg），待体重接近正常后，再逐渐恢复正常能量的供应。

2）食物调整：选择易消化吸收又含有高热量、高蛋白质与高维生素的食物。婴儿以乳类为最好，重度营养不良患儿可短期采用稀释奶、酸奶、脱脂奶或高蛋白配方奶。对奶类过敏者可选用豆浆、豆类代乳品。较大婴儿还可添加米面制品、蛋类、鱼、肝、瘦肉、豆制品等食物。此外应给予充足维生素和矿物质。

3）改进喂养方法：鼓励母乳喂养，无母乳或母乳不足者根据病情选择适当的喂养方法。病情危重拒绝进食者，可采用鼻饲法，待吸吮和吞咽功能增强后改用滴管或奶瓶喂哺。哺喂时要耐心缓慢喂入，以防呕吐、窒息。同时注意饮食卫生，防止消化道感染。

（2）促进消化、增强食欲：遵医嘱口服各种消化酶（胃蛋白酶、胰酶等）和 B 族维生素帮助消化；必要时肌内注射蛋白同化类固醇制剂如苯丙酸诺龙，促进蛋白质合成和增进食欲；给予锌制剂，可提高味觉敏感度、增加食欲；食欲极差者可试用胰岛素葡萄糖疗法增强食欲；给予中医、中药以及针灸、推拿、捏脊等疗法。

（3）加强营养：病重者可遵医嘱静脉输注白蛋白、静脉高营养或少量多次输全血或血浆。输液时注意速度要慢，以免加重心脏负担。

（4）建立良好饮食习惯：纠正挑食、偏食、吃零食、不吃早餐的不良习惯，帮助患儿建立良好的饮食习惯。

2．预防感染　注意做好保护性隔离，避免交叉感染；保持居室安静整洁，室内空气清新、温湿度适宜和阳光充足；保持皮肤清洁干燥、做好口腔护理。

3．促进生长发育　重点是调整饮食，加强营养。治疗期间，每周测体重一次，每月测身高一次并做好记录。如发现疗效欠佳，及时向医生汇报，调整治疗及护理方案。

4．观察病情，防治并发症

（1）重度营养不良的患儿如夜间或清晨出现面色苍白、冷汗、意识不清、血压下降、脉搏减弱和呼吸暂停，提示并发自发性低血糖，严重时可导致死亡。一旦发现上述表现，应立即报告医生并按医嘱静脉注射 25%～50% 葡萄糖溶液抢救。

（2）如患儿出现营养性贫血与多种维生素缺乏应遵医嘱纠正贫血（详见第 8 章）和补充维生素。

5．健康教育

（1）向家长解释导致营养不良的原因，介绍科学喂养知识、合理搭配饮食，指导母乳喂养及其他喂养方法的护理知识，培养小儿不挑食、不偏食、少吃零食等良好的饮食习惯。

（2）合理安排作息制度，保证患儿有充足的睡眠和休息时间，适当的户外活动和体格锻炼，使小儿保持良好的食欲。

（3）按时进行预防接种，预防各种传染病。定期体格检查，对有先天畸形的小儿及时矫正。

（4）为小儿提供良好的生活环境，给予更多的心理支持，促进小儿身心各方面发展。

（5）做好生长监测，教会家长认识病情、及时发现病情变化，定期测体重等。

六、护　理　评　价

评价患儿食欲、营养、体重是否改善；患儿的不良饮食习惯是否得到纠正；有无感染、低血糖等并发症；家长是否已掌握科学的喂养方法和患儿出院后家庭护理方法。

第 2 节　维生素 D 缺乏性佝偻病患儿的护理

案例 3-2　患儿，男，8 个月，人工喂养，自出生从未外出，天天在阳台晒太阳，天天补钙，面色苍白，消瘦。因近来多汗、烦躁易哭、睡眠不安而就诊。体检：前囟 2cm×2cm，尚未出牙，头颅外观呈方颅，可见枕秃。初步诊断为维生素 D 缺乏性佝偻病。

　问题：1. 说出该患儿最主要的病因。

　　　　2. 该患儿有哪些佝偻病症状与体征？

　　　　3. 该患儿属于佝偻病哪期？

　　　　4. 怎样补充维生素 D？

维生素D缺乏性佝偻病是由于儿童体内维生素D不足而引起全身钙、磷代谢紊乱，造成以骨骼病变为特征的全身慢性营养性疾病。多见于2岁以下婴幼儿，北方地区发病率高于南方地区，是我国儿童保健重点防治的"四病"之一。

一、概　述

 链 接

维生素D的来源、转化及生理功能

1. 维生素D的来源：①母体-胎儿转运，胎儿通过胎盘从母体获得维生素D；②食物中获取，母乳、肝、蛋等食物中维生素D；③人体自身皮肤的光照合成，人类皮肤中的7-脱氢胆固醇，经紫外线照射可转变为内源性维生素D_3，是维生素D的主要来源（玻璃可阻挡紫外线，大气污染可吸收部分紫外线）。

2. 维生素D的转化：维生素D是一组具有生物活性的脂溶性类固醇衍生物，包括维生素D_2（麦角骨化醇）和维生素D_3（胆骨化醇）。维生素D_2和维生素D_3均无生物活性。需经过两次羟化作用才能发挥生物效应。首先在肝细胞中的25-羟化酶作用下，生成25-羟胆骨化醇［25-(OH)D_3］，由血液循环再运送至肾脏，通过近曲小管细胞内的1-a羟化酶作用，生成具有很强生物活性的1,25-二羟胆骨化醇［1,25-(OH)$_2D_3$］。

3. 维生素D的作用　①促进小肠黏膜对钙、磷的吸收；②促进肾小管对钙、磷的重吸收；③促进成骨细胞增殖，使血中的钙、磷在骨中沉着，形成新骨；④促进破骨细胞分化，使旧骨骨盐溶解，增加血钙、血磷浓度。

◎ 考点：维生素D缺乏性佝偻病患儿最常见病因

1. 病因

（1）维生素D贮存不足：母亲严重营养不良、肝肾疾病以及早产、双胎均可导致婴儿体内维生素D贮存不足。

（2）日光照射不足：是引起本病最常见的原因。如小儿缺少户外活动可造成内源性维生素D的生成不足。

（3）维生素D摄入不足：天然食物中含维生素D少，不能满足婴幼儿需要，若单纯乳类喂养，户外活动少，又未添加富含维生素D的食物，则易患本病。

（4）生长发育快：婴幼儿生长发育速度快（尤其是早产儿、双胎儿），维生素D的需要量多，若未及时补充，易发生佝偻病。

（5）疾病与药物影响：①胃肠道（慢性腹泻）或肝胆疾病影响维生素D和钙、磷的吸收与利用；②严重的肝肾损害影响维生素D的羟化作用；③长期服用抗惊厥药物加速维生素D分解为无活性的代谢产物，糖皮质激素有对抗维生素D转运钙的作用。

2. 发病机制　见图3-1。

该病治疗要点是补充维生素D，增加日光照射及供给富含维生素D和钙的食物，控制病情活动，防止发生骨骼畸形。

二、护 理 评 估

1. 健康史　评估患儿户外活动、居住情况；询问小儿的喂养方式及添加含维生素D和

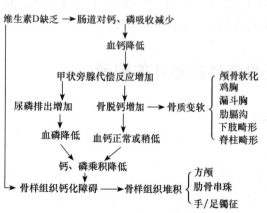

图3-1　维生素D缺乏性佝偻病发病机制

钙的辅食情况；是否双胎、早产；有无胃肠、肝、肾等疾病及应用抗惊厥等用药史。

2. 临床表现

◎ 考点：佝偻病分期及各期特点

（1）活动早期（初期）：多见于 3 个月以内婴儿，主要表现为易激惹、烦躁、夜间啼哭、易惊、睡眠不安、夜惊、多汗、枕秃（图 3-2，为患儿睡眠不安，多汗刺激头皮致患儿摇头擦枕所致）等非特异性神经精神症状。

（2）活动期（激期）：初期患儿未经适当治疗，可发展为激期。除以上神经精神症状外，主要表现为骨骼改变、运动功能及智力发育迟缓。

1）头部：①颅骨软化，多见于 3～6 个月患儿，重者可出现乒乓球样感觉，即用手指轻压颞骨或枕骨中央，可感觉颅骨内陷；②方颅，多见于 7～8 个月患儿，即额骨和顶骨双侧骨样组织增生呈对称性隆起，严重时呈鞍状（图 3-3）；③前囟过大或迟闭，重者可延迟到 2～3 岁；④出牙延迟、牙釉质发育不全。

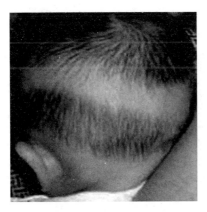

图 3-2　佝偻病枕秃

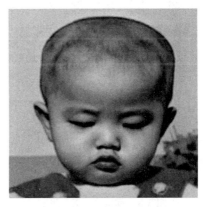

图 3-3　佝偻病方颅

2）胸部：胸部畸形出现在 1 岁左右。①肋骨串珠：指肋骨与肋软骨交界处骨骺端因骨样组织堆积而膨大呈钝圆型隆起，上下排列有如串珠样，以 7～10 肋最明显（图 3-4）；②郝式沟（肋膈沟）：膈肌附着部位的肋骨长期受膈肌牵拉而内陷，形成一条沿肋骨走向的横沟（图 3-5）；③鸡胸或漏斗胸：肋骨与胸骨相连接处软化内陷，致胸骨柄前突，形成"鸡胸"

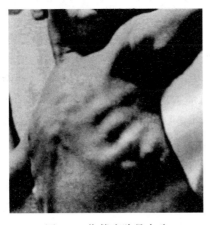

图 3-4　佝偻病肋骨串珠

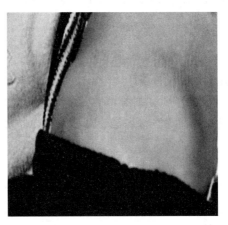

图 3-5　佝偻病肋膈沟

（图 3-6），如胸骨剑突部向内凹陷，可形成"漏斗胸"（图 3-7）。

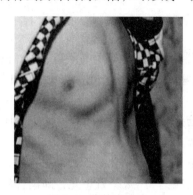
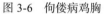

图 3-6 佝偻病鸡胸

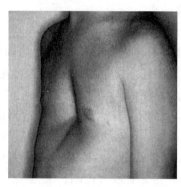

图 3-7 佝偻病漏斗胸

3）四肢：多见于 6 个月以上小儿。出现手镯、脚镯样改变等；独立行走后（1 岁左右）下肢出现"O"形腿或"X"形腿（图 3-8，图 3-9）。

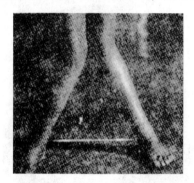

图 3-8 佝偻病"X"形腿

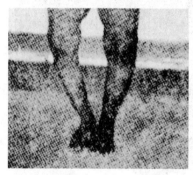

图 3-9 佝偻病"O"形腿

4）脊柱、骨盆：长久坐位者有脊柱后突、侧弯。骨盆软化出现扁平骨盆。

5）其他：运动功能发育迟缓，肌张力低下，韧带松弛。表现为头颈软弱，坐、立、行等功能落后；腹部膨隆如蛙腹；神经系统发育迟缓，患儿表情淡漠，语言发育迟缓，免疫功能低下，常伴感染。

（3）恢复期：经过适当治疗后，患儿临床症状和体征减轻或基本消失，精神活泼，肌张力恢复。

（4）后遗症期：多见于 2 岁以后小儿，仅遗留不同程度的骨骼畸形，其他均正常。

3. 社会、心理状态 由于重症患儿可留有骨骼畸形等后遗症，随着年龄的增长，对自身形象的感知、运动能力的认识不断增强，可能会产生不良的心理活动如自卑等，从而影响心理健康及社会交往。家长则因孩子发生骨骼改变及可能遗留的骨骼畸形感到焦虑或歉疚。此外，城市建筑密集，空气污染严重，导致采光不足使小儿接受阳光照射减少，已成为不容忽视的社会问题。

4. 辅助检查 ①初期无明显骨骼改变，血清 25-（OH）D_3 下降，PTH 升高，血钙、血磷降低，碱性磷酸酶升高；②激期 X 线长骨摄片显示干骺端增宽，临时钙化带消失，呈毛刷样或杯口样改变，骨干密度减低；③恢复期逐步恢复正常；④后遗症期血生化正常，X 线检查骨骼干骺端病变消失。

三、护理诊断 / 医护合作性问题

1. 营养失调：低于机体需要量　与日光照射不足及摄入不足有关。
2. 有感染的危险　与免疫功能低下有关。
3. 潜在并发症　维生素 D 中毒、骨骼畸形。
4. 知识缺乏　患儿家长缺乏佝偻病的预防和护理知识。

四、护 理 目 标

1. 患儿及时获得维生素 D，症状逐步改善。
2. 患儿不发生感染。
3. 治疗期间不发生维生素 D 中毒及骨骼畸形，或发生时能及时发现并得到有效处理。
4. 家长能说出该病的防治知识和护理方法并能正确应用。

五、护 理 措 施

1. 营养失调的护理

（1）增加户外活动：增加日光照射是最有效的治疗方法。定期户外活动，一般愈早愈好，根据不同年龄、不同季节选用不同方法，在不影响保暖情况下尽量暴露皮肤。新生儿在生后 1～2 个月即可开始，活动时间每次可从数分钟逐渐延长至 1～2 小时。夏季气温太高，应避免太阳直射，可在阴凉处活动。因紫外线不能透过玻璃，在室内活动时应开窗照射。

（2）补充维生素 D

1）提倡母乳喂养，按时添加辅食，及时给予富含维生素 D、钙、磷和蛋白质的食物，如蛋黄、肝脏、肉类等。

2）遵医嘱给予维生素 D 制剂，不主张采用大剂量治疗，注意维生素 D 过量的中毒表现。治疗一般采取口服法，每日剂量为 50～100μg（2000～4000U）或 1，25－（OH）$_2$D$_3$ 0.5～2.0μg，根据具体情况可持续应用 1 个月后改为预防量，每日 400U；重症患儿或无法口服者，一次肌内注射维生素 D 20 万～30 万 U，2～3 个月后改为预防口服量。

🔗 链 接

应用维生素 D 应注意什么？

1. 用维生素 AD 混合制剂（浓缩鱼肝油）剂量大时有发生维生素 A 中毒的可能，应使用单纯维生素 D 制剂。

2. 因维生素 D 是油剂，较黏稠，应选择稍粗针头行深部肌内注射，以利吸收。

3. 用大剂量维生素 D 突击治疗时，易使血钙降低而发生手足搐搦，可在治疗前给钙剂预防。

4. 维生素 D 治疗时若患儿出现厌食、烦躁、呕吐、腹泻等维生素 D 中毒症状时，应及时通知医生，并配合治疗。

3）维生素 D 治疗同时可适当服用钙剂，常用的钙剂有葡萄糖酸钙、活性钙等，剂量为每日 1～3g。

🔗 链 接

佝偻病巧补钙

时下，补钙广告铺天盖地，品种繁多。那么宝宝究竟怎样补钙？这个问题是年轻的父母最为关心的。

根据研究，全世界包括先进国家的儿童钙的摄取量也只能达到需求量的30%～60%。因此，大多数孩子都存在缺钙问题。那么，是不是补钙越多就越好呢？有资料表明，佝偻病治疗与钙剂用量大小并没有直接关系，而与维生素D有关，即补钙的同时必须补充维生素D，才能取得满意效果。一般来说人体所需的钙大部分都可以从食物中获得，应注意食补，如多食鱼虾、木耳、蘑菇、胡萝卜、苹果、花生、牛奶、豆浆等。

目前市场上的钙制剂主要有碳酸钙、柠檬酸钙和葡萄糖酸钙等。其中吸收好的是碳酸钙，而口感好、服用方便的是葡萄糖酸钙，可根据实际情况分别选用。

2. 预防感染　保持居室空气清新，阳光充足，温湿度适宜，避免去公共场所，预防交叉感染。

3. 预防骨骼畸形和骨折　患儿衣着应宽松，不要束缚过紧，床铺松软，以免影响骨骼发育。活动期佝偻病患儿应避免过早、过久的坐、站和行走，防止出现脊柱弯曲或下肢畸形。对于已有骨骼畸形的患儿，胸部畸形可让小儿做俯卧位抬头展胸运动，下肢畸形（"O"形腿按摩外侧肌群，"X"形腿按摩内侧肌群）增强肌张力，矫正畸形。严重时行外科手术矫正。

4. 心理护理　作好安慰和解释工作，充分理解家长的心情，缓解家长的焦虑和歉疚心理。耐心解释本病的原因和预后，消除家长的顾虑，树立信心，积极配合治疗，促进患儿早日康复。

5. 健康教育

（1）向家长宣传有关佝偻病的护理知识。

（2）介绍佝偻病的预防方法。①鼓励孕妇多进行户外活动，多食富含维生素D、钙、磷和蛋白质的饮食，在妊娠后期三个月，酌情给予维生素D预防量（400～800U）口服。②提倡母乳喂养，母乳中钙磷比例适当，吸收率高；新生儿于生后2～3周开始，每日服维生素D 400～800U，夏季可间断补充，坚持到1～2岁。早产儿、双胞胎及北方冬季日照时间短者，可遵医嘱适当增加预防量。如果饮食中含钙量不足，同时补充钙剂。在预防用药的同时，告知家长过量服用可造成中毒。

（3）指导家长加强患儿体格锻炼，增强体质；告知户外活动、日光浴、服用维生素D及按摩肌肉矫正畸形的方法。

六、护　理　评　价

患儿易惊、烦躁、多汗等症状是否改善；治疗期间有无发生维生素D中毒、骨骼畸形及感染；家长是否已了解本病的预防及护理知识。

第3节　维生素D缺乏性手足搐搦症患儿的护理

案例3-3　患儿，女，9个月。一直母乳喂养，从未添加辅食。北方居住，天气寒冷，待到近日春暖花开，家长才赶紧抱孩子天天外出晒太阳。昨日突然发生四肢抽动，双眼上翻，面肌抽动，意识不清，持续1分钟左右缓解，搐搦停止后一切活动如常。查体：体温37.2℃，可见枕秃，其余无特殊发现。初步诊断：维生素D缺乏性手足搐搦症。

问题：1. 该患儿惊厥的直接病因是什么？

2. 该患儿现存的护理诊断是什么？

3. 说出患儿惊厥的首要护理措施。

4. 为防止患儿窒息应采取哪些措施？

维生素 D 缺乏性手足搐搦症又称佝偻病性低钙惊厥，是由于维生素 D 缺乏、甲状旁腺代偿功能不足或其他因素的影响，导致血中游离钙降低，神经肌肉兴奋性增高，引起局部或全身肌肉搐搦。多见于 6 个月以内婴儿，冬、春季多见。

 链 接

甲状旁腺与钙

甲状旁腺（亦称副甲状腺）是调节钙、磷代谢的重要腺体。位于甲状腺侧叶后面。一般有上、下两对，为淡红色、扁椭圆形的小体，每个重 0.05～0.3g。甲状旁腺激素有调节体内钙、磷代谢作用。若该腺体全部被切除，血钙浓度降低则出现手足搐搦，严重时可致死亡。

一、概 述

1. **病因** 血清离子钙降低是引起惊厥、喉痉挛、手足搐搦症的直接原因，而维生素 D 缺乏才是其根本原因。

2. **发病机制** 正常血清钙浓度为 2.25～2.27mmol/L，维生素 D 缺乏时，钙吸收减少，血钙降低，而甲状旁腺分泌不足，致使血钙进一步下降，当血总钙浓度低于 1.75～1.88mmol/L 或离子钙浓度低于 1.0mmol/L 时，即可出现神经肌肉兴奋性增高的表现。

该病治疗原则主要是迅速控制惊厥、喉痉挛，然后补充钙剂和维生素 D（同佝偻病）。本病愈后多良好，少数喉痉挛者可突发窒息，造成严重缺氧甚至死亡。

链 接

为什么晒太阳反而出现低钙惊厥？

冬去春来，春暖花开。久居高楼内的小宝宝，纷纷下楼晒太阳。谁知有的孩子晒了几天太阳后，突然出现了手足抽搐症状。晒太阳是为了预防佝偻病，怎么晒太阳反而抽搐起来呢？究其原因是：孩子晒太阳后，皮肤内的 7-脱氢胆固醇就大量形成内源性的维生素 D_3，而维生素 D_3 可促使血中的钙、磷向骨质生长部位沉着，致使血钙降低，而孩子又未及时补充钙，故出现手足搐搦。预防的方法是：如患儿血钙低或者有低钙的隐性体征，在晒太阳前后应及时补充钙剂。

二、护理评估

1. **健康史** 询问患儿有无诱发血钙降低的因素：①维生素 D 缺乏早期，因甲状旁腺反应迟钝，不能维持正常的血钙浓度；②患儿近期户外活动增加，接受日光照射骤然增多或服用大量维生素 D 用于治疗而使骨骼加速钙化，使钙大量沉积于骨，而导致肠道吸收钙相对不足，出现低血钙；③有无发热、感染、饥饿等病史促使组织细胞分解释放磷，使血磷增加而致低血钙。

2. **临床表现**

◎ 考点：低钙惊厥的临床特点

（1）典型发作

1）惊厥：多见于 1 岁以内婴儿，是最常见症状。患儿突然出现双眼上翻、意识不清、面肌及四肢抽动，时间长短不一。轻者仅见眼球上窜和面肌抽动，意识清楚。低钙惊厥的特点是发作后意识恢复，精神萎靡入睡，醒后活泼如常，一般不发热。发作次数可数日 1 次或 1 日数次。

2）手足抽搐：多见于较大婴幼儿。发作时双手腕屈曲状，手指伸直，拇指内收掌心，强直痉挛，足部踝关节伸直，呈"芭蕾舞脚"状（图 3-10，图 3-11），抽搐停止后活泼自如。

3）喉痉挛：多见于 2 岁以下的小儿。表现为喉部肌肉、声门突发痉挛，出现呼吸困难、

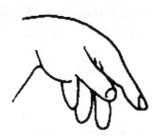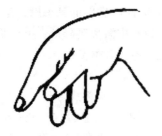

图 3-10　手足搐搦的手痉挛

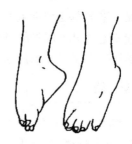

图 3-11　手足搐搦的足痉挛

吸气时喉鸣甚至窒息死亡。

（2）隐性体征：血清总钙一般多在 1.75～1.88mmol/L，隐匿型没有典型发作的症状，可通过刺激神经肌肉引出下列体征。①面神经征：以指尖或叩诊锤叩击颧弓与口角间面颊部，出现同侧口角及面颊抽动为阳性。②陶瑟征：以血压计袖带包裹上臂，将血压维持在收缩压与舒张压之间，5 分钟内该手出现痉挛状为阳性。③腓反射：用叩诊锤叩击膝下外侧腓骨上方的腓神经，出现足向外侧收缩者为阳性。

3．社会、心理状态　由于家长知识缺乏，低钙惊厥和喉痉挛时担心造成大脑损害，留下后遗症，极易产紧张焦虑和恐惧心理。

4．辅助检查　血清总钙低于 1.75～1.88mmol/L 或血清钙离子低于 1.0mmol/ 时，可发生惊厥、手足搐搦症和喉痉挛。

三、护理诊断／医护合体性问题

1．有窒息的危险　与惊厥、喉痉挛有关。

2．有受伤的危险　与惊厥、手足抽搐有关。

3．营养失调：低于机体需要量　与维生素 D 缺乏、血钙下降有关。

4．知识缺乏　家长缺乏有关疾病防治与护理知识。

四、护 理 目 标

1．患儿不发生窒息。

2．患儿不发生外伤。

3．患儿体内血钙、维生素 D 恢复正常。

4．家长能了解本病的有关防治和护理知识。

五、护 理 措 施

◎ 考点：惊厥的护理要点

1．防止窒息与受伤

（1）急救处理

1）惊厥发作时，迅速解开衣扣，头偏向一侧，清除口鼻分泌物，保持呼吸道通畅，避免窒息。同时在上下磨牙之间置医用纱布包裹的压舌板，防止舌头咬伤。如牙关紧闭，切勿撬开，以免损伤牙齿。有喉痉挛者立即将舌头拉出口外，头偏向一侧以免窒息。同时密切观察患儿意识、体温、呼吸、脉搏等生命体征，注意患儿有无神经肌肉兴奋性增高的表现，有无搐搦后脑水肿表现，如有异常情况及时报告，并做好记录。

2）氧气吸入：惊厥时应立即吸氧，喉痉挛者须立即将舌头拉出口外，并进行口对口人工呼吸或加压给氧；必要时行气管插管或气管切开以保证呼吸道通畅。

3）止惊：一旦发现惊厥或喉痉挛症状在立即吸氧的同时应遵医嘱迅速止惊。首选地西泮，肌内或静脉注射，或使用 10% 水合氯醛灌肠。

（2）钙剂治疗：遵医嘱给予 10% 葡萄糖酸钙溶液 5～10ml 加入 10%～25% 葡萄糖溶液 10～20ml，缓慢静脉注射（10 分钟以上）或静脉滴注，如注射过快，可致血钙骤升、发生呕吐甚至心搏骤停。钙剂不可皮下或肌内注射，以免造成局部坏死，静脉注射时避免药液外渗。惊厥反复发作时可 6 小时重复 1 次，直至惊厥停止后改为口服钙剂。轻症手足搐搦患儿可用 10% 氯化钙加入到 3～5 倍的糖水稀释后服用，以减少对胃黏膜的刺激。每日 3 次，每次 5～10ml，3～5 天后改为其他钙剂，总疗程 1～2 周。

❤ 链 接

静脉用钙剂漏到血管外怎么办？

葡萄糖酸钙注射液是儿科纠正低血钙常用药物。由于小儿静脉血管细，不好固定，加上孩子不配合，静脉给药很容易渗漏到血管外。钙剂漏出血管外时，轻者可出现注射局部皮肤发红、皮疹、疼痛等，严重时甚至出现局部皮肤及组织坏死。因此，若发现药液漏出，应停止注射，立即给予氯化钠溶液冲洗，局部应用氢化可的松、1% 利多卡因和透明质酸，同时抬高注射局部肢体并热敷。因此，小儿静脉应用钙剂，一定要认真看护。静脉穿刺做到又稳又准，争取"一针见血"，一次成功。

2. 维生素 D 治疗　症状控制后，遵医嘱治疗维生素 D 缺乏性佝偻病（详见本章第 2 节），补充维生素 D。

3. 心理护理　做好安慰和解释工作，充分理解家长的心情，缓解家长的焦虑和恐惧心理。耐心解释本病的原因和预后，消除家长的顾虑，树立信心，积极配合治疗，促进患儿早日康复。

4. 健康教育

（1）讲解本病的主要致病因素、诱因和搐搦发作时的正确处理方法，如就地抢救、患儿平卧、松解衣扣、头偏向一侧、保持呼吸道通畅，并及时联系医护人员救助。

（2）做好出院指导，指导家长要坚持日光照射，合理喂养，补充维生素 D 和钙剂，防止疾病复发。

六、护　理　评　价

患儿惊厥、手足搐搦和喉痉挛是否得到控制；血钙是否恢复正常；有无造成窒息和受伤；家长是否了解本病的有关防治和护理知识。

小　结

本章重点介绍了蛋白质-能量营养不良、维生素 D 缺乏性佝偻病和维生素 D 缺乏性手足搐搦症。蛋白质-能量营养不良患儿临床表现主要是体重不增到逐渐减轻、皮下脂肪减少。患儿皮下脂肪减少的顺序及部位为：腹部→躯干→臀部→四肢→面部。患儿易出现各种并发症，如并发自发性低血糖可致死亡。治疗与护理要点是祛除病因、调整饮食、补充营养、促进消化和预防并发症等。维生素 D 缺乏性佝偻病是我国小儿重点防治的"四病"

之一，主要病因是日光照射不足。活动早期以神经精神症状为主；活动期以骨骼改变为主。治疗与护理措施关键是增加户外活动，加强日光照射，补充维生素 D 等。维生素 D 缺乏性手足搐搦症，直接原因是血钙下降，但根本的原因是维生素 D 缺乏。由于甲状旁腺代偿功能不足导致血中离子钙下降，神经肌肉兴奋性增加而引起惊厥、手足搐搦或喉痉挛症状。治疗与护理要点是防止窒息、吸氧、止痉、补钙和防止外伤，定期户外活动和补充维生素 D。

目 标 检 测

一、A_1/A_2 型题

1. 营养不良患儿的辅助检查中，最突出的表现是（　　）
   A. 血糖　　　　　　B. 血浆胰岛素生长因子
   C. 血浆胆固醇　　　D. 血浆转铁蛋白
   E. 血清白蛋白浓度降低

2. Ⅱ度营养不良患儿体重低于正常比例（　　）
   A. 10%～15%　　　B. 15%～25%
   C. 25%～40%　　　D. 40%～60%
   E. 60% 以上

3. 引起维生素 D 缺乏性佝偻病的最主要原因是（　　）
   A. 日光照射不足
   B. 未添加富含维生素 D 的食物
   C. 消化功能障碍
   D. 生长发育迅速，维生素 D 需要量增加
   E. 肝、肾疾病影响

4. 佝偻病活动期的主要临床表现是（　　）
   A. 骨骼改变　　　　B. 运动发育迟缓
   C. 神经精神症状　　D. 肌肉松弛
   E. 手足搐搦

5. 低钙惊厥发作，下列哪项处理是错误的（　　）
   A. 立即使用止惊剂
   B. 立即肌内注射维生素 D
   C. 迅速补充钙剂
   D. 立即给予吸氧
   E. 警惕喉痉挛，做好有关抢救准备

6. 营养不良患儿皮下脂肪最早消减的部位是（　　）
   A. 面部　　　　　　B. 胸部
   C. 腹部　　　　　　D. 臀部

   E. 下肢

7. 防治维生素 D 中毒的具体措施为（　　）
   A. 严格掌握维生素 D 的预防量与治疗量
   B. 不轻易应用突击治疗
   C. 重复突击治疗必须复查血钙等
   D. 维生素 D 过量应立即停用
   E. 以上皆需考虑

8. 患儿，女，6 岁。食欲差，挑食，反复出现上呼吸道感染，被诊断为营养不良 I 度，判断营养不良程度的最重要指标是（　　）
   A. 身高　　　　　　B. 体重
   C. 肌张力　　　　　D. 皮肤弹性
   E. 腹部皮下脂肪

9. 患儿，12 个月。体重 8.5kg，身长 68cm，头围 46cm，前囟门未闭，牙未出，有肋骨串珠，血钙稍低，血磷明显降低，碱性磷酸酶增高，拟诊断为（　　）
   A. 佝偻病　　　　　B. 克汀病
   C. 先天愚型　　　　D. 脑积水
   E. 重度营养不良

10. 患儿，6 个月。人工喂养，夜间睡眠不安、多汗，今日晒太阳后突然出现全身抽搐 5～6 次，每次抽搐持续 1 分钟左右，抽搐停止后一切活动如常。肛温 37.8℃，应首先考虑（　　）
    A. 癫痫　　　　　　B. 低血糖
    C. 手足搐搦症　　　D. 低血镁
    E. 以上都不是

11. 患儿，10 个月。易激惹，多汗、夜间常哭闹、睡眠不安。有方颅、肋骨串珠，下列护理措施错误的是（　　）

A. 指导母乳喂养

B. 添加含维生素 D 的食物

C. 多抱患儿到户外晒太阳

D. 操作轻柔以防骨折

E. 多进行站、立锻炼

12. 患儿，11 个月。至今扶起时尚站立不稳，经查诊断为佝偻病活动期，下列治疗与护理不恰当的是（　　）

A. 加强站立和行走锻炼

B. 口服维生素 D

C. 补充钙剂

D. 增加富含维生素 D 的辅食

E. 鼓励母亲多抱患儿到户外晒太阳

13. 患儿，6 个月。人工喂养，睡眠不安，平时多汗，突然出现惊厥，查血钙 1.3mmol/L，在静脉补钙前应采取的紧急处理是（　　）

A. 人工呼吸

B. 肌内注射维生素 D_3

C. 静脉注射地西泮

D. 口服钙剂

E. 使用脱水剂

14. 患儿，10 个月。诊断为重症佝偻病，用维生素 D 突击疗法，已治疗满 3 个月，其预防量每日应给维生素 D（　　）

A. 200U   B. 300U

C. 600U   D. 500U

E. 400U

15. 患儿，1 岁 10 个月。反应灵敏，多汗、易惊、烦躁、前囟未闭、方颅，可见肋骨串珠，最主要的护理措施是（　　）

A. 补充维生素 D   B. 补充叶酸

C. 补充维生素 B_{12} D. 补充铁剂

E. 使用抗生素

16. 患儿，1 岁半。有肋骨串珠、肋膈沟、手镯及脚镯征，下肢为"O"形腿，长骨 X 线片示干骺端呈毛刷状及杯口状改变。最可能的医疗诊断是（　　）

A. 软骨营养不良   B. 佝偻病初期

C. 佝偻病激期   D. 佝偻病恢复期

E. 佝偻病后遗症期

17. 4 个月小儿，人工喂养，未添加维生素 D 制剂，很少户外活动，平时易惊、多汗、睡眠少，近 2 日来咳嗽、低热，今晨突然双眼凝视，手足抽动。查体：枕后有乒乓球样感觉。导致该患儿抽搐的直接原因是（　　）

A. 钙剂过量   B. 维生素 D 缺乏

C. 维生素 D 过量   D. 甲状旁腺功能低下

E. 低血钙导致神经肌肉兴奋性增高

二、A_3/A_4 型题

（18~20 题共用题干）

患儿男，5 岁。体重 12kg，身高 96cm，经常烦躁不安，皮肤干燥苍白，肌肉松弛，腹部皮下脂肪 0.3cm。

18. 护士对该患儿的诊断首先考虑为（　　）

A. 中度脱水   B. 营养不良性贫血

C. 轻度营养不良   D. 中度营养不良

E. 重度营养不良

19. 护士凌晨巡视发现患儿面色苍白、意识不清、四肢厥冷、脉搏减慢，呼吸停止。首先应考虑该患儿发生了（　　）

A. 感染性休克   B. 低血糖

C. 低血钙   D. 呼吸衰竭

E. 心力衰竭

20. 此时护士首先应做的治疗是（　　）

A. 肌内注射地西泮

B. 给予吸氧

C. 静脉输入 0.9% 氯化钠溶液

D. 补钙

E. 静脉缓慢注射 25% 葡萄糖溶液

（程贝贝）

第4章
消化系统疾病患儿的护理

你知道宝宝消化系统疾病是小儿最为常见的疾病之一吗?此类疾病常常影响小儿对营养物质的摄取、消化和吸收,从而导致营养失调、水电解质紊乱和酸碱失衡,你知道该如何护理吗?面对以上种种疑问,通过本章的学习,你一定会找到答案。

第1节　小儿消化系统解剖、生理特点

一、口　　腔

新生儿及婴幼儿唾液腺发育不够完善,唾液分泌少,口腔黏膜干燥,且口腔黏膜柔嫩、血管丰富、易受损伤和细菌感染。新生儿唾液腺发育不完善,3～4个月唾液分泌开始增加,5～6个月时明显增加,但由于口底浅,不能及时吞咽常出现生理性流涎,3个月以下小儿唾液中淀粉酶低下,不宜喂淀粉类食物。

二、食　　管

食管有两个主要功能:一是推进食物和液体由口入胃;二是防止胃内容物反流。新生儿和婴儿的食管呈漏斗状,黏膜柔嫩,腺体、弹力组织及肌层尚不发达,特别是食管下段贲门括约肌发育不成熟、控制能力差,常易发生胃-食管反流,一般在8～10个月时症状消失。新生儿食管长8～10cm,1岁时12cm,5岁时16cm,学龄期达20～25cm,食管插管时可参考此数值。

三、胃

婴儿胃呈水平位,贲门括约肌发育不成熟,幽门括约肌发育较好,且自主神经调节差,易引起溢乳和呕吐。婴儿胃液酸度低,一方面不利于杀灭胃内的细菌,另一方面影响了胃蛋白酶的活力,导致消化功能差。新生儿胃容量30～60ml,1～3个月90～150ml,1岁后250～300ml。由于哺乳后不久幽门开放,故实际哺乳量常超过上述胃容量。胃排空时间因食物种类不同而异,水的排空时间为1.5～2小时,母乳的排空时间为2～3小时,牛乳的排空时间为3～4小时。早产儿胃排空慢,易发生胃潴留。

四、肠

小儿肠管相对比成人长,吸收面积较大,黏膜血管丰富,有利于消化吸收。肠系膜长且柔软,活动度大,易发生肠套叠和肠扭转。肠乳糖酶活性较低,易发生乳糖吸收不良。肠壁薄,通透性高,肠黏膜屏障功能差,细菌、毒素、消化不全产物和过敏原等可经肠黏膜吸收进入体内,引起全身性感染、中毒和变态反应性疾病。

五、肝

小儿年龄越小,肝相对越大。婴幼儿肝可在右肋下触及1～2cm,6～7岁后肋下一般触不

到。小儿肝细胞及肝功能不成熟，解毒能力差，在缺氧、感染、药物中毒等情况下易发生肝脏淤血、肿大。婴儿时期胆汁分泌较少，故对脂肪的消化、吸收功能较差。

六、胰　腺

6 个月以内小儿的胰淀粉酶活性较低，1 岁后接近成人，故 3～4 个月以前不宜过早喂淀粉类食物。新生儿及婴幼儿胰脂肪酶和胰蛋白酶的活性不高，对脂肪和蛋白质的消化与吸收功能较差。

七、肠 道 细 菌

单纯母乳喂养儿以双歧杆菌为主；人工喂养和混合喂养儿肠内的大肠埃希菌、嗜酸杆菌、双歧杆菌及肠球菌所占比例几乎相等。正常肠道菌群对入侵的致病菌有一定的拮抗作用。消化功能紊乱时，肠道细菌大量繁殖可进入小肠甚至胃内而致病。

八、健康小儿粪便

1. 胎粪　新生儿生后 12 小时内开始排出的粪便称胎粪，为深墨绿色、黏稠、无臭味，由肠道内脱落的上皮细胞、消化液及吞下的羊水组成。2～3 天后即转为正常婴儿粪便。如出生后 24 小时内无胎粪排出，应注意检查有无消化道畸形。

2. 人乳喂养儿粪便　呈金黄色或黄色，糊状，不臭，呈酸性反应，每日排出 2～4 次。

3. 人工喂养儿粪便　呈淡黄色，较干稠，呈中性或碱性反应，有时混有白色酪蛋白乳凝块。每日排出 1～2 次，有明显臭味。因蛋白质及矿物质含量较高，易引起便秘。

4. 混合喂养儿粪便　人乳加牛乳喂养儿粪便与人工喂养儿相似，但较软、黄。添加淀粉类食物可使大便量增多和变软，颜色呈暗褐色，臭味加重。添加各种辅食时粪便性状接近成人，每日 1～2 次。

第 2 节　口炎患儿的护理

案例 4-1　患儿，1 岁。因拒食、流涎、哭闹 1 天就诊。查体：体温 38.5℃，口腔唇内、颊黏膜上可见成簇水疱和水疱破溃后形成的小溃疡，表面覆盖黄白色纤维素样渗出物，颌下淋巴结肿大。临床诊断：疱疹性口炎。

　　问题：1. 作出该患儿现存的护理诊断。

　　　　　2. 引起该病的病原体是什么？

　　　　　3. 怎样缓解患儿进食时疼痛？

　　　　　4. 患儿局部涂什么药？

　　　　　5. 涂药时应采取什么方法？

口炎是指口腔黏膜的炎症，可由微生物（细菌、病毒、真菌等）引起，亦可因局部受理化因素刺激而引起。

一、概　　述

本病在婴幼儿较为多见，可单独发病也可继发于急性感染、腹泻、营养不良和维生素 B、维生素 C 缺乏等全身性疾病。食具消毒不严、口腔不卫生或由于各种疾病导致机体抵抗力下降等因素均可引起口炎的发生。如病变仅局限于局部如舌、齿龈、口角亦可称舌炎、齿龈炎或口角炎。

治疗原则以清洁口腔及局部涂药为主，严重者可全身用药。

 链 接

什么是白色念珠菌？

白色念珠菌是真菌中的一种，往往寄居于正常人的口腔、肠道、上呼吸道及阴道黏膜表面。有些患儿长期或大量使用广谱抗生素，抑制了口腔内正常存在的一些细菌，但不能抑制口腔内的白色念珠菌，因而白色念珠菌借机繁殖。另外有些拮抗念珠菌的细菌也被抗生素抑制了，口腔内的白色念珠菌就更容易繁殖而引起疾病。长期大量使用激素，还可以抑制人体的免疫功能，使机体抗感染能力减低，亦可导致白色念珠菌感染而致病。

二、护 理 评 估

1. 健康史

（1）鹅口疮：为白色念珠菌感染所致，多见于营养不良、腹泻、长期应用广谱抗生素或糖皮质激素的患儿，新生儿也可因奶具不洁或经产道感染所致。

（2）疱疹性口炎：由单纯疱疹病毒感染所致，起病时常有上呼吸道感染症状，多见于1～3岁的小儿，无明显季节性。传染性强，常在集体托幼机构引起小流行。

（3）溃疡性口炎：由链球菌、金黄色葡萄球菌和肺炎链球菌等感染所致，口炎可单独发生，亦可继发于全身疾病如急性感染、营养不良、久病体弱及维生素B、维生素C缺乏等。

◎ 考点：三种口腔炎的鉴别要点

2. 临床表现

（1）鹅口疮：一般无全身症状，患处不痛、不流涎，不影响吃奶。口腔黏膜出现白色或灰白色乳凝块样物质，可融合成片，不易拭去，强行剥离后局部黏膜潮红并可渗血。

（2）疱疹性口炎：起病时有发热，体温可达38～40℃，出现局部疼痛、哭闹、拒食、流涎和烦躁等症状。齿龈红肿，触之易出血，在齿龈、舌、唇内、颊黏膜等处有成簇黄白色水疱，水疱破裂后形成浅表溃疡，上面覆盖有黄白色纤维素样渗出物，局部淋巴结肿大。体温在3～5天后恢复正常，病程1～2周。本病应与柯萨奇病毒引起的疱疹性咽峡炎鉴别。后者多发生于夏秋季节，疱疹主要在咽部和软腭，颌下淋巴结不肿大。

（3）溃疡性口炎：主要为齿龈、唇、颊黏膜等处的口腔黏膜充血、水肿、糜烂或溃疡，溃疡表面覆盖有灰白色纤维素性假膜，易拭去，但遗留溢血的创面。因患处疼痛患儿可表现为哭闹、拒食、流涎。患儿发热、烦躁、颌下淋巴结肿大。

3. 社会、心理状态　家长因患儿哭闹、烦躁、拒食、流涎等而产生焦虑、担忧等情绪反应。

4. 辅助检查

（1）血常规：溃疡性口炎患儿白细胞总数和中性粒细胞增多，而疱疹性口炎、鹅口疮患儿外周血白细胞总数和中性粒细胞正常或偏低。

（2）病原菌检查：鹅口疮患儿，可取白膜涂片，加10%氢氧化钠1滴，镜检可见真菌菌丝及孢子。溃疡性口炎患儿取少许假膜涂片染色见大量细菌。

三、护 理 诊 断 / 医 护 合 作 性 问 题

1. 口腔黏膜改变　与感染有关。

2. 疼痛　与口腔黏膜炎症和破损有关。

3. 体温过高　与感染有关。

四 、护 理 目 标

1. 患儿口腔黏膜破损逐渐恢复完整。

2. 患儿口腔疼痛逐渐缓解和消失。

3. 患儿体温维持正常。

◎ 考点：三种口腔炎的护理措施

五 、护 理 措 施

1. 促进口腔黏膜愈合

（1）清洁口腔：溃疡性口炎用 3% 的过氧化氢溶液或 0.1% 利凡诺溶液清洗溃疡面。鹅口疮患儿应用 2% 碳酸氢钠溶液于哺乳前后清洗口腔。

（2）局部用药：①鹅口疮可局部涂抹 10 万～20 万 U/ml 制霉菌素鱼肝油混悬液，每日 2～3 次；②疱疹性口炎局部可涂碘苷，亦可喷撒西瓜霜、锡类散、冰硼散等，如预防继发感染可涂 2.5%～5% 金霉素鱼肝油；③溃疡性口炎遵医嘱使用抗生素，局部叮涂 2.5%～5% 金霉素鱼肝油。

（3）正确涂药：涂药前应先将干棉球放在颊黏膜腮腺管开口处或舌系带两侧，以阻断唾液，再用干棉球将病变部黏膜表面吸干净后再涂药。涂药后嘱患儿闭口 10 分钟，然后取出隔离唾液的纱布或棉球并叮嘱患儿不可马上漱口、饮水、进食。小婴儿不配合时可直接涂药。在清洁口腔及局部涂药时应注意手法，用棉签在溃疡面上滚动式涂药，切不可摩擦，以免患儿疼痛加重。

（4）防止继发感染及交叉感染：患儿的食具、奶具、玩具要及时消毒，食具专用。护士护理患儿前后要洗手，鹅口疮患儿使用过的奶具、食具应放于 5% 碳酸氢钠溶液浸泡 30 分钟后洗净再煮沸消毒。疱疹性口炎传染性较强，应与健康儿隔离，以防传染。

2. 疼痛的护理　以高热量、高蛋白和富含维生素的温凉流质或半流质饮食为宜，鼓励患儿多饮水，保持口腔清洁，避免酸、辣、热、粗、硬等刺激性食物以减轻疼痛。如口腔炎疼痛影响进食，可在进食前局部涂 2% 利多卡因止痛。对不能进食者，遵医嘱给予静脉营养等。对于流涎者要及时清理，保持皮肤清洁干燥，避免引起皮疹及糜烂。

3. 体温过高的护理　体温超过 38.5℃时，给予松解衣服、置冷水袋、冰袋等物理降温，必要时给予药物降温。同时做好皮肤护理。

4. 心理护理　针对患儿家长存在的心理问题，耐心讲解本病的有关知识。护理工作中关心体贴患儿，缓解家长担忧和焦虑的心理。

5. 健康教育

（1）向家长讲解口炎发生的原因，讲解并示教清洁口腔及局部涂药的方法。

（2）讲解饮食和口腔卫生的重要性，教育小儿养成良好的卫生习惯，指导家长做好奶具、玩具等清洁和消毒工作。

（3）指导家长不滥用抗生素和糖皮质激素。

六 、护 理 评 价

评价患儿口腔黏膜破损是否恢复；口腔疼痛是否缓解或消失；体温是否恢复正常；患儿及

家长是否了解了本病的有关知识，并能积极配合治疗和护理。

第3节　腹泻患儿的护理

案例 4-2　　患儿，男，10个月。人工喂养。3天来腹泻，大便15～20次/日，蛋花汤样粪便，伴低热，偶有呕吐，1天来明显少尿。查体：体温38℃，精神委靡，口干，眼窝及前囟明显凹陷，皮肤弹性差，四肢凉，血压64/40mmHg，血钠132mmol/L。

　　问题：1. 该患儿是轻型腹泻还是重型腹泻？

　　　　　2. 说出3条现存的主要护理诊断。

　　　　　3. 该患儿能否进食？

　　小儿腹泻（也称腹泻病）是由多病原、多因素引起的以大便次数增多和大便性状改变为主的消化道综合征，严重者常引起脱水、电解质及酸碱平衡紊乱。发病年龄以6个月至2岁多见，一年四季均可发病，但夏秋季发病率高，为我国儿童保健重点防治的"四病"之一。

一、概　　述

　　1. 易感因素

　　（1）消化道特点：消化系统发育不成熟，胃酸和消化酶分泌不足，酶活性低，消化道负担重。

　　（2）免疫力差：婴儿免疫球蛋白、胃肠道 SIgA 水平及胃内酸度低，肠道正常菌群尚未建立，拮抗能力差。

　　（3）人工喂养：食具、玩具易污染等。

　　2. 腹泻分类

　　（1）根据病因分为：感染性腹泻和非感染性腹泻。

　　（2）根据病程分为：急性腹泻（病程在2周以内）、迁延性腹泻（病程在2周至2个月）和慢性腹泻（病程在2个月以上）。

　　（3）根据病情分为：轻型腹泻及重型腹泻。

　　3. 发病机制

　　（1）感染性腹泻：感染性腹泻时，病原微生物多随污染的食物、日用品、手或水进入消化道，当机体防御功能下降，大量病原微生物侵入并产生毒素，可引起腹泻。①产毒性大肠埃希菌主要是通过其产生的肠毒素促使水和电解质向肠腔内转移，肠道分泌增加导致水样便；②侵袭性大肠埃希菌、空肠弯曲菌、鼠伤寒沙门菌及金黄色葡萄球菌等，可侵入肠黏膜组织，产生广泛的炎性反应，出现血便或胶冻状粪便；③轮状病毒侵袭肠绒毛上皮细胞，使之变性坏死，绒毛变短脱落，引起水及电解质吸收减少，同时，轮状病毒导致双糖酶分泌不足，使食物中糖类消化不全而积滞在肠腔内，并被细菌分解成小分子的短链有机物，使肠液的渗透压增高，造成水和电解质的丧失，导致腹泻。

　　（2）非感染性腹泻：多因进食过量或饮食不当引起。消化、吸收不良的食物积滞于小肠上部，使肠内酸度降低，肠道下部细菌上移并繁殖，产生内源性感染使消化功能更加紊乱。并且食物分解后腐败性毒性产物刺激肠道，使肠蠕动增加，引起腹泻。

　　4. 治疗原则　　调整饮食、控制感染、纠正水和电解质紊乱、加强护理及对症治疗。

二、护理评估

1. 健康史

（1）非感染因素

1）饮食不当：多为人工喂养儿，喂养不定时、不定量，食物性质改变等。

2）过敏性腹泻：患儿对牛奶、豆浆等过敏，喂养后所引起的腹泻。

3）气候因素：如腹部着凉，肠蠕动增加；天气热，消化液分泌减少等。

（2）感染因素

1）病毒：80% 腹泻由病毒感染引起，以轮状病毒引起的秋冬季腹泻最常见。

2）细菌：（不包括法定传染病）以产毒性、侵袭性和出血性大肠埃希菌感染为主，其次是空肠弯曲菌、耶尔森菌等。

3）其他：真菌（白色念珠菌）和寄生虫等。

4）肠道外感染：如中耳炎、上呼吸道感染和肺炎等也可引起腹泻。

◎ 考点：不同病因腹泻的特点

2. 临床表现

（1）急性腹泻

1）腹泻的共同临床表现

① 轻型腹泻：多由饮食因素或肠道外感染引起，以胃肠道症状为主，常有食欲不振，偶有恶心、呕吐。每日大便多在 10 次以下，每次大便量较少，呈黄色或黄绿色，有酸味，可见奶瓣和泡沫，一般无感染中毒症状和脱水、电解质紊乱。

② 重型腹泻：多由肠道内感染引起，也可为轻型加重而致。除有较重的胃肠道症状外，还有明显的全身感染中毒症状和脱水、电解质紊乱。a. 胃肠道症状：食欲低下，常伴呕吐，严重者可吐咖啡样液体。腹泻频繁，大便每日十次至数十次，多为黄色水样便或蛋花汤样便，量较多，可有少量黏液。b. 全身中毒症状：发热、烦躁不安、精神委靡、嗜睡甚至昏迷、休克等。c. 水、电解质和酸碱平衡紊乱：主要表现为脱水、代谢性酸中毒、低血钾、低血钙、低血镁等症状（详见本章第 4 节）。

2）不同类型肠炎的临床特点

① 轮状病毒肠炎：又称秋季腹泻，多发生在秋冬季节，6 个月至 2 岁的婴幼儿多见，常伴发热与上呼吸道感染症状。黄色水样便或蛋花汤样，大便次数多，无腥臭味。由于病毒导致病变的肠黏膜细胞分泌双糖酶不足，活性降低，故不喂乳类的患儿恢复较快，自然病程为 3～8 天或较长。常伴脱水、电解质紊乱及酸中毒。

② 大肠埃希菌肠炎：产毒性大肠埃希菌肠炎多发生在夏季，大便呈蛋花汤样或水样混有黏液，镜检无白细胞，有脱水、电解质及酸碱平衡紊乱。侵袭性大肠埃希菌肠炎可排出痢疾样黏液脓血便。出血性大肠埃希菌肠炎开始为黄色水样便，后转为血水便，有特殊的臭味，大便镜检有大量红细胞，常无白细胞。

③ 空肠弯曲菌肠炎：多发生在夏季，6 个月至 2 岁小儿多见，症状与细菌性痢疾相似。大便镜检有大量白细胞及红细胞。

④ 耶尔森菌小肠结肠炎：多发生在冬春季节，动物是主要传染源。以粪 - 口途径传播为主。大便呈黏液便、脓血便伴里急后重。大便镜检有大量红细胞、白细胞。

⑤ 真菌性肠炎：主要为白色念珠菌感染所致，多见于营养不良、长期应用广谱抗生素或糖皮质激素患儿。大便呈黄色稀便，泡沫较多带黏液，有时可见豆腐渣样细块（菌落）。大便镜检可见真菌性孢子和假菌丝，真菌培养阳性，常伴鹅口疮。

（2）迁延性腹泻和慢性腹泻：多由急性腹泻未彻底治疗或治疗不当所引起，人工喂养及营养不良小儿多见。表现为腹泻迁延不愈，腹泻性状和次数不稳定，严重时可出现脱水和电解质紊乱。多伴有消瘦、贫血、多种维生素缺乏及继发感染。

（3）生理性腹泻：多见于出生 6 个月以内的婴儿，小儿虚胖，常伴湿疹，出生后不久即出现腹泻，但除大便次数增多外，无其他症状，食欲好，生长发育正常。常于添加辅食后，大便即逐渐转为正常。

3. 社会、心理状态　评估家长对疾病的病因、防治及预后的了解程度。是否缺乏小儿喂养及卫生常识；有无担忧、焦虑等情绪反应。

4. 辅助检查

（1）大便检查：大便中出现少量白细胞为非侵袭性细菌和其他原因所致；白细胞较多为侵袭性细菌所致。必要时可做大便细菌培养加药敏试验。

（2）血生化检查：分析血清钠、钾、钙、镁和二氧化碳结合力等，可了解患儿水、电解质和酸碱平衡紊乱情况。

三、护理诊断／医护合作性问题

1. 腹泻　与喂养不当、感染等导致胃肠道功能紊乱有关。
2. 疼痛　与感染、肠蠕动亢进及肠痉挛有关。
3. 体液不足　与腹泻、呕吐丢失过多和摄入量不足有关。
4. 体温过高　与感染有关。
5. 潜在并发症　皮肤完整性受损、电解质紊乱、酸中毒、休克等。

四、护理目标

1. 患儿排便次数逐渐减少至正常，大便性状恢复正常。
2. 患儿疼痛缓解或消失。
3. 患儿体液恢复正常。
4. 患儿体温逐渐恢复正常。
5. 患儿不发生并发症或发生时能及时发现并正确治疗与护理。

❤ 链 接

什么是微生态疗法？

肠道内菌群失调是婴幼儿腹泻的一个重要原因，为了恢复肠道正常菌群的生态平衡，抑制病原菌的定植与侵袭，临床上常用双歧杆菌、嗜酸乳杆菌、粪链球菌、需氧芽孢杆菌等活菌制剂，补充肠道益生菌，恢复肠道菌群平衡而达到止泻功效。服用时不可与抗生素同用，以免降低疗效。

五、护 理 措 施

1. 腹泻的护理

（1）调整饮食：除严重呕吐者暂禁食 4～6 小时（不禁水）外，均应继续进食。母乳喂养者继续哺乳，暂停辅食；人工喂养儿及混合喂养儿可喂米汤或稀释牛奶等，待腹泻次数减少后，给予流质或半流质饮食，如粥、面条，少量多餐，随着病情稳定和好转，逐步过渡到正常饮食；双糖酶缺乏者，不宜用蔗糖，应暂停乳类或用去乳糖奶粉、发酵奶、豆制品等。

（2）严格做好消毒隔离：对感染性腹泻患儿应实行床边隔离，食具、衣物、尿布应专用，护理患儿前后要认真洗手，防止交叉感染。

（3）控制感染：对细菌感染者根据医嘱应用抗生素治疗，慎用止泻剂；对病毒性肠炎和非感染性因素所致的腹泻主要选用饮食疗法、助消化药、微生态疗法、肠黏膜保护剂等治疗。

2．疼痛的护理　腹痛患儿可采取下肢屈曲侧卧位，给予腹部热敷，并遵医嘱给予解痉剂；若伴有明显肠胀气者，可给予肛管排气等。

3．液体不足的护理　补充液体，纠正水、电解质紊乱及酸碱失衡。脱水往往是导致急性腹泻死亡的主要原因，合理的液体疗法是降低病死率的关键。根据病情选择口服或静脉补液（详见本章第4节）。

4．体温过高的护理　密切观察患儿体温的变化，如体温超过38.5℃时，应给予物理降温，如头部冷敷、枕冰袋、颈部及腹股沟处放置冰袋、温水擦浴或乙醇擦浴等，必要时遵医嘱用退热药。发热出汗多者，及时更换污湿衣服，避免着凉，保持皮肤清洁干燥。

5．潜在并发症的护理

（1）密切观察病情并记录腹泻、呕吐的次数、量、性质并及时报告医师。做好动态比较，为制定输液方案和治疗提供可靠依据。

（2）加强臀部皮肤护理：为防止臀部及肛周皮肤糜烂可选用质地柔软、吸水性强的尿布，避免使用不透气的塑料布，防止臀红的发生。每次便后用温水清洗臀部并拭干，扑上滑石粉或3%～5%的鞣酸软膏，保持会阴及臀部皮肤干燥、清洁。如已发生臀红时可按臀红处理（详见第1章第9节）。

（3）密切观察代谢性酸中毒表现：注意患儿面色及呼吸的改变，当患儿出现呼吸深长、精神委靡、口唇樱红等酸中毒症状时，及时报告医生，按医嘱使用碱性药物纠正。

（4）密切观察低血钾表现：观察患儿有无肌张力改变、心音低钝或心律不齐，当出现全身乏力、哭声低下或不哭、肌张力低下、反应迟钝、恶心、呕吐、腹胀及肠鸣音减弱或消失时，提示有低钾存在，及时报告医生，按医嘱补充钾盐。

（5）密切观察低血钙及低血镁的表现：腹泻患儿在输液纠正脱水和酸中毒过程中，如出现惊厥或手足抽搐应考虑低钙血症，应遵医嘱及时补充钙剂，经补钙后仍不见好转，应考虑可能有低血镁。

6．心理护理　针对患儿家长存在的心理问题，耐心讲解本病的相关知识。指导家长科学合理喂养及腹泻的护理方法。护理工作中关心、体贴患儿，缓解家长的担忧和焦虑心理。

7．健康教育

（1）指导合理喂养：宣传母乳喂养的优点，避免在夏季断奶。按时逐步添加辅食，切忌几种辅食同时添加，防止过食、偏食及饮食结构突然变动。

（2）注意饮食卫生：培养良好的卫生习惯，注意食物新鲜、清洁和食具消毒，避免肠道内感染。教育儿童饭前、便后洗手，勤剪指甲。

（3）增强体质，消除病因：发现营养不良、佝偻病时及早治疗，适当户外活动。

（4）注意气候变化：防止受凉或过热，冬天注意保暖，夏天多喝水。

六、护 理 评 价

患儿排便次数是否恢复正常；腹痛是否缓解；体液及酸碱平衡紊乱是否纠正；并发症有无发生，发生时是否及时得到治疗与护理。

第4节 小儿液体疗法及护理

案例 4-3 女婴，6个月，因腹泻3天入院。患儿系人工喂养，3天前因"受凉"腹泻，排便每天10余次，粪便呈蛋花汤样，有腥臭味。近2天来，喂后即吐，尿量明显减少。查体：体重5kg，体温38.5℃，意识模糊，呼吸快，口唇樱桃红色，前囟及眼窝明显凹陷，皮肤弹性极差，心率125次/分，心音低钝，脉搏弱。血钠131mmol/L，血钾3mmol/L，二氧化碳结合力12mmol/L。

问题：1. 判断该患儿的水、电解质与酸碱平衡紊乱现状。
　　　2. 首批液体应补什么？总液量不超过多少毫升？

一、小儿体液平衡特点

1. **体液总量和分布**　体液由三部分组成，即血浆、间质液和细胞内液，其中血浆和间质液称细胞外液。小儿年龄越小，体液总量相对愈多，间质液所占比例越大（表4-1）。因此，小儿发生急性脱水时，由于细胞外液首先丢失，故脱水症状可在短期内立即出现。

表 4-1　各年龄组体液量及分布（占体重%）

年龄	细胞内液	细胞外液		体液总量
		血浆	间质液	
新生儿	35	6	37	78
1岁	40	5	25	70
2～14岁	40	5	20	65
成人	40～45	5	10～15	55～60

2. **水代谢的特点**　小儿年龄越小，对水的需要量相对愈多。婴儿水的交换率比成人快3～4倍，所以对缺水的耐受力比成人差。故临床上出现呕吐、腹泻等易发生脱水。

3. **体液的电解质组成**　小儿体液电解质成分与成人相似。新生儿出生后数日血钾、血氯、血磷和乳酸偏高，血钠、血钙和碳酸氢盐偏低。

4. **体液调节功能不成熟**　小儿肾功能不成熟，年龄越小，肾排钠、排酸、产氨能力越差，易发生高钠血症和酸中毒。由于肾小球滤过率低，如水的摄入量过多，又容易引起小儿水肿和低钠血症。

◎考点：小儿水、电解质、酸碱平衡紊乱的诊断

二、水、电解质及酸碱平衡紊乱

1. **脱水**　是指由于水分摄入不足或丢失过多所造成的体液总量的减少。一般除失水外，还伴有钠、钾等电解质的丢失。

（1）脱水程度：指患病后累积丢失的体液量。根据其体液丢失程度，将脱水分为轻度、中度和重度脱水（表 4-2）。估计脱水程度时，营养不良患儿因皮下脂肪少，皮肤弹性差，容易将脱水程度估计过重，而肥胖儿皮下脂肪多，脱水程度易估计过低，临床上应予注意。

表 4-2　不同程度脱水的临床表现

	轻度脱水	中度脱水	重度脱水
精神状态	无明显改变	烦躁或委靡	嗜睡或昏迷
皮肤	皮肤弹性稍差	皮肤弹性差	皮肤弹性极差
黏膜	口腔黏膜稍干燥	口腔黏膜干燥	口腔黏膜极干燥
眼窝及前囟凹陷	轻度	明显	极明显
眼泪	有	少	无
尿量	略减少	明显减少	少尿或无尿
周围循环衰竭	无	不明显	明显
代谢性酸中毒	无	有	严重
失水占体重百分比	5% 以下	5%～10%	10% 以上

（2）脱水性质：临床上根据水与电解质丢失比例的不同，将脱水分为三种不同性质的脱水（表 4-3）。

2. 代谢性酸中毒

（1）病因：腹泻使大量碱性物质从大便中丢失；进食少和肠吸收不良，体内脂肪分解增加，酮体生成增多；脱水时血液循环不良，组织缺氧，乳酸产生增多；脱水时肾血流量下降，酸性产物排出减少。

（2）临床表现：轻度酸中毒症状不明显，仅表现为呼吸增快，血浆二氧化碳结合力 13～18mmol/L；中度酸中毒可表现为呼吸深快、精神委靡、烦躁、恶心、呕吐、唇樱红色，血浆二氧化碳结合力 9～13mmol/L；重度酸中毒表现为心率减慢、呼吸深快、节律不齐，呼气有烂苹果味、发绀、昏睡或昏迷，二氧化碳结合力＜9mmol/L。

3. 低钾血症　血清钾低于 3.5mmol/L 称低钾血症。

（1）病因：腹泻和呕吐丢失钾增多；钾的摄入不足；肾保钾能力差，钾从尿中排出，故腹泻时患儿多有不同程度的低钾。

（2）临床表现：临床上低钾血症多出现在脱水、酸中毒被纠正后（血钾稀释，尿量增加，钾从尿中排出增多；输入葡萄糖后，合成糖原增加，消耗大量钾；酸中毒纠正后，钾又回到细胞内）。其表现为：神经肌肉兴奋性降低、精神委靡、反应低下、四肢肌肉无力、腱反射减弱或消失、腹胀、肠鸣音减弱；严重时出现膀胱麻痹、呼吸肌麻痹、心肌收缩力下降、心律失常，甚至发生心力衰竭。心电图示 S-T 段下降，Q-T 间期延长，出现 U 波。

4. 低钙、低镁血症

（1）病因：低钙血症常出现在久泻、有活动性佝偻病的患儿；低镁血症常发生在久泻、营养不良患儿。

（2）临床表现：低钙表现为惊厥、喉痉挛或手足抽搐（易发生在脱水和酸中毒被纠正后，原因为血液稀释和离子钙下降）；低镁血症表现为震颤、手足抽搐和惊厥。临床上经补钙后仍不见好转，应考虑低血镁。

表 4-3　不同性质脱水的临床表现

	低渗性脱水	等渗性脱水	高渗性脱水
原因及诱因	以失盐为主，补充非电解质过多，常见于病程较长、营养不良和重度脱水者	水与电解质丢失大致相同，常见于病程较短、营养状况比较好者	以失水为主，补充高钠液体过多，高热、入水量少、大量出汗等
血钠浓度（mmol/L）	<130	130～150	>150
口渴	不明显	明显	极明显
皮肤弹性	极差	稍差	尚可
血压	很低	低	正常或稍低
意识	嗜睡或昏迷	精神萎靡	烦躁易激惹

◎ 考点：2:1液、4:3:2液、3:2:1液、口服补液盐的配制及张力

三、常用溶液种类、成分及其配制

1. 非电解质溶液　常用的有 5% 葡萄糖溶液和 10% 葡萄糖溶液，前者为等渗溶液，后者为高渗溶液，主要用于补充水分和供给热量，不能起到维持血浆渗透压的作用。临床上视为无张力的液体，也用于纠正体液高渗状态。

2. 电解质溶液　主要用于补充损失液体所需的电解质，纠正体液渗透压和酸、碱失衡。

（1）0.9% 氯化钠溶液（生理盐水）：为等渗溶液，其溶液中氯远比血浆中的浓度（103mmol/L）高。故大量输入可引起高氯性酸中毒。

（2）复方氯化钠溶液（林格液）：内含 0.86% 氯化钠、0.03% 氯化钾和 0.03% 氯化钙。亦是等渗溶液，其作用与 0.9% 氯化钠溶液基本相似，但可纠正低钾血症和低钙血症。缺点仍是含氯太高，不宜大量使用。

（3）5% 碳酸氢钠溶液：纠正酸中毒的首选药物，5% 碳酸氢钠溶液为高渗溶液，用 5% 葡萄糖溶液或 10% 葡萄糖溶液稀释 3.5 倍即为 1.4% 的等渗液。临床上一般使用等渗液。小儿由于有肝功能不足，纠正酸中毒宜用碳酸氢钠，一般不用乳酸钠。

（4）10% 氯化钾溶液：用于纠正低血钾。须稀释成 0.2%～0.3% 浓度，并注意排尿情况，静脉缓慢输入，不可静脉注射，否则可发生心搏骤停而死亡。

3. 混合溶液　是几种溶液按一定比例配成不同的混合液，以互补其不足，常用混合液的简易配制见表 4-4。

（1）1:1液：即 1 份 0.9% 氯化钠溶液与 1 份 5%～10% 葡萄糖溶液的混合溶液，1/2 张，常用于轻、中度等渗性脱水。

（2）1:2液：即 1 份 0.9% 氯化钠溶液与 2 份 5%～10% 葡萄糖溶液的混合溶液，1/3 张，常用于轻度高渗性脱水的补充。

（3）1:4液：即 1 份 0.9% 氯化钠溶液与 4 份 5%～10% 葡萄糖溶液的混合溶液，1/5 张，常用于高渗性脱水或生理需要量的补充。

（4）2:1液：即 2 份 0.9% 氯化钠溶液与 1 份 1.4% 碳酸氢钠（或 1.87% 乳酸钠）溶液配制而成，为等渗液。用于低渗性脱水或扩充血容量。

（5）3：2：1液：即3份10%葡萄糖溶液、2份0.9%氯化钠溶液和1份1.4%碳酸氢钠溶液配制而成，为1/2张液，用于轻、中度等渗性脱水。

（6）4：3：2液：是4份0.9%氯化钠溶液、3份10%葡萄糖溶液及2份1.4%碳酸氢钠溶液配制而成，为2/3张液，用于低渗性脱水。

（7）维持液：即1份0.9%氯化钠溶液、4份5%～10%葡萄糖溶液，并含有0.15%氯化钾的混合溶液，为1/4张液，常用于高热、肺炎等的维持输液及腹泻患儿生理需要量的补充。

（8）口服补液盐（简称ORS液）：是世界卫生组织推荐用于治疗急性腹泻合并脱水的一种口服液，经大量临床实验证明有明显疗效。其配方为：氯化钠0.35g，枸橼酸钠0.29g，氯化钾0.15g，葡萄糖2.0g，加温开水100ml溶化，分次口服。约为2/3张液。

表4-4　几种常用混合溶液的配制

溶液种类	张力	加入溶液（ml）			
		5%或10%葡萄糖溶液	10%氯化钠溶液	5%碳酸氢钠溶液（11.2%乳酸钠溶液）	10%氯化钾溶液
2：1液	1	500	30	47（30）	—
1：1液	1/2	500	20	—	—
1：2液	1/3	500	15	—	—
1：4液	1/5	500	10	—	—
3：2：1液	1/2	500	15	24（15）	—
4：3：2液	2/3	500	20	33（20）	—
维持液	1/4	500	10	—	7.5

◎考点：补液原则

四、补液方法

1. **补液原则**　液体疗法的目的是纠正患儿体内水、电解质和酸碱平衡紊乱，恢复机体的正常生理功能。在实施过程中，首先要做好"三定"（定量、定性、定速），遵循"三先"（先快后慢、先浓后淡、先盐后糖）及"两补"（见尿补钾、防惊补钙或补镁）等原则。第一天补液总量应包括累积损失量、继续损失量和生理需要量三个方面，同时还要密切观察，及时调整补液方案。

◎考点：补液量、补液速度

2. **口服补液**　适用于轻、中度脱水、无严重呕吐及腹胀的患儿。轻度脱水补50～80ml/kg，中度脱水补80～100ml/kg，少量频服，于8～12h内将累积损失量补足。ORS液为2/3张溶液，口服应多喝温开水，以防止高钠血症。服用后如患儿眼睑水肿，应停止服用。新生儿及有明显腹胀、心功能不全、休克者不宜口服补液。

3. **静脉补液**　适用于中度以上脱水或吐泻严重的患儿。

（1）第一天补液

1）补充累积损失量：即补充自发病以来丢失的水和电解质的量。①补液量：根据脱水程度决定补液量。轻度脱水30～50ml/kg；中度脱水50～100ml/kg；重度脱水100～120ml/kg。

②补液种类：根据脱水性质确定补液种类。低渗性脱水补 2/3 张含钠液；等渗性脱水补 1/2 张含钠液；高渗性脱水用 1/5～1/3 张含钠液。婴儿腹泻定性不明的，一般先按等渗性脱水处理。

③补液速度：一般累积损失量应于 8～12 小时内输完，滴速为每小时 8～10ml/kg。重度脱水、休克患儿首选等张含钠液（2∶1 液）20ml/kg（总量不超过 300ml），于 30～60 分钟内快速静脉输入，扩容所用液体应包括在累积损失量内。

2）补充继续损失量：即补液治疗开始后患儿继续呕吐、腹泻丢失的液体量。应按实际损失量予以补充，一般在禁食情况下，每日 10～40ml/kg。常用 1/3～1/2 张含钠液。

3）补充生理需要量：主要供给基础代谢所需的水分，每日 60～80 ml/kg。可用 1/5～1/4 张含钠液（加 0.15% 氯化钾）。

继续损失量和生理需要量可在 12～16 小时内输入，约为每小时 5ml/kg。

以上三部分液体量合计，第一个 24 小时的补液总量按轻度脱水 90～120ml/kg，中度脱水 120～150ml/kg，重度脱水 150～180ml/kg。此量适用于婴幼儿，对于学龄前儿童应将计算总量减少 1/4，学龄期儿童将计算总量减少 1/3。

4）纠正酸中毒：因以上输入的混合溶液中已含碱性溶液，经上述补液后，随着循环和肾功能改善，酸中毒多随之纠正。如仍未纠正，可根据血气分析结果，酌情加补碱性溶液。

5）纠正低血钾：①补钾量，全日总量一般按 100～300mg/kg（10% 氯化钾 1～3ml/kg）；②开始补钾的时间，见尿补钾或治疗前 6 小时内排过尿；③补钾的浓度，一般不超过 0.3%；④补钾的速度，全日补钾时静脉滴注时间不短于 6～8 小时，切忌将钾盐静脉注射，否则导致高钾血症，危及生命。补钾时，如患儿情况允许，口服补钾更安全。

6）纠正低血钙、低血镁：补液过程中出现惊厥，首先应考虑低钙血症，可给予 10% 葡萄糖酸钙溶液 5～10ml 加入 10% 葡萄糖溶液 10～20ml，静脉缓慢注射或静脉滴注。必要时可重复应用。用钙剂治疗无效时，考虑低镁血症，用 25% 硫酸镁溶液按每次 0.1ml/kg，深部肌内注射，每日 3～4 次，症状缓解后停药。

（2）第二天以后的补液：一般改口服补液，如腹泻仍频繁伴呕吐者也可静脉补液。主要补充继续损失量和生理需要量，12～24 小时均匀静脉滴注，能口服者尽量口服。

案例 4-4 患儿，1 岁，3 天前因流鼻涕、轻微咳嗽诊断为上呼吸道感染。近 3 日咳嗽加重，体温高达 39.8℃，烦躁不安，呼吸困难，喘憋伴呕吐、口干、纳差，两肺可闻及中、小水泡音。初步诊断为小儿肺炎。

问题：说出该患儿静脉输液的注意事项。

（3）不同疾病静脉补液的注意事项

1）新生儿：应控制补液的总量与速度。由于钠、氯排泄低，输钠过多时易水肿，输氯过多易引起酸中毒，故电解质含量应适当减少，以 1/5 张含钠液为主。除急需扩充血容量者外，全日量应在 24 小时内均匀静脉滴注。由于新生儿血钾偏高，如无明显缺钾，通常不必补钾。酸中毒时，应选用碳酸氢钠。

2）婴幼儿肺炎：①补液的总量应控制在每日生理需要量，为 60～80 ml/kg 以下；②速度要缓慢，一般控制在每小时 5ml/kg；③液体的张力不宜过高，一般为 1/4～1/3 张含钠液；④婴幼儿肺炎以呼吸性酸中毒为主，应积极改善通气功能，酌情使用碳酸氢钠。

3）营养不良伴腹泻：①补液的总量应减少 1/3；②因营养不良为低渗性脱水，宜补 2/3 张含钠液；③补液速度要缓慢，一般控制在每小时 3～5ml/kg；④补液时应注意电解质、热量和蛋白质的补充。

五、静脉输液的护理

1．补液前注意事项

（1）了解患儿的病史、病情、补液目的及其临床意义，熟悉液体的成分及配制方法。

（2）严格按照无菌操作规则进行液体配制。

（3）严格核对患儿姓名、床号及药物（药名、剂量、浓度、有效期）等。

（4）向家长及患儿说明输液的目的，缓解和消除紧张情绪，对不合作患儿做好约束等准备工作。

2．输液中注意事项

（1）严格掌握输液速度，认真计算出每分钟输液滴数，并随时巡视，防止输液速度过快或过缓。

（2）密切观察生命体征变化：如体温、脉搏、血压、呼吸、精神状态等，警惕因输液过量和过快而发生心力衰竭和肺水肿等情况。

◎ 考点：脱水纠正的观察及调整

（3）观察脱水纠正的情况：补液后3～4小时应该排尿，表明血容量开始恢复；补液后24小时皮肤弹性、眼窝及前囟凹陷恢复，表明脱水已被纠正。若补液后眼睑水肿，提示钠盐过多；相反，补液后尿多而脱水未纠正，则可能是葡萄糖输入过多。出现以上情况，要及时报告医生，调整输液方案。

（4）记录液体出入量：准确记录24小时液体出入量，包括静脉输液量、口服液体量、尿量、呕吐量、腹泻量等。并注意体温增高所致体液丢失（体温每升高1℃，体液丢失增加13%），及时报告医生，调整输液量。

 链 接

小儿腹泻学习口诀

秋季腹泻最为多，轮状病毒为病原。

其他腹泻也不少，大肠杆菌为主要。

轻重腹泻有特点，鉴别要点是关键。

脱水程度轻中重，脱水性质低等高。

酸中毒与低血钾，小儿腹泻很频发。

呼吸深快樱红唇，酸中毒的常见症。

反射减弱和腹胀，低钾血症不要忘。

重度脱水先扩容，2∶1液为最常用。

不明性质按等渗，补液原则记心中。

三先三后与两补，防惊补钙需记住。

补液目的要明确，溶液配制需掌握。

小 结

本章介绍了小儿消化系统的解剖生理特点、口炎、小儿腹泻和小儿液体疗法内容。

其中口炎常见有鹅口疮、疱疹性口炎和溃疡性口炎，其分别为白色念珠菌、单纯疱疹病毒和细菌感染所致。临床上主要表现为口腔黏膜损害，如流涎、局部疼痛、拒食等症状（鹅口疮无症状）。其护理要点是清洁口腔，局部用药。

小儿腹泻是我国儿童保健重点防治"四病"之一。临床上大多数是由轮状病毒感染引起，细菌以大肠埃希菌为主，也可见于饮食不当等因素。轻型腹泻以胃肠道症状为主；重型腹泻除胃肠道症状外，还有明显的脱水、电解质紊乱和全身中毒症状。其治疗和护理的要点为调整饮食、控制感染、纠正水、电解质和酸碱平衡紊乱，及对症治疗，还应积极做好发热、皮肤、黏膜，消毒隔离和液体疗法等护理。同时密切监测生命体征及脱水征等变化，并提供必要的心理护理和卫生宣教等工作。

小儿液体疗法主要介绍了小儿体液的特点，水、电解质及酸碱平衡紊乱的诊断、溶液种类及配制以及补液方法和护理等。

目标检测

一、A₁/A₂ 型题

1. 单纯母乳喂养儿肠道内占绝对优势的细菌为
（　　）
　　A. 大肠埃希菌　　　B. 嗜酸杆菌
　　C. 双歧杆菌　　　　D. 肠球菌
　　E. 空肠弯曲菌

2. 下列哪项不是口服补液的禁忌证（　　）
　　A. 明显呕吐、腹胀
　　B. 休克
　　C. 新生儿
　　D. 轻、中度脱水无明显周围循环障碍者
　　E. 心、肾功能不全或有严重并发症者

3. 为中、重度营养不良患儿补液时下列哪项不正确
（　　）
　　A. 补液总量应适当减少
　　B. 补液速度稍慢
　　C. 注意补充热量和蛋白质
　　D. 注意补充钙、镁
　　E. 不应补钾

4. 在补液纠正脱水与酸中毒后，患儿突然发生惊厥，应首先考虑（　　）
　　A. 低血糖　　　　B. 低血钠
　　C. 低血钾　　　　D. 低血镁
　　E. 低血钙

5. 小儿腹泻有明显周围循环障碍，其扩容量为
（　　）
　　A. 10ml/kg
　　B. 20ml/kg（总量不超过 300ml）

　　C. 30ml/kg
　　D. 40ml/kg
　　E. 50ml/kg

6. 患儿，女，3 岁。发热 3 天后，口角、舌面及齿龈处出现成簇小疱疹，部分破溃成溃疡，颌下淋巴结肿大，咽部充血，心肺正常。最可能的诊断是（　　）
　　A. 鹅口疮　　　　B. 疱疹性口炎
　　C. 溃疡性口炎　　D. 疱疹性咽峡炎
　　E. 咽 - 结合膜热

7. 患儿，5 个月。患鹅口疮 6 天，其首选的护理诊断 / 医护合作性问题是（　　）
　　A. 疼痛：与口腔黏膜炎症有关
　　B. 营养失调：与拒食有关
　　C. 口腔黏膜改变：与感染有关
　　D. 体温过高：与感染有关
　　E. 皮肤完整性受损：与感染有关

8. 腹泻脱水患儿补液后排尿，此时输液瓶内有不含钾液体 200ml，此液体中最多加入 10% 氯化钾溶液多少毫升（　　）
　　A. 3ml　　　　　　B. 6ml
　　C. 9ml　　　　　　D. 12ml
　　E. 15ml

9. 一脱水患儿表现烦躁、烦渴、高热、尿少、肌张力高，应考虑（　　）
　　A. 低渗性脱水　　B. 高渗性脱水
　　C. 等渗性脱水　　D. 低钾血症
　　E. 低钙血症

10. 患儿，8个月。主因呕吐、腹泻2天，伴发热就诊。大便10次/天，水样便，呕吐4～6次/天，查体：皮肤干燥，弹性差，口唇樱红。大便镜检有少量白细胞，下列处理措施不恰当的是（　　　）

   A. 暂停乳类食品，代之以豆类代乳品

   B. 加强臀部皮肤护理

   C. 根据脱水程度进行补液

   D. 补液的同时纠正酸中毒

   E. 有尿后，静脉补钾浓度为0.2%

11. 患儿，10个月。因腹泻就诊，体检：体温37.8℃，皮肤弹性好，臀部皮肤潮红，有表皮脱落，其首要的护理诊断是（　　　）

   A. 体温过高　　　B. 体液不足

   C. 有感染的危险　D. 皮肤完整性受损

   E. 有营养不足的危险

12. 患儿，男，13个月。呕吐、腹泻5天，12小时无尿。查体：精神委靡，前囟、眼窝凹陷，哭无泪，皮肤弹性差，四肢厥冷。护士考虑患儿首先的治疗应是（　　　）

   A. 4:3:2液，150ml/kg，静脉滴注

   B. 1.4%碳酸氢钠溶液，40ml/kg，静脉注射

   C. 2:1等张含钠液，20ml/kg，静脉注射

   D. 3:2:1液，180ml/kg，静脉滴注

   E. 4:3:2液，180ml/kg，静脉滴注

13. 患儿，女，4个月。混合喂养，腹泻2个月，大便4～6次/天，稀或糊状便，无脓血，食欲好，体重6.2kg，护士认为患儿最可能是（　　　）

   A. 慢性腹泻　　　B. 感染性腹泻

   C. 生理性腹泻　　D. 饮食性腹泻

   E. 迁延性腹泻

14. 患儿，8个月。腹泻2天，稀水便，每日4～6次，呕吐2次，医生建议口服补液，护士指导家长正确的喂服方法是（　　　）

   A. 少量多次　　　B. 1次全量

   C. 配制后再加糖　D. 服用期间不饮水

   E. 用等量水稀释

15. 患儿，10个月。呕吐、腹泻3天，大便15次/天，皮肤弹性极差，无尿。血清钠140mmol/L，

患儿脱水的程度和性质是（　　　）

   A. 轻度高渗性脱水

   B. 重度低渗性脱水

   C. 轻度等渗性脱水

   D. 重度等渗性脱水

   E. 轻度低渗性脱水

16. 患儿，4个月。近2日出现腹泻，为黄色稀便，内有泡沫和奶瓣，量不多。为防止患儿发生脱水症状，应选择（　　　）

   A. 禁食

   B. 静脉补充林格液

   C. 少量多次饮温开水

   D. 少量多次喂服ORS液

   E. 静脉补充10%葡萄糖溶液

17. 患儿，6个月。腹泻4天，无呕吐。查体：精神叫，口唇黏膜梢十燥，前囟、眼窝梢凹陷，临床诊断为婴儿腹泻伴轻度脱水，其口服补液措施哪项不妥（　　　）

   A. 可选用ORS液

   B. 累积损失量约需补ORS液50ml/kg

   C. 8～12小时补完

   D. 补液期间禁止饮水E. 如发现眼睑水肿，改服白开水

18. 患儿，1.5岁。因腹泻重度脱水入院。经补液脱水基本纠正，但患儿精神委靡、四肢无力、心音低钝、腹胀、腱反射减弱，应考虑（　　　）

   A. 低血糖　　　　B. 低钙血症

   C. 低镁血症　　　D. 低钾血症

   E. 酸中毒

19. 患儿，男，2岁。腹泻3天，出现尿少、口干、皮肤弹性差，血压11.3/7.7kPa（84/58mmHg），呼吸较深快，口唇樱红，前囟凹陷，心音低钝，肺无啰音，腹胀，四肢无力、稍凉，血钠132mmol/L，可能的诊断是（　　　）

   A. 中度等渗性脱水，酸中毒，低血钾

   B. 中度低渗性脱水，酸中毒

   C. 重度等渗性脱水，酸中毒，低血钾

   D. 重度低渗性脱水，酸中毒，低血钾

   E. 中度高渗性脱水，酸中毒，低血钾

二、A₃/A₄ 型题

（20～22 题共用题干）

患儿，男，6 个月。11 月中旬来就诊。一天前突然发热、咳嗽，随后呕吐 3 次，大便稀，每天 10 余次，呈黄色水样，黏液少，无腥臭味。体检：体温 39℃，精神委靡，皮肤弹性差，前囟及眼窝明显凹陷，哭泪少，咽稍充血，心肺检查无异常。大便有少量脂肪球。

20. 引起腹泻的病原体最可能是（　　）

    A. 轮状病毒　　　B. 铜绿假单胞菌

    C. 白色念珠菌　　D. 金黄色葡萄球菌

    E. 致病性大肠埃希菌

21. 估计其脱水程度为（　　）

    A. 无脱水　　　　B. 轻度脱水

    C. 中度脱水　　　D. 重度脱水

    E. 重度脱水伴休克

22. 对该患儿的饮食护理，正确的是（　　）

    A. 禁食 12 小时　　B. 继续母乳喂养

    C. 继续添加辅助食品

    D. 静脉补充营养、水分

    E. 如呕吐明显可鼻饲牛奶

（23～26 题共用题干）

患儿，女，30 天。因感染应用抗生素治疗 10 余天，今日医生查房发现其口腔颊黏膜有乳凝块样附着物，不易擦去，强行擦去，下面有红色创面。

23. 护士考虑该患儿的口腔炎症是（　　）

    A. 溃疡性口炎　　B. 单纯性口炎

    C. 疱疹性口炎　　D. 口角炎

    E. 鹅口疮

24. 护士为该患儿做口腔护理的时间为（　　）

    A. 饭后 1.5 小时　　B. 饭后 30 分钟

    C. 饭后即可　　　　D. 饭后 10 分钟

    E. 饭后 1 小时

25. 护士为患儿做口腔护理时应选用的药物是（　　）

    A. 凉开水

    B. 温开水

    C. 2% 碳酸氢钠溶液

    D. 3% 过氧化氢溶液

    E. 0.9% 氯化钠溶液

26. 护士处理患儿用过的食具、玩具时，应选何种溶液浸泡后再煮沸消毒（　　）

    A. 5% 碳酸氢钠溶液

    B. 1% 过氧乙酸

    C. 3% 过氧化氢溶液

    D. 2% 碳酸氢钠溶液

    E. 0.9% 氯化钠溶液

（27～31 题共用题干）

患儿，女，28 天。因呕吐、腹泻 3 天入院，初步诊断为婴儿腹泻伴重度等渗性脱水。

27. 补充累积损失量应选用下列哪种液体（　　）

    A. 等张含钠液　　B. 1/2 张含钠液

    C. 1/5 张含钠液　　D. 1/3 张含钠液

    E. 1/4 张含钠液

28. 该患儿第一天补液总量应是（　　）

    A. 60～80ml/kg　　B. 70～90ml/kg

    C. 90～120ml/kg　　D. 120～150ml/kg

    E. 150～180ml/kg

29. 患儿经输液 6 小时后，脱水状况好转，开始排尿，但又出现精神委靡，心音低钝，腹胀，肠鸣音减弱，这时应首先考虑（　　）

    A. 酸中毒未纠正　　B. 中毒性肠麻痹

    C. 低血钾　　　　　D. 低血钙

    E. 低血镁

30. 给患儿补钾时，应把氯化钾稀释至何种浓度后静脉缓慢滴注（　　）

    A. 0.2%～0.3%　　B. 0.3%～0.5%

    C. 0.5%～1.0%　　D. 1.0%～1.5%

    E. 1.5%～3.0%

31. 若补液 4 小时后尿量增多，精神好转，说明（　　）

    A. 脱水已纠正

    B. 血容量已恢复

    C. 输入液体中电解质含量过多

    D. 输入液体中电解质含量过少

    E. 不能补含钾液体

（李晓梅）

第 5 章 呼吸系统疾病患儿的护理

你知道呼吸系统疾病是小儿最为常见的疾病之一吗？你知道小儿为什么容易"感冒"吗？你知道小儿还有两种特殊的"感冒"吗？小儿扁桃体增大就一定是扁桃体炎吗？你知道什么是易变的干湿啰音吗？通过本章内容的学习，你一定会找到答案。

第 1 节　小儿呼吸系统解剖、生理特点

呼吸系统以环状软骨为界划分为上、下呼吸道。上呼吸道包括鼻、鼻窦、咽、咽鼓管、会厌及喉；下呼吸道包括气管、支气管、毛细支气管、呼吸性毛细支气管、肺泡管及肺泡。小儿时期易患呼吸系统疾病与小儿呼吸系统的解剖、生理特点密切相关。

一、解 剖 特 点

1. 上呼吸道　婴幼儿鼻腔相对短小，无鼻毛，后鼻道狭窄，黏膜柔嫩，血管丰富，因而易受感染，且感染时黏膜易充血、肿胀，引起鼻塞而致呼吸困难。婴幼儿鼻泪管较短，开口瓣膜发育不全，鼻腔感染时易引起结膜炎。婴儿鼻腔黏膜与鼻窦黏膜相连续，急性鼻炎时易致鼻窦炎。婴幼儿的咽鼓管宽、短、直，呈水平位，故鼻咽炎时易致中耳炎。腭扁桃体在 1 岁内发育差，4～10 岁时发育达高峰，此期可见扁桃体肥大，如无充血、水肿、炎性分泌物属生理现象，14～15 岁后逐渐退化，故扁桃体炎常见于年长儿，1 岁以内少见。小儿喉部呈漏斗状，相对较窄，软骨柔软，黏膜柔嫩而富有血管及淋巴组织，炎症时易出现局部充血水肿，引起呼吸困难和声音嘶哑。

2. 下呼吸道　婴幼儿气管、支气管管腔相对狭窄，黏膜柔嫩，血管丰富，软骨柔软，缺乏弹力组织，支撑作用薄弱。黏液腺分泌不足，气道较干燥，纤毛运动差，清除能力弱，故易感染并易导致呼吸道阻塞。由于右支气管粗短，为气管直接延伸，因此异物易进入右主支气管，引起右侧肺不张或肺气肿。小儿肺的弹力组织发育差，血管丰富，毛细血管及淋巴组织间隙较成人宽，间质发育旺盛，肺泡小而且数量少，肺的含血量相对多而含气量少，故易于感染，并易引起间质性炎症、肺不张或肺气肿等。

3. 胸廓　婴幼儿胸廓较短，呈桶状，肋骨呈水平位，膈肌位置较高，纵隔相对较大，胸腔较小，小儿呼吸肌发育差，呼吸时胸廓运动不充分，肺的扩张受到限制，不能充分通气及换气，易致缺氧和二氧化碳潴留，肺部病变时易发生呼吸困难，胸腔积液或积气时易致纵隔移位。

二、生 理 特 点

1. 呼吸频率和节律　小儿代谢旺盛，需氧量较高，故年龄越小，呼吸频率越快。不同年龄小儿呼吸频率每分钟为：新生儿 40～50 次；1 岁以下 30～40 次；2～3 岁 25～30 次；4～7 岁 20～25 次；8～14 岁 18～20 次。

婴幼儿由于呼吸中枢发育未成熟，易出现呼吸节律不齐，尤以新生儿最明显。

2. 呼吸类型 婴幼儿呼吸肌发育不全,呼吸时胸廓活动范围小而膈肌活动明显,呈腹式呼吸;随着年龄增长,呼吸肌逐渐发育,膈肌下降,肋骨由水平位变为斜位,胸廓前后径和横径增大,出现胸腹式呼吸。

3. 呼吸功能的特点 小儿肺活量、潮气量、每分通气量、气体弥散量均较成人小,而呼吸道阻力较成人大,小儿各项呼吸功能的储备能力均较低,当患呼吸系统疾病时,易发生呼吸衰竭。

三、呼吸道免疫特点

小儿呼吸道的非特异性和特异性免疫功能均较差。新生儿、婴幼儿的咳嗽反射和呼吸道平滑肌收缩功能差,纤毛运动功能亦差,不能有效地清除吸入的尘埃及颗粒。婴幼儿体内免疫球蛋白含量低,尤以分泌型 IgA(SIgA)为低,且肺泡巨噬细胞功能不足,乳铁蛋白、溶菌酶、干扰素、补体等的数量和活性不足,故易患呼吸系统感染。

第2节 急性上呼吸道感染患儿的护理

案例 5-1 患儿,1岁。主因发热、鼻塞、流涕、全身不适2天,腹痛1天就诊。查体:体温39.2℃,咽部充血,扁桃体不大,肺部呼吸音清晰。血常规:白细胞$10×10^9$/L,中性粒细胞0.32。初步诊断:急性上呼吸道感染。

问题:1. 该患儿首要护理诊断是什么?
　　　2. 针对该护理诊断应采取哪些护理措施?
　　　3. 说出该患儿腹痛的原因。

急性上呼吸道感染简称上感,俗称"感冒",是婴幼儿最常见的疾病,主要侵犯鼻和咽部而引起急性鼻咽炎、急性咽炎、急性扁桃体炎等。该病全年均可发生,以冬春季和气候骤变时多见,多为散发,偶见流行,主要通过空气飞沫传播。年长儿以局部症状为主,婴幼儿以全身症状为主。

一、概 述

上感病原体主要是病毒和细菌,但90%以上是由病毒感染引起,主要有呼吸道合胞病毒、流感病毒、副流感病毒、腺病毒、鼻病毒等。病毒感染后可继发细菌感染,常见溶血性链球菌,其次是肺炎链球菌。

由于上呼吸道解剖生理特点和免疫特点,小儿易患上感。如患儿原有佝偻病、营养不良、先天性心脏病等,由于机体免疫力低下,更易患本病。此外,气候变化、着凉、空气污浊、护理不当为本病诱因。该病的常见并发症为中耳炎、颈淋巴结炎、支气管炎、肺炎,年长儿链球菌感染者可并发急性肾炎和风湿热。

治疗原则以加强护理、抗病毒及对症治疗为主。继发细菌感染或有并发症者可选用抗生素。

💗 **链 接**

注射丙种球蛋白能预防感冒吗?

丙种球蛋白(简称"丙球")临床上主要用于丙种球蛋白缺乏症和密切接触甲型肝炎、麻疹等传染病患者时的被动免疫。其主要成分是IgG和少量IgA与IgM,注射后在体内维持时间很短,分别是23天、4天和9

天。因此，预防感冒靠注射"丙球"是不可取的，经常注射还会干扰孩子自身抗体的形成。由于丙球是血制品，还有感染乙肝或丙肝的危险。

二、护 理 评 估

1. 健康史　询问患儿发病前是否有"着凉"史；有无佝偻病、营养不良、先天性心脏病、贫血等疾病史；有无居室通风不良或上感接触史。

2. 临床表现

（1）一般类型的上呼吸道感染：年长儿主要表现为鼻咽部的症状，如鼻塞、流涕、喷嚏、咽部不适、咽痛、干咳等。而畏寒、头痛、纳差、乏力等全身症状相对较轻；婴幼儿起病急，以全身症状为主，常伴有消化道症状，局部症状较轻，表现为高热、呕吐、腹泻、烦躁、哭闹，甚至高热惊厥等。此外，部分患儿还会出现脐周腹痛，可能是发热所致的肠痉挛和肠系膜淋巴结炎所致。

体检可见咽部充血、扁桃体肿大（可有充血、水肿和白色斑点状渗出物）、颌下和颈淋巴结肿大、触痛。肠道病毒感染患儿可出现不同形态的皮疹。此外，还应注意有无中耳炎、咽后壁脓肿、喉炎、支气管炎和肺炎等并发症的体征。

（2）两种特殊类型的上呼吸道感染

1）疱疹性咽峡炎：病原体为柯萨奇 A 组病毒，好发于夏秋季，表现为急起高热、咽痛、流涎、厌食、呕吐等，患儿可因疼痛而影响吞咽和进食。体检可见咽充血，咽腭弓、腭垂、软腭等处有多个 2～4mm 大小的灰白色疱疹，周围有红晕，1～2 日疱疹破溃后形成小溃疡。病程 1 周左右。

2）咽 - 结合膜热：病原体为腺病毒，好发于春夏季，散发或发生小流行，临床以发热、咽炎、眼结合膜炎为特征。多呈高热、咽痛、咽部充血，一侧或双侧滤泡性眼结合膜炎、眼部刺痛、流泪、结膜充血，颈部、耳后淋巴结肿大，有时伴胃肠道症状。病程 1～2 周。

3. 社会、心理状态　患儿常因发热、咳嗽等不适引起烦躁、哭闹。家长因缺乏本病的知识，担心高热惊厥，而产生焦虑、恐惧等情绪反应。

4. 辅助检查　病毒感染者白细胞计数正常或偏低；细菌感染者白细胞计数和中性粒细胞增高。病毒分离和血清学检查可明确病原体。

三、护理诊断 / 医护合作性问题

1. 体温过高　与感染引发的炎症反应有关。
2. 潜在并发症　支气管炎、肺炎、热性惊厥等。

四、护 理 目 标

1. 患儿体温恢复正常。
2. 患儿不发生并发症，或发生时能及时发现并处理。

五、护 理 措 施

1. 体温过高的护理

（1）按医嘱用抗病毒药物如利巴韦林或中药制剂；继发细菌感染或发生并发症者应用抗生

素；疱疹性咽峡炎患儿应加强口腔护理。

（2）密切观察患儿体温变化，控制体温是预防高热惊厥发作的根本措施。婴幼儿体温超过38.5℃时应立即给予物理降温，如头部冷敷、温水擦浴、冷盐水灌肠等。如患儿病情加重，体温持续不退，应考虑并发症的可能，需及时报告医生。

2．潜在并发症的护理

（1）密切观察有无惊厥先兆，尤其是对有高热惊厥史的患儿更应注意。若高热患儿出现兴奋、烦躁、惊跳等惊厥先兆，应立即通知医生，发生惊厥时要就地抢救，保持安静，按惊厥护理。

（2）如患儿病程中出现发热、皮疹、痉挛性咳嗽等应警惕麻疹、水痘、百日咳等传染性疾病；如患儿有咳嗽、咳痰、气促、唇周发绀、呼吸困难、肺部固定或不固定的干湿啰音，应警惕是否并发了支气管炎或肺炎。

3．其他护理

（1）鼻塞通气不畅时应及时清除鼻腔分泌物，必要时可在哺乳前15分钟应用0.5%麻黄碱滴鼻，保持鼻腔通畅。嘱患儿不要捏着鼻孔用力擤鼻涕，以防引起鼻窦炎、中耳炎。

（2）急性期患儿应卧床休息，保持室内安静、空气清新，维持室温18～22℃，湿度55%～65%，每日通风2次，每次15～30分钟，定期进行空气消毒，以免病原体播散，患儿衣被厚薄、松紧要合适，以利于散热。

（3）摄入充足的水分，以加快毒素排泄和调节体温；给予易消化和富含维生素的清淡饮食；不能进食者，可遵医嘱静脉补充营养和水分；要及时更换汗湿的衣服，保持皮肤干燥、清洁。

4．心理护理　针对家长及患儿存在的心理问题，耐心讲解本病的有关防治知识。对于有高热惊厥史的患儿，告诉家长只要控制体温，完全可以避免惊厥发生，以缓解和消除家长的焦虑与恐惧心理。

5．健康教育　指导家长掌握上呼吸道感染的预防知识和护理要点，如加强体格锻炼，多进行户外活动，以增强机体抵抗力；在呼吸道疾病流行期间，避免去人多拥挤的公共场所；气候变化时及时增减衣服，避免过热或过冷；鼓励母乳喂养，及时添加辅食，积极防治各种慢性病如佝偻病、营养不良及贫血等；按时预防接种，提高免疫力；在集体儿童机构中，如有上感流行趋势，应早期隔离患儿，室内用食醋熏蒸法消毒（食醋$2～10ml/m^2$，加水1～2倍，加热熏蒸到全部气化）。

第3节　急性支气管炎患儿的护理

案例 5-2　　患儿，1岁。因发热、咳嗽2天就诊。患儿2天前因受凉出现鼻塞、流涕，体温38℃，轻咳，服用抗感冒药物未见好转。查体：体温38.5℃，脉搏120次/分，心率36次/分，一般情况尚可，精神较差，咽部充血，双肺呼吸音粗，可闻及散在不固定干、湿啰音。

　　问题：1．该患儿可能的诊断是什么？

　　　　　2．现存的护理诊断有哪些？

急性支气管炎是支气管黏膜的急性炎症，由于气管同时受累，故又称急性气管支气管炎。常继发于上呼吸道感染后，或为某些急性传染病的临床表现，是小儿时期常见的呼吸道疾病，婴幼儿多见。其主要临床特点为发热、咳嗽，肺部可闻及易变的干湿性啰音。

一、概　　述

凡能引起上呼吸道感染的病毒和细菌皆可引起支气管炎，常为混合感染，气候变化、空气污染、化学因素刺激为本病的诱发因素。特异性体质、免疫功能失调、营养不良、佝偻病、鼻窦炎等患儿常易反复发生支气管炎。

本病治疗以控制感染和对症治疗为主，如给予祛痰止咳剂，若为细菌感染则给予抗生素治疗。

二、护 理 评 估

1. 健康史　询问患儿是否有上呼吸道感染病史；既往有无本病反复发作史、湿疹或其他过敏史；有无急性传染病史；有无营养不良、佝偻病、先天性心脏病史等。

◎ 考点：哮喘性支气管炎的特点

2. 临床表现

（1）大多先有上呼吸道感染症状，随后以咳嗽为主要症状，初为刺激性干咳，以后痰量逐渐增多。婴幼儿症状较重，常伴有发热、食欲下降、乏力、呕吐、腹泻等。查体双肺呼吸音粗糙，可闻及散在的不固定干、湿啰音。

（2）哮喘性支气管炎：也称喘息性支气管炎，是婴幼儿一种特殊类型的急性支气管炎。除上述临床表现外，还有以下特点：①多见于 3 岁以下，有湿疹或其他过敏史的患儿；②咳嗽频繁，并有呼气性呼吸困难伴喘息，夜间或清晨较重，或在哭闹、活动后加重，肺部叩诊呈过清音，听诊两肺布满哮鸣音及少量粗湿啰音；③有反复发作倾向，但大多数患儿随年龄增长而发作减少或停止，3～4 岁后发作次数逐渐减少，大多 6 岁自愈，但少数可发展成支气管哮喘。

3. 社会、心理状态　患儿常因发热或咳嗽不适感而烦躁、哭闹；因陌生环境、与父母分离而焦虑、恐惧。家长因担心患儿反复患支气管炎，尤其恐惧与担忧哮喘性支气管炎会发展成支气管哮喘。

4. 辅助检查

（1）血常规：病毒感染者白细胞计数正常或偏低；细菌感染者白细胞计数增高。

（2）胸部 X 线：多无异常改变，或仅有肺纹理增粗或肺门阴影增深的改变。

三、护理诊断 / 医护合作性问题

1. 清理呼吸道无效　与痰液黏稠不易咳出，气道分泌物多有关。
2. 体温过高　与细菌或病毒感染有关。
3. 知识缺乏　家长缺乏急性支气管炎有关知识。

四、护 理 目 标

1. 患儿痰液排出，呼吸道通畅。
2. 患儿体温维持在正常范围。
3. 家长能说出该病的防治知识和护理方法。

五、护 理 措 施

1. 保持呼吸道通畅

（1）环境：保持室内空气新鲜，室温 18～20℃，湿度 55%～65%，有利于呼吸道的湿化和痰液的排出；病室要注意通风换气，保持空气新鲜，并注意定期进行紫外线消毒。

（2）休息与体位：注意休息，保持患儿安静，尽量避免哭闹，以减少氧的消耗。避免剧烈的活动与游戏，防止咳嗽加重。患儿取半卧位或舒适的体位，注意经常更换患儿体位，定时为患儿拍背，指导并鼓励患儿有效咳嗽，以利于呼吸道分泌物排出。

（3）雾化吸入：痰液黏稠者可遵医嘱给予超声雾化吸入，每天1～2次，每次20分钟，以湿化气道，有利于痰液排出。必要时用吸引器及时清除痰液。

（4）饮食：呼吸困难的患儿，哺乳时应给予吸氧；已断乳的患儿宜给予高营养和容易消化的食物，少量多餐，避免过饱影响患儿呼吸；病情严重不能进食者，可遵医嘱静脉补充营养；同时鼓励患儿多饮水，以防止痰液黏稠不易咳出。

（5）用药：遵医嘱给予抗生素、抗病毒药物、化痰止咳剂与平喘剂等治疗。

（6）给氧：注意哮喘性支气管炎患儿的缺氧症状，必要时吸氧。

2．维持正常体温　如患儿体温超过38.5℃给予物理降温或药物降温，防止发生高热惊厥。

3．病情观察　哮喘性支气管炎主要观察患儿有无呼吸困难、端坐呼吸、大汗淋漓、面色发绀、三凹征等，发现时要及时报告医生。

4．心理护理　针对家长及患儿存在的心理问题，耐心讲解本病的有关知识，告诉家长本病一般预后良好，消除家长及患儿的焦虑和恐惧心理。

 链 接

发热时体温降得越快越好吗？

孩子发热，家长焦急万分，企盼孩子体温马上降下来！殊不知，发热是人体与疾病作斗争的一种表现形式，发热时机体各种免疫功能都紧急动员起来与病原微生物作斗争，如果感染未控制强行降下体温，反而对机体有害。动物实验证明：动物受感染时发热可提高其生存率；反之，给予退热则生存率下降。但是如果高热，则个别患儿可致高热惊厥，对机体就不利了。对既往有高热惊厥史、癫痫等的患儿要积极降温处理。

5．健康教育

（1）讲解急性支气管炎的防治知识，指导患儿及家长适当开展户外活动，进行体格锻炼，增强机体对气温变化的适应能力；根据气温变化增减衣服，避免受凉或过热；在呼吸道疾病流行期间，避免到人多拥挤的公共场所，以免交叉感染；积极预防上呼吸道感染、营养不良、佝偻病、贫血和各种传染病，按时预防接种，增强机体的免疫能力。

（2）对有先天性心脏病的患儿，指导患儿适时进行外科手术矫治。

（3）对于哮喘性支气管炎患儿，指导家长避免接触过敏原，或进行过敏原的测试，进行脱敏疗法。

第4节　肺炎患儿的护理

案例 5-3　患儿，男，2个月。因发热，咳嗽2天，伴呼吸困难、喘憋1天而入院。查体：体温38.5℃，呼吸70次/分，心率180次/分，心音低钝，鼻翼扇动，三凹征明显，两肺散在中细湿啰音，肝肋下3cm。

问题：1．该患儿最可能的诊断是什么？

2．该患儿有无并发症，并发了什么？

3．该患儿应采取什么体位？

4．如吸氧，氧流量和氧浓度为多少？

肺炎是指由不同病原体及其他因素（如吸入羊水、油类或过敏反应等）所引起的肺部炎症。临床以发热、咳嗽、气促、呼吸困难和肺部固定湿啰音为其特征。是儿科常见疾病，也是我国 5 岁以下小儿死亡的主要原因，为我国儿童保健中重点防治的"四病"之一。本病一年四季均可发病，以冬春季及气温骤变时多见，本病可发生在上呼吸道感染与支气管炎之后，也可为原发感染。

◎ 考点：小儿肺炎分类

一、概　　述

1. 肺炎的分类　①按病理分类：支气管肺炎、大叶性肺炎、间质性肺炎等。②按病因分类：病毒性肺炎、细菌性肺炎、支原体肺炎、衣原体肺炎、真菌性肺炎、原虫性肺炎、吸入性肺炎、坠积性肺炎等。③按病程分类：急性肺炎（病程＜1 个月）、迁延性肺炎（病程 1～3 个月）、慢性肺炎（病程＞3 个月）。④按病情分类：轻症肺炎、重症肺炎。⑤按临床表现典型与否分类：典型性肺炎和非典型性肺炎。⑥按感染来源分类：社区获得性肺炎、院内获得性肺炎（住院 48 小时后发生的肺炎）。

❤ 链　接
非典型性肺炎即是 SARS 吗？

非典型性肺炎是指由支原体、衣原体、立克次体、军团菌和病毒等引起的肺炎。其临床特点为起病隐匿，多为干咳，肺部较少出现阳性体征；X 线胸片主要为间质性浸润。2003 年春发生在我国并流行的传染性非典型性肺炎，是由一种新型冠状病毒引起，世界卫生组织（WHO）将其命名为严重急性呼吸道综合征（简称 SARS），其以肺间质病变为主，传染性强，病死率高。儿童患者表现较成人轻，病死率也较低。故 SARS 只是非典型性肺炎中的一种。

2. 病原体　最常见的病原体为细菌和病毒，也可由病毒、细菌"混合感染"。发展中国家小儿肺炎病原体以细菌为主，以肺炎链球菌多见，其次为金黄色葡萄球菌等；发达国家则以病毒为主，病毒中以呼吸道合胞病毒常见，其次为腺病毒、流感病毒等；此外还有支原体、真菌和原虫等。营养不良、维生素 D 缺乏性佝偻病、贫血、先天性心脏病、免疫缺陷等免疫功能低下者易患肺炎。

3. 发病机制　病原体多由呼吸道侵入，引起支气管、肺泡、肺间质炎症，支气管因黏膜炎症使管腔狭窄，肺泡壁因充血水肿而增厚，肺泡腔内充满炎性渗出物，最终造成通气和换气功能障碍，导致缺氧和二氧化碳潴留。为代偿缺氧与二氧化碳潴留，患儿出现呼吸与心率增快，由于辅助呼吸肌参与呼吸运动，出现鼻翼扇动、三凹征和点头样呼吸。严重时甚至并发呼吸衰竭、心力衰竭、中毒性脑病、中毒性肠麻痹和酸碱平衡紊乱等。

治疗原则为去除病因、积极控制感染、改善肺通气功能、对症治疗、防止并发症。

二、护　理　评　估

1. 健康史　询问既往有无上呼吸道感染史；有无佝偻病、营养不良、先天性心脏病等免疫功能低下病史；有无急性传染病史（如麻疹等）；有无气候骤变、着凉、护理不当和居住环境不良等诱发因素。

2. 临床表现

（1）轻症肺炎：主要以呼吸系统症状为主。患儿发热（多为不规则发热，小婴儿及重度营养不良儿可不发热，甚至体温不升）、咳嗽较频繁，初为刺激性干咳，以后有痰、气促和呼吸困难等。重者可有鼻翼扇动、点头呼吸、三凹征、唇周发绀。典型病例肺部可听到较固定的中、细湿啰音。

（2）重症肺炎：除呼吸系统外，还可累及循环、神经和消化系统等，出现相应的临床表现。主要表现如下。①循环系统：常见心肌炎和心力衰竭。心肌炎表现为面色苍白、心动过速、心音低钝、心律不齐，心电图ST段下移、T波低平和倒置。心力衰竭表现为：呼吸突然加快超过60次/分；心率突然加快，婴儿>180次/分，幼儿>160次/分；骤发极度烦躁不安，明显发绀，面色发灰；心音低钝，奔马律；肝脏增大在肋下3cm或短时间内增加1.5cm；颈静脉怒张，尿少或无尿，颜面或下肢水肿等。②神经系统：轻度缺氧，表现为烦躁或嗜睡，当发生中毒性脑病而致脑水肿时可出现意识障碍、惊厥、呼吸不规则、前囟隆起、脑膜刺激征等。③消化系统：轻症者表现为腹胀、纳差、呕吐、腹泻等；重症可引起中毒性肠麻痹，出现肠鸣音消失，严重腹胀，腹胀严重时又使呼吸困难加重；消化道出血时可呕吐咖啡样物、便血。④若中毒症状与呼吸困难突然加重，体温持续不退或退而复升，还应考虑脓胸、脓气胸、肺大疱和肺脓肿等并发症发生。

链接

什么是肺大疱？

小儿肺炎时，支气管黏膜充血、水肿和炎性分泌物增加，阻塞呼吸道，吸气时支气管扩张气体进入相对容易，呼气时由于支气管弹性回缩，气体排出受阻，导致肺泡内残气量越聚越多，结果使肺泡破裂并互相融合形成大疱。肺大疱一般随肺炎痊愈逐渐吸收而痊愈，严重时由于肺大疱破裂可致自发性气胸。

（3）新生儿感染性肺炎的特点：多数病情重，表现不典型，故死亡率高。常见以下3种感染途径。①宫内感染：多在分娩后24小时内发病，且出生时有窒息史，体温不稳定。②产时感染：表现不一，易有全身感染征象。③产后感染：生后5～7天发病，体温可高、可低或不升，呼吸急促，口唇发绀，口吐白沫，吐奶，初期肺部体征不明显，严重时肺部可有细小湿啰音。

◎考点：重症肺炎与不同病原体所致肺炎的临床特点

（4）不同病原体所致肺炎的特点见表5-1。

表5-1 不同病原体所致肺炎的特点

	呼吸道合胞病毒肺炎	腺病毒肺炎	葡萄球菌肺炎	肺炎支原体肺炎
好发年龄	2～6个月多见	6个月至2岁	新生儿及婴幼儿	多见于年长儿
临床特点	喘憋为突出表现，亦称喘憋性肺炎。临床上有两种类型：①毛细支气管炎，全身中毒症状轻；②间质性肺炎，全身中毒症状重。本病抗生素治疗无效	急起稽留高热，中毒症状重，咳嗽剧烈，出现喘憋、发绀等。病程迁延，抗生素治疗无效	起病急、病情重、发展快。中毒症状重，多呈弛张高热，可有皮疹，易复发，易出现并发症	刺激性咳嗽为突出表现，有的酷似百日咳，咳黏稠痰，可带血丝。常有发热，热程1～3周。可有全身多系统受累的表现。红霉素治疗有效
肺部体征	哮鸣音、呼气性喘鸣为主，肺部可听到细湿啰音	体征出现较晚，发热4～5日后才出现湿啰音	体征出现较早，两肺有中、细湿啰音	年长儿体征不明显；也可有干、湿啰音及实变体征
X线检查	肺气肿和支气管周围炎影像；线条状或单条状阴影增深，或相互交叉成网状阴影	出现较早，在肺部体征出现前，呈片状阴影，可融合成大病灶，有肺气肿	变化快，有小片状浸润影，持续时间长，病程中可见多发性小脓肿、肺大疱、脓胸等	可见肺门阴影增浓；支气管肺炎改变；间质性肺炎改变；均匀实变影

3. 社会、心理状态 患儿因发热、咳嗽、害怕打针等，常出现烦躁不安、哭闹、易怒及不合作等。家长则因患儿住院时间长，缺乏肺炎的预防、保健和护理知识等，特别是对重症肺炎的患儿，由于目睹患儿咳嗽和呼吸困难的痛苦，担心其预后，可能出现担忧、焦虑甚至恐惧的情绪反应。

4. 辅助检查

（1）血常规：细菌感染者白细胞计数和中性粒细胞常增高，并有核左移现象；病毒感染者白细胞计数大多正常或降低，有时可见异型淋巴细胞。

（2）胸部 X 线检查：早期肺纹理增粗，以后出现大小不等斑片状阴影或融合成片，以双肺下野、中内带和心膈区多见，也可见肺不张、肺气肿等影像改变。

（3）病原学检查：取痰液或鼻咽拭子行病毒分离和细菌培养，可明确病原。聚合酶链反应（PCR）或特异性基因探针检测病原体 DNA 可对多种病原体进行特异、敏感的检测；冷凝集试验可作为肺炎支原体的辅助检查。

三、护理诊断 / 医护合作性问题

1. 气体交换受损 与肺部炎症造成的通气与换气障碍有关。
2. 清理呼吸道无效 与呼吸道分泌物过多、黏稠、不易排出有关。
3. 体温过高 与肺部感染有关。
4. 营养失调，低于机体需要量 与摄入不足、消耗增加有关。
5. 潜在并发症 心力衰竭、呼吸衰竭、中毒性脑病、中毒性肠麻痹、脓胸。

四、护 理 目 标

1. 患儿气促、发绀症状逐渐改善至消失，呼吸平稳。
2. 患儿能及时清除痰液，保持呼吸道通畅。
3. 患儿体温恢复正常。
4. 患儿住院期间能得到充足的营养和水分。
5. 患儿不发生并发症，或发生时能及时发现并处理。

◎ 考点：小儿肺炎的抗生素治疗

五、护 理 措 施

1. 气体交换受损的护理

（1）遵医嘱使用抗生素或抗病毒药物，以消除肺部炎症，减少炎性分泌物，保持呼吸通畅，促进气体交换。如明确细菌感染者，抗生素要做到早期、足量、足疗程、静脉给药，一般用至体温正常后 5～7 天，临床症状消失后 3 天。金黄色葡萄球菌肺炎患儿体温正常后再用药 2 周；支原体肺炎患儿要用药 2～3 周时间。抗病毒治疗可选用利巴韦林等。

（2）凡有低氧血症如呼吸困难、喘憋、口唇发绀、面色苍白等情况立即遵医嘱给氧。一般可用鼻导管法，氧流量为 0.5～1L/min，氧浓度为 40%；给氧时氧气应湿化，以免损伤呼吸道纤毛上皮细胞和使痰液变黏稠，阻塞呼吸道；新生儿或鼻腔分泌物多者，可用面罩、鼻塞、头罩或氧帐给氧（图 5-1）；缺氧明显者可用面罩法给氧，氧流量为 2～4L/min，氧浓度为 50%～60%；若出现呼吸衰竭，遵医嘱使用人工呼吸机（详见第 12 章第 3 节）。吸氧过程中应该经常

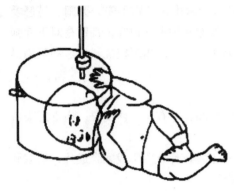

图 5-1 头罩给氧

检查导管是否通畅，患儿缺氧表现是否改善，如发现异常要及时处理。

◎ 考点：吸痰的注意事项

2. 保持呼吸道通畅的护理

（1）及时清除患儿口鼻分泌物。重症患儿每 2 小时翻身一次，同时为患儿拍背，促使痰液排出；并鼓励患儿咳嗽，以促使肺泡及呼吸道的分泌物排出；病情许可的情况下也可进行体位引流。

（2）对痰液黏稠不易咳出者，可给予超声雾化吸入，雾化吸入器中遵医嘱加入庆大霉素、利巴韦林、地塞米松、糜蛋白酶等药物以消炎、分解痰液、促进痰液排出；必要时也可给予吸痰，吸痰时注意不能过频和时间过长（过频可刺激黏液产生增多，时间过长可妨碍呼吸使缺氧加重）；吸痰不宜在哺乳后 1 小时内进行，以免引起呕吐；吸痰时患儿多因刺激而咳嗽、烦躁，吸痰后宜立即吸氧。

（3）同时遵医嘱给予祛痰剂，对严重喘憋者遵医嘱给予支气管解痉剂等。

3. 体温过高的护理　对高热者应给予物理降温，或遵医嘱给予药物降温，以防止高热惊厥的发生。在采取降温措施后 30 分钟应复测体温并做好记录，同时密切观察降温效果。

4. 并发症的护理

（1）密切观察患儿呼吸、心率（律）、面色及肝增大情况，并及时报告医生。如并发心力衰竭者，让患儿取半卧位，保持安静，按医嘱给予吸氧、强心、利尿、镇静等药物，并要观察患儿用药后的反应，及时评价用药效果。若患儿口吐粉红色泡沫样痰为肺水肿的表现，应立即取坐位，双腿下垂，可给患儿间歇吸入 20%～30% 乙醇溶液湿化的氧气，每次吸入不宜超过 20 分钟。

（2）密切观察患儿有无出现烦躁或嗜睡、呕吐、惊厥、昏迷、呼吸不规则等中毒性脑病的表现，发现时立即报告医生，并配合抢救。

（3）密切观察患儿有无腹胀、呕吐、肠鸣音消失等中毒性肠麻痹的表现。发现时立即报告医生，给予禁食、腹部热敷和肛管排气等治疗，遵医嘱注射新斯的明和胃肠减压等。

（4）密切观察患儿有无病情突然加重，出现剧烈咳嗽、烦躁不安、呼吸困难、胸痛、面色发绀、患侧呼吸运动受限等，提示并发脓胸或脓气胸，应及时报告医生并配合进行胸穿或胸腔闭式引流等。

5. 生活护理

（1）环境：病室要保持空气新鲜，室温要维持在 18～22℃，相对湿度以 50%～60% 为宜，有利于呼吸道湿化，促进分泌物的排出；不同病原体肺炎患儿应分室居住，以防交叉感染；病室每日应紫外线消毒 1 次。

（2）补充营养及水分：给予易消化、营养丰富的流质、半流质饮食，少食多餐，避免过饱影响呼吸；哺喂时应耐心，每次喂食须将头部抬起或抱起，防止呛咳引起窒息；重症不能进食者，给予静脉营养；对于呼吸困难的患儿，哺乳时应给予吸氧。重症患儿应准确记录 24 小时液体出入量。严格控制输液量及输液速度，最好使用输液泵。

（3）体位：肺炎患儿应尽量避免哭闹，保持安静以减少氧的消耗；可采取半卧位，或床头

抬高 30°～60°；应经常帮助患儿翻身拍背或更换体位，或抱起患儿以有利于分泌物排出，减轻肺部淤血和防止肺不张。

6. 心理护理　针对家长及患儿存在的心理问题，耐心讲解本病的有关知识，告诉家长本病大多数预后良好，缓解家长的紧张和担忧。对于重症有并发症的患儿，护理工作中应体贴和关爱患儿，缓解其焦虑与恐惧心理，增强其战胜疾病的信心，积极配合治疗与护理。

 链 接

肺炎学习口诀

小儿肺炎多常见，冬春易发较明显。

发热咳嗽及绀喘，固定啰音诊关键。

心衰脑病肠麻痹，并发症是很凶险。

病情观察要仔细，护理措施要重视。

7. 健康教育

（1）向患儿家长介绍肺炎的有关防治知识，适时进行卫生宣教工作。

（2）指导患儿适当休息，解释让患儿安静休息对疾病康复的重要性，指导家长经常给患儿翻身拍背并教会家长拍背协助排痰的方法。

（3）指导家长科学合理喂养；小儿应加强体格锻炼，以改善呼吸功能；对易患呼吸道感染的患儿，在寒冷季节或气候骤变外出时，应注意保暖，避免着凉；定期健康检查，按时预防接种，提高机体免疫力；教育患儿咳嗽时用手帕或纸捂口，不随地吐痰，防止病原菌污染空气而传染给他人；同时积极预防和治疗佝偻病、贫血、营养不良、先天性心脏病及各种急性传染病等。

小 结

　　本章介绍了呼吸系统的常见疾病，其中上呼吸道感染最常见，其病原体主要为病毒。年长儿以局部症状为主；婴幼儿以全身症状为主。该病的治疗与护理要点主要是对症治疗、降低体温和警惕高热惊厥的发生。急性支气管炎多为病毒和细菌混合感染，其临床特点为发热、咳嗽和肺部易变的干、湿啰音。该病治疗与护理要点主要是控制感染和止咳、祛痰等。小儿肺炎是多种病原体或致病因素所致的肺部炎症。临床以发热、咳嗽、呼吸困难和肺部固定的湿啰音为其特点。该病治疗与护理要点主要是控制感染、改善通气功能和防止并发症的发生。

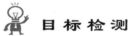 **目 标 检 测**

一、A₁/A₂ 型题

1. 小儿支气管肺炎与支气管炎的鉴别要点是（　　）

　A. 发热、咳嗽　　　B. 呼吸急促

　C. 白细胞增高　　　D. 哮喘

　E. 肺部固定的湿啰音与易变的干、湿啰音

2. 下列哪项不是急性上呼吸道感染的临床特征（　　）

　A. 年长儿以局部症状为主

　B. 婴幼儿以局部症状为主

　C. 部分患儿脐周可出现疼痛

　D. 部分婴幼儿可引发高热惊厥

　E. 本病大多为病毒感染

3. 小儿上呼吸道感染中的疱疹性咽峡炎的病原体是（　　）

A. 腺病毒　　　　B. 流感病毒

C. 葡萄球菌　　　D. 柯萨奇病毒

E. 溶血性链球菌

4. 轻症、重症肺炎区别的重要依据是（　　）

A. 发热程度　　　B. 年龄大小

C. 呼吸困难程度　D. 肺部啰音的多少

E. 除呼吸系统表现外有其他系统受累的表现

5. 婴儿心力衰竭的心率诊断指征为（　　）

A. >180次/分　　B. >160次/分

C. >140次/分　　D. >120次/分

E. >100次/分

6. 患儿，6个月。患支气管肺炎，体温39.5℃，患儿突然呕吐、继而两眼上翻，双目凝视，呼吸暂停，面色发绀，意识不清，全身抽搐，前囟隆起、紧张，最可能发生下列哪项并发症（　　）

A. 高热惊厥　　　B. 低血糖

C. 中毒性脑病　　D. 呼吸衰竭

E. 心力衰竭

7. 患儿，1.5岁。2天前"感冒"后开始咳嗽，昨夜患儿突然呼气性呼吸困难伴哮鸣，双肺叩诊呈鼓音，听诊两肺有哮鸣音，既往有湿疹史。最可能的诊断是（　　）

A. 支气管肺炎

B. 哮喘性支气管炎

C. 上呼吸道感染

D. 支气管肺炎合并呼吸衰竭

E. 支气管肺炎合并气胸

8. 患儿，男，3个月。2天前受凉后出现发热、鼻塞严重、烦躁不安等上呼吸道感染症状，护士应何时为患儿用0.5%麻黄碱液滴鼻（　　）

A. 哺乳后5分钟　　B. 哺乳前5分钟

C. 哺乳前15分钟　 D. 哺乳前30分钟

E. 每小时1次

9. 患儿，男，1岁。3天前因受凉出现发热、咳嗽、喘憋、食欲减退。查体：体温37.5℃，心率140次/分，呼吸58次/分，口周发绀，鼻翼扇动，肺部听诊有中量湿啰音。护士应为患儿鼻导管吸氧，吸氧的流量是（　　）

A. 0.5~1L/min　　B. 1.5~2L/min

C. 2~3L/min　　　D. 3~4L/min

E. 4L/min以上

10. 患儿，生后3天。发热、鼻塞。查体：体温39.8℃，咽部充血。诊断为"上呼吸道感染"。对该患儿的护理措施应首选（　　）

A. 解开过厚衣被散热

B. 口服退热药

C. 用退热栓降温

D. 用0.5%麻黄碱滴鼻

E. 用50%乙醇溶液擦浴

11. 患儿，7岁。发热、咳嗽6天。体温38℃，R 24次/分。肺部有少量细湿啰音，痰液黏稠，不易咳出。该患儿的主要护理措施是（　　）

A. 立即物理降温

B. 给予适量止咳药

C. 室内湿度应保持40%

D. 嘱患儿勿进食过饱

E. 定时雾化吸入、排痰

12. 患儿，10个月。因高热惊厥入院，经治疗痊愈，准备出院。对其家长健康指导的重点是（　　）

A. 合理喂养的方法

B. 体格锻炼的方法

C. 惊厥预防及急救措施

D. 预防接种的时间

E. 小儿体检的时间

13. 患儿，6个月。因肺炎入院，突然烦躁不安，R 60次/分，HR 180次/分，心音低钝，两肺布满细湿啰音，肝肋下3.5cm，最可能发生（　　）

A. 脓气胸　　　　B. 肺不张

C. 心肌炎　　　　D. 心力衰竭

E. 中毒性脑病

二、A₃/A₄型题

（14~16题共用题干）

患儿，3岁。3天前因感冒、流鼻涕、轻微咳嗽诊断为上呼吸道感染。近3日咳嗽加重，发热，体温高达39.8℃，呼吸急促，发绀，两肺布满湿啰音，诊断为小儿肺炎。

14. 对该患儿立即采取的护理措施是（　　）
    A. 保温，多饮水
    B. 适当休息
    C. 保持呼吸道通畅
    D. 进食易消化食物
    E. 进行物理降温

15. 该患儿入院后护士应重点观察（　　）
    A. 睡眠状况　　　B. 进食多少
    C. 大、小便次数　D. 咳嗽、咳痰
    E. 脉搏、呼吸

16. 患儿应取何种体位（　　）
    A. 端坐位　　　　B. 平卧位
    C. 半卧位　　　　D. 侧卧位
    E. 仰卧位

（17～19 题共用题干）

患儿，女，3 个月。因咳嗽 3 天、气促伴发绀 1 小时入院，查体：体温 39℃，呼吸 70 次 / 分，心率 168 次 / 分，心音低钝，肝肋下 3cm，诊断为支气管肺炎伴心力衰竭。

17. 患儿休息宜采取下列何种体位（　　）
    A. 半卧位　　　　B. 头低卧位
    C. 侧卧位　　　　D. 端坐位
    E. 平卧位

18. 对患儿采取的护理措施下列哪项不妥（　　）
    A. 少食多餐
    B. 给患儿吸氧
    C. 减慢输液速度
    D. 给予超声雾化吸入
    E. 帮助患儿勤翻身变换体位

19. 该患儿首要的护理诊断 / 医护合作性问题是（　　）
    A. 心排血量减少　B. 有体液不足的危险
    C. 活动无耐力　　D. 体温过高
    E. 低效性呼吸型态

（20～22 题共用题干）

患儿，8 个月。以发热、咳嗽、气促 3 天来我院就诊。体检发现：T39.5℃，P 145 次 / 分，R 54 次 / 分，口周发绀，两肺有细湿啰音，诊断为支气管肺炎。

20. 应对该患儿立即采取的护理措施是（　　）
    A. 调节病室的温湿度
    B. 取舒适的平卧位
    C. 进行雾化吸入
    D. 进行物理降温
    E. 翻身、拍背、吸痰

21. 该患儿入院时，对其家长的健康指导特别重要的是（　　）
    A. 介绍肺炎的病因
    B. 指导合理喂养
    C. 说明保持患儿安静的重要性
    D. 示范帮助患儿翻身的操作
    E. 讲解肺炎的预防

22. 该患儿住院期间护士应重点观察（　　）
    A. 睡眠状况　　　B. 进食多少
    C. 大小便次数　　D. 咳嗽频率及轻重
    E. 脉搏、呼吸的改变

（23～25 题共用题干）

患儿，男，2 岁。3 天前因受凉出现发热、咳嗽，喘憋，食欲减退，遵医嘱给予静脉补液后，突然出现咳粉红色泡沫痰。查体：体温 38.5℃，心率 160 次 / 分，呼吸 78 次 / 分，极度呼吸困难，肺部听诊有大量细湿啰音。

23. 护士考虑此患儿为（　　）
    A. 心力衰竭　　　B. 肺气肿
    C. 急性肺水肿　　D. 支气管哮喘
    E. 支气管异物

24. 护士应给患儿采取的卧位是（　　）
    A. 平卧位　　　　B. 俯卧位
    C. 半卧位　　　　D. 仰卧屈膝位
    E. 坐位，双腿下垂

25. 护士应立即给予患儿的治疗是（　　）
    A. 间歇吸入 20%～30% 乙醇溶液湿化的氧气
    B. 持续吸入 20%～30% 乙醇溶液湿化的氧气
    C. 间歇吸入 5%～10% 乙醇溶液湿化的氧气
    D. 持续吸入 5%～10% 乙醇溶液湿化的氧气
    E. 持续吸入 50% 乙醇溶液湿化的氧气

（陈　阳）

第6章 循环系统疾病患儿的护理

你知道胎儿在子宫内会呼吸吗？那么，胎儿在母体内是怎样完成气体交换的呢？你知道临床常见的先天性心脏病有哪些吗？又该怎样护理呢？这就是本章我们要学习的内容。

第1节 小儿循环系统解剖、生理特点

一、胎儿血液循环及出生后血液循环的改变

◎ 考点：胎儿血液循环特点

1. 正常胎儿血液循环 胎儿血液循环与成人血液循环有许多不同之处，其中主要是代谢及气体交换的部位不同，胎儿时期的营养和氧气是经脐血管在胎盘处与母体间通过弥散方式进行交换的。来自胎盘的含氧量较高的动脉血经脐静脉进入胎儿体内，在肝脏下缘分成两支：一支经静脉导管进入下腔静脉；另一支进入肝与门静脉汇合，再经肝静脉进入下腔静脉，与来自下半身的静脉血混合，共同流入右心房。下腔静脉的血液（以动脉血为主）回流入右心房时，由于下腔静脉瓣的阻隔作用，一部分血液经卵圆孔进入左心房，与肺静脉流入的血液混合，再经左心室进入升主动脉，主要供应心、脑及上肢；其余的血液经三尖瓣流入右心室。来自上半身的静脉血经上腔静脉回流入右心房后，绝大部分流入右心室，与来自下腔静脉的血液一起进入肺动脉。由于胎儿肺处于压缩状态，肺动脉的压力又高于主动脉，故经肺动脉的血液只有不足15%流入肺，再经肺静脉流入左心房，而大部分的血液通过动脉导管进入降主动脉，与来自升主动脉的血液汇合后，供应腹腔器官及下肢，然后经过脐动脉回流至胎盘，从而实现了胎儿与母体之间的营养及氧气交换（图6-1）。

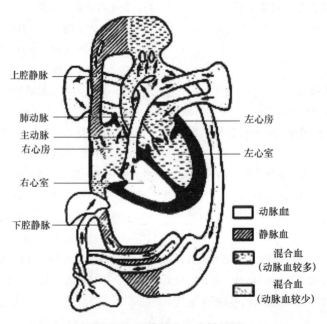

图 6-1 正常胎儿血液循环图

综上所述，胎儿血液循环具有如下特点：①胎儿血与母体血不直接相通，其营养和氧气交换是在胎盘处通过弥散方式进行的；②胎儿肺未张开，没有有效的肺循环；③左、右心都向全身供血，体内绝大部分血液是混合血；④卵圆孔、动脉导管、脐血管和静脉导管是胎儿血液循环的特殊通路；⑤胎儿时期血氧含量最高的器官为肝，其次为心、脑及上肢，因此出生时这些器官发育较其他器官成熟。

2．出生后血液循环的改变

（1）卵圆孔闭合：出生后脐带结扎，右心房回流血液减少，压力下降；肺呼吸建立，肺循环血量增多，到达左心房的血量也增多。当左心房压力增高，并超过右心房时，卵圆孔瓣膜先在功能上发生关闭，至生后 5～7 个月时，大多在解剖上闭合，形成卵圆窝。

（2）动脉导管关闭：出生后自主呼吸建立，肺循环压力降低，体循环压力升高，使流经动脉导管中的血流逐渐减少，最后停止。此外，还因血氧含量增高，导致动脉导管管壁平滑肌收缩、血栓形成及血管内壁增生，从而使导管逐渐闭塞，约 80% 婴儿于生后 3～4 个月、95% 婴儿于生后 1 年内在解剖上关闭，形成动脉韧带，若 1 岁后仍未关闭，则为先天性心脏病动脉导管未闭。

（3）脐血管和静脉导管关闭：脐带结扎后，脐血管和静脉导管因血流停止而失用，至出生后 6～8 周完全闭锁，形成韧带。

二、小儿心脏、心率及血压特点

◎ 考点：小儿心尖搏动位置

1．心脏　小儿心脏的位置随年龄而变化，心尖搏动位置也随之改变。2 岁以下婴幼儿心脏位置较高，多呈横位，心尖搏动在胸骨左侧第 4 肋间锁骨中线外侧 1.0cm 左右。2 岁以后随着站立行走、胸廓的发育及横膈的下移，小儿心脏由横位逐渐转为斜位，心尖搏动位置也渐移至第 5 肋间左锁骨中线上，7 岁以后心尖搏动位置逐渐同成人，位于第 5 肋间左锁骨中线内侧 0.5～1.0cm 处。

2．心率　小儿新陈代谢旺盛，身体组织需要更多的血液供给，而心脏每次搏出量有限，只有通过增加搏动次数来满足机体需要，同时交感神经兴奋性较高，故小儿的心率较快。各年龄小儿心率见表 6-1。

表 6-1　各年龄小儿心率

年龄	新生儿	<1 岁	2～3 岁	4～7 岁	8～14 岁
心率（次/分）	120～140	110～130	100～120	80～100	70～90

小儿心率极不稳定，易受各种因素的影响，如哭闹、进食、活动、发热等均可使心率加快。一般体温每升高 1℃，心率每分钟增快 10～15 次，睡眠时心率每分钟减少 10～12 次。应在小儿安静时测量心率，每次应测 1 分钟，并正确记录速率及节律。

3．血压

（1）动脉血压：婴儿由于心搏出量较少，血管口径较粗，动脉壁柔软，故动脉血压偏低，其后随年龄增长而逐渐升高。1 岁以内小儿收缩压为 70～80mmHg（9.33～10.67kPa），2 岁以后的收缩压可用下列公式推算：

$$收缩压 = 年龄 \times 2 + 80mmHg（或年龄 \times 0.26 + 10.67 kPa）$$

舒张压＝2/3 收缩压

收缩压高于 / 低于此标准 20mmHg（2.67kPa）为高血压 / 低血压。

测血压时，血压计袖带的宽度以上臂长度的 2/3 为宜。袖带过窄，测得的血压偏高；袖带过宽，测得的血压偏低；卷起的衣物压到腋下的腋动脉时，测得血压也会偏低。1 岁以上小儿下肢血压比上肢血压高约 20mmHg（2.67kPa）。若小儿兴奋、哭闹或精神紧张时测量血压，则收缩压会明显升高。

（2）静脉血压：静脉压的高低与心搏出能力、血管功能及循环血容量有关，另外与上、下腔静脉回流是否通畅也有关。仔细观察小儿的颈外静脉，可以估计静脉压。小儿仰卧床上，背部垫高成 45°，若颈外静脉饱满，表示静脉压升高。小儿哭闹、体力活动及变换体位时，静脉压可显著升高。

第 2 节　先天性心脏病患儿的护理

案例 6-1　患儿，男，3 岁。体检发现心脏杂音而入院。幼时吃奶常有停顿，活动后气促、乏力，无青紫出现。经常患感冒。查体：体温 37℃，脉搏 104 次 / 分，呼吸 28 次 / 分，血压 90/60mmHg（12.0/8.0kPa），体重 12.5kg，身高 88cm。体型偏瘦，皮肤、黏膜未见青紫。双肺（－）。心前区稍隆起，心率 104 次 / 分，心律齐，胸骨左缘第 3、4 肋间闻及Ⅲ级收缩期杂音，肺动脉瓣区第二心音亢进，肝、脾未及。X 线检查：左心房、左心室及右心室均扩大。彩色多普勒超声心动图检查：室间隔有 1.0cm 的缺损。

问题：1. 最可能的临床诊断是什么？

2. 提出该患儿现存的护理诊断。

先天性心脏病简称先心病，是胎儿时期心脏及大血管发育异常所致的畸形，是小儿时期最常见的心脏病，其发生率占活产婴儿的 5‰～8‰。如不治疗近半数于 1 岁内死亡，是我国婴儿死亡的主要原因之一。随着心血管医学的快速发展，先天性心脏病得到准确的诊断和合理的治疗，病死率已显著下降。

一、概　　述

1. **病因**　先天性心脏病的病因尚未完全明确，一般认为，在胎儿心脏发育阶段（关键时期是胚胎 2～8 周），若有任何因素影响了胚胎心脏发育，使心脏某一部分发育停顿或异常，即可造成先天性畸形。致病因素可分为两类，即遗传因素和环境因素。遗传因素，主要是染色体易位。环境因素有很多，重要的原因有宫内感染（风疹、流行性感冒、流行性腮腺炎和柯萨奇病毒感染等）、孕母缺乏叶酸、接触大剂量放射线、药物影响（抗癌药、甲苯磺丁脲等）、患有代谢性疾病（糖尿病、高钙血症）和造成宫内缺氧的慢性疾病。先天性心脏病可能是胎儿周围的环境和遗传因素相互作用的结果。

2. **分类**　根据血流动力学改变，即在左、右心腔或大血管之间是否存在异常通道和血液分流方向，以及临床表现有无青紫，可将先天性心脏病分为以下三类：

（1）左向右分流型（潜在青紫型）：常见有室间隔缺损、房间隔缺损和动脉导管未闭，此型平时血液从左向右分流无青紫。患儿屏气、剧哭时，肺循环压力超过体循环压力而反向分流，出现暂时性青紫。当病情发展严重时，由于肺血管血量增多，产生动力型肺动脉高压，日久肺动脉发生病理改变，管壁内膜增厚，使肺循环阻力进行性增高，导致肺循环压力持续高于体循环压力，则临床出现持续性青紫，称为艾森曼格综合征。

（2）右向左分流型（青紫型）：为先天性心脏病中最严重的一类，常见的有法洛四联症。

（3）无分流型（无青紫型）：心脏左、右两侧或动、静脉之间无异常通路或分流，通常无青紫。常见的有肺动脉狭窄、主动脉缩窄和右位心等。

3. 治疗　先天性心脏病的治疗包括临床保守治疗（主要是保护心功能，积极防治并发症）、心导管介入治疗及外科手术治疗。

二、护 理 评 估

1. 健康史　询问患儿母亲在妊娠最初3个月内是否曾患过病毒感染，如风疹、流行性感冒、流行性腮腺炎等；有无接触过大剂量放射线，尤其是腹腔和盆腔部位；孕母是否缺乏叶酸；是否服用过某些影响胎儿发育的药物；家族中有无心脏畸形者。此外，患儿既往有无体弱多病，是否经常患呼吸系统感染，生长发育是否落后于同龄小儿等。

◎ 考点：几种常见先心病的临床特点及鉴别

2. 临床表现

（1）室间隔缺损：室间隔缺损为最常见的先天性心脏病（图6-2），占小儿先天性心脏病的30%～50%。缺损大致可分为三种类型：小型（缺损直径<0.5cm）、中型（缺损直径0.5～1.0cm）和大型（缺损直径>1.0cm）。其症状取决于缺损的大小，小型室间隔缺损因分流量较少，患儿可无明显症状，生长发育不受影响。缺损较大时左向右分流多，肺循环血流量增加，体循环血流量减少，影响生长发育。在新生儿后期即可出现吸吮时气急、喂养困难。患儿表现为发育迟缓、乏力、多汗，活动后出现气促、心悸、胸闷，易患反复呼吸系统感染，常并发充血性心力衰竭，有时因扩张的肺动脉压迫喉返神经，出现声音嘶哑。体格检查见心前区隆起，心界扩大，胸骨左缘3、4肋间可闻

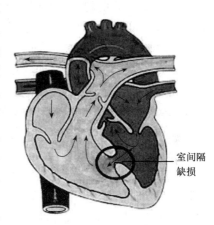

图6-2　室间隔缺损图

及Ⅲ～Ⅳ级粗糙的全收缩期杂音，向四周广泛传导，可扪及收缩期震颤，肺动脉瓣区第二心音（P_2）增强。大型缺损伴有明显肺动脉高压时，右心室压力显著增高，逆转为右向左分流，出现青紫，并逐渐加重，此时心脏杂音较轻，肺动脉瓣区第二心音（P_2）亢进。

（2）房间隔缺损：占小儿先天性心脏病20%～30%（图6-3）。其临床症状随缺损的大小而不同，缺损小者可无症状，仅在常规体检时被发现。缺损大者左向右分流量多，体循环血量减少，影响生长发育。患儿发育落后、消瘦、乏力、多汗，活动后有气促、心悸。当哭闹、患肺炎或心力衰竭时，右心房压力可超过左心房，出现暂时性青紫。体格检查可见心前区隆起，心尖搏动弥散，心界扩大，胸骨左缘2、3肋间可闻及Ⅱ～Ⅲ级收缩期喷

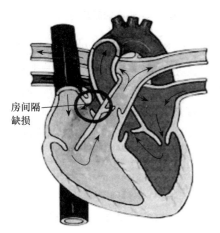

图6-3　房间隔缺损

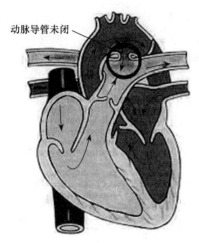

图 6-4　动脉导管未闭

射性杂音，肺动脉瓣区第二心音（P_2）增强或亢进，并呈固定分裂。缺损较大时，分流量大，分流量占体循环血量的30%以上，不经治疗活至成年时，有可能出现肺动脉高压。

（3）动脉导管未闭：动脉导管未闭是指出生后动脉导管持续开放，血流从主动脉经导管分流至肺动脉（图6-4）。动脉导管未闭占先天性心脏病发病总数的15%～20%。其症状的轻重，取决于导管管径粗细。动脉导管较细者，症状较轻或无症状，仅在体检发现心脏连续性杂音。导管粗大者分流量多，体循环血量减少，影响患儿的生长发育。患儿表现为气急、乏力、多汗、喂养困难及生长发育落后。偶见扩大的肺动脉压迫喉返神经而引起声音嘶哑。易患呼吸系统感染。严重肺动脉高压时，出现右向左反向分流，患儿下肢青紫明显，头面、右上肢正常，称为差异性紫绀。体格检查胸骨左缘第2肋间有响亮的机器样连续性杂音，占据整个收缩期和舒张期，伴震颤，传导广泛。分流量大时心尖部可闻及高流量舒张期隆隆样杂音。肺动脉瓣区第二心音（P_2）增强或亢进。由于脉压增大，可见甲床毛细血管搏动、触到水冲脉、闻及股动脉枪击音等周围血管征。

（4）法洛四联症：法洛四联症是一种常见的青紫型先天性心脏病。占先天性心脏病的10%～15%。由肺动脉狭窄、室间隔缺损、主动脉骑跨及右心室肥厚四种畸形组成，其中以肺动脉狭窄为主要畸形（图6-5）。

临床表现主要为青紫，其程度及出现早晚与肺动脉狭窄程度有关。多数于生后3～6个月逐渐出现青紫，见于口唇、指（趾）甲床、球结膜等处。青紫常在患儿哭闹、活动后加重。年长患儿有蹲踞现象，即患儿活动后，常主动蹲踞片刻，蹲踞时下肢屈曲，使静脉回心血量减少，减轻心脏负荷，同时，下肢动脉受压，体循环阻力增大，右向左分流减少，

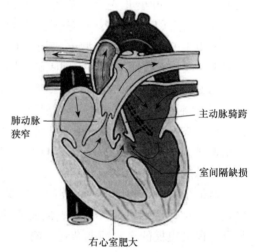

图 6-5　法洛四联症

使缺氧症状暂时得到缓解。婴儿期有缺氧发作史，常在吃奶、哭闹、情绪激动时发作，表现为呼吸急促、烦躁不安、青紫加重，重者发生晕厥、抽搐、意识丧失，甚至死亡。查体见患儿体格发育落后，心前区隆起，胸骨左缘2～4肋间有喷射性Ⅱ～Ⅲ级收缩期杂音，杂音响度与狭窄程度成反比，肺动脉瓣区第二心音（P_2）减弱。因患儿长期缺氧，使指（趾）端毛细血管扩张，局部软组织增生形成杵状指（趾）。此外，由于缺氧红细胞代偿性增多，致血液黏稠度高、血流缓慢，可引起脑血栓，若血栓为细菌性栓子，则易形成脑脓肿。

◎考点：先心病的并发症

先天性心脏病患儿的并发症：左向右分流型常见有上呼吸道感染、急性支气管炎、支气管肺炎、充血性心力衰竭、感染性心内膜炎。右向左分流型常见有脑血栓、脑脓肿、感染性心内膜炎等。

以上几种常见先天性心脏病的鉴别见表6-2。

表6-2　几种常见先天性心脏病的鉴别

		室间隔缺损	房间隔缺损	动脉导管未闭	法洛四联症
	分类	左向右分流型	左向右分流型	左向右分流型	右向左分流型
	症状	生长发育落后，喂养困难、乏力、活动后心悸、气促、易患呼吸系统感染，剧烈哭闹、屏气时可出现暂时青紫，晚期出现肺动脉高压时有持续性青紫			生长发育落后，活动耐力差，青紫，蹲踞现象，有阵发性缺氧发作
心脏体征	杂音部位	第3、4肋间	第2、3肋间	第2肋间	第2~4肋间
	杂音性质及强度	Ⅲ~Ⅳ级粗糙全收缩期杂音，传导范围广泛	Ⅱ~Ⅲ级收缩期喷射性杂音，传导范围较小	机器样连续性杂音，向颈部传导	Ⅱ~Ⅲ级喷射性收缩期杂音，传导范围较广
	震颤	有	无	有	可有
	P_2	亢进	亢进、固定分裂	亢进	减低
X线检查	房室增大	左、右心室大左心房大	右心房、室大	左心房、室大	右心室大"靴形"心影（图6-6）
	肺动脉段	凸出	凸出	凸出	凹陷
	肺野	充血	充血	充血	清晰
	肺门"舞蹈"	有	有	有	无
	心电图	左、右心室肥大左心房肥大	右心房、室肥大不完全性右束支传导阻滞	左心室肥大左心房肥大	右心室肥大

3. 社会、心理状态　由于对疾病知识的缺乏，伴随着喂养困难、发育迟缓、活动受限、体弱多病，以及治疗费用高昂等，家长往往表现出紧张、焦虑和恐惧悲观等心理。

4. 辅助检查　根据患儿临床资料，可选择胸部X线、心电图、超声心动图、心血管造影、磁共振成像、心导管检查等。超声心动图检查具有准确、无痛、非侵入性的优点，是诊断先天性心脏病重要的检查方法之一。

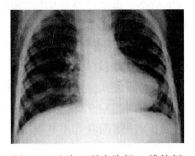

图6-6　法洛四联症胸部X线特征

三、护理诊断／医护合作性问题

1. 活动无耐力　与体循环血量减少、血氧供给不足有关。
2. 营养失调，低于机体需要量　与组织缺氧、喂养困难及摄入不足有关。
3. 生长发育迟缓　与体循环血量减少有关。
4. 潜在并发症　反复呼吸系统感染、充血性心力衰竭、感染性心内膜炎、脑血栓、脑脓肿等。
5. 焦虑、恐惧　与疾病困扰、生存质量下降、治疗费用高及风险大有关。

四、护 理 目 标

1. 家长及患儿能掌握适当的活动量，活动后无心悸、气促等表现。
2. 患儿获得足够的营养和能量。
3. 患儿生长发育情况得到改善。
4. 不发生并发症，或发生时能被及时发现和治疗。
5. 家长能了解本病的有关知识，焦虑和恐惧感减轻，情绪稳定。

五、护 理 措 施

1. 活动无耐力的护理　安排合理的生活制度。病室温、湿度适宜，空气新鲜，环境安静。保证睡眠和休息、适度活动，以减少组织耗氧、减轻心脏负担。对患儿耐受程度进行评估，明确患儿可耐受活动强度和活动时间，根据病情安排适度活动量。活动时若患儿出现气促、心悸、青紫、胸闷等症状，应立即停止活动，卧床休息，抬高床头，详细记录其程度，并通知医生。法洛四联症患儿常有蹲踞现象，蹲踞时不要强行拉起，应让患儿自然蹲踞和起立，并劝其休息。先天性心脏病患儿必要时可适当吸氧。

2. 营养失调的护理　保证营养需求、合理喂养。婴儿喂养困难，摄入少，需耐心喂哺。喂乳前可先吸氧，喂乳时取斜抱位间歇喂乳，适当延长每次喂乳的时间，必要时将乳瓶的奶嘴孔适度加大，以减少吸吮阻力，同时要避免呛咳。患儿饮食宜给予高蛋白、高维生素、营养丰富易消化的食物，少量多餐，勿进食过饱，适量摄入粗纤维食物，保证大便通畅。

3. 治疗配合　①早产儿动脉导管未闭，生后1周内遵医嘱使用吲哚美辛促使导管闭合，但要注意药物所致的出血等不良反应。②缺损小于0.3cm的房间隔缺损及小型的室间隔缺损有自然关闭的可能，可在门诊随访至学龄前期。③目前动脉导管未闭以及部分具备适应证的房间隔缺损、室间隔缺损可选择介入治疗。④外科手术治疗：左向右分流型先天性心脏病大部分可行根治术，法洛四联症施行根治术的成功率也在提高。适宜的手术年龄是学龄前期，若为严重病例则须尽早手术。

4. 密切观察病情变化、防治并发症　观察患儿面色、呼吸、心率、心律、血压及体温变化。病室内备有抢救设备，如急救车、吸氧设备、心电监护仪等。

（1）若患儿突然出现心率增快、呼吸困难、烦躁不安、面色苍白、肝脏增大、水肿等心力衰竭表现时，应立即通知医生，按充血性心力衰竭进行护理。

（2）法洛四联症患儿在喂乳、哭闹、情绪激动时出现呼吸急促、青紫加重、晕厥、抽搐等缺氧发作表现，应立即帮助患儿取胸膝卧位、吸氧，遵医嘱给予普萘洛尔、吗啡等治疗，协助医生做好抢救工作。

（3）寒冷季节注意保暖，避免呼吸系统感染。注意保护性隔离，以免交叉感染。并发呼吸系统感染时应遵医嘱用药积极控制感染。

（4）做小手术（如拔牙术、扁桃体切除术）时，应给予足量抗生素，防止感染性心内膜炎的发生；若患儿出现原因不明的发热（1周以上）、寒战、皮肤瘀点等，应警惕感染性心内膜炎，及时通知医生，并配合医生治疗。

（5）法洛四联症患儿要注意保证液体入量、预防脱水，以避免血液浓缩、黏稠度增高并发脑血栓。

"不开刀"也可以治疗先天性心脏病

　　以往先天性心脏病主要是通过手术根治，近年来随着心脏介入技术的迅速发展以及封堵材料的不断改进和国产化，介入治疗费用也大幅度下降，不开刀治疗先天性心脏病已成为现实。介入治疗是在大型 X 光机的透视下，利用导管，通过股动脉或股静脉将治疗所需器械送达心脏异常处，进行封堵、球囊扩张或栓塞等，从而使一些先天性心脏病达到治愈目的。由于介入治疗具有"不开刀、痛苦小、不留疤、恢复快"的优点，逐渐成为简单类型先天性心脏病首选的治疗方法（图 6-7），其适应证有动脉导管未闭、房间隔缺损（继发孔型）、室间隔缺损（膜周部、肌部）、肺动脉瓣狭窄等。

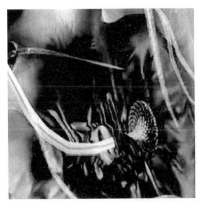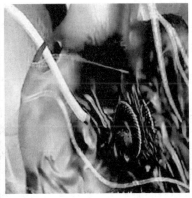

图 6-7　先天性心脏病介入治疗

　　5. 心理护理　对患儿关心爱护、态度和蔼，建立良好的护患关系。耐心向家长介绍本病相关知识，解释患儿病情和检查治疗经过，取得他们的理解和配合，消除家长的焦虑恐惧心理，树立信心，正确对待疾病。

　　6. 健康教育

　　（1）向患儿家长讲解先天性心脏病的护理及治疗知识。

　　（2）指导家长合理安排患儿的日常生活，保证充足睡眠及营养，避免剧烈活动及哭闹，保持情绪稳定。

　　（3）按时进行预防接种，并积极预防各种感染。

　　（4）法洛四联症患儿要注意避免脱水，在游戏或行走时出现蹲踞现象，不要强行拉起。

　　（5）指导家长如何评估患儿活动耐受力以及限制活动的指征；如何观察心力衰竭、缺氧发作的表现。定期来门诊复查，使患儿安全到达治疗年龄。

六、护 理 评 价

　　患儿是否能维持正常生活，进行一般活动；生长发育是否受到严重影响；是否发生严重并发症，能否顺利达到手术治疗年龄；家长及患儿是否能正确对待所患疾病，消除恐惧心理，对治愈疾病充满信心。

第 3 节　病毒性心肌炎患儿的护理

　　病毒性心肌炎是病毒侵犯心脏所致的炎性过程，临床表现以心肌炎性病变为主，部分病例可伴有心包炎和心内膜炎。本病临床表现轻重不一，预后大多良好，重者可发生心力衰竭、心源性休克。近年统计，小儿病毒性心肌炎的发病率在上升，但重症患儿仍占少数。

一、概　述

引起心肌炎的常见病毒有肠道病毒和呼吸道病毒，其中以柯萨奇病毒最常见，其次为埃可病毒。

本病的发病机制尚不完全清楚，一般认为与病毒经血循环直接侵犯心肌细胞，病毒感染后的变态反应或自身免疫参与有关。

病毒性心肌炎的治疗以减少耗氧，减轻心脏负荷，促进心肌修复，改善心功能为原则，具体治疗措施有：①卧床休息；②药物治疗，营养心肌、抗心律失常等药物；③对症处理，控制心力衰竭、抢救心源性休克。

二、护 理 评 估

1. 健康史　详细询问发病前数日或1～3周有无上呼吸道或肠道病毒感染史。

2. 临床表现　多数在起病前1～3周内有不同程度的呼吸系统或胃肠道前驱感染，患儿可有咽部不适或疼痛、腹泻、发热等表现。轻症病毒性心肌炎患儿症状较少，常不被重视，体格检查可发现心动过速，期前收缩等。心肌受累明显的患儿常表现为疲乏、气促、心悸、胸闷及心前区不适，体检有心脏扩大、心律失常，安静时心动过速，第一心音低钝，部分出现奔马律。少数重症患儿可发生心力衰竭、心源性休克。

本病大多预后良好，有少数病例迁延不愈数年可转为慢性。

3. 社会、心理状态　重症患儿由于病程长及卧床可产生焦虑心理。家长因担心预后或疾病对患儿生命造成威胁而表现为紧张、恐惧。

4. 辅助检查

（1）病毒学检查：可取咽拭子、粪便、血液分离病毒。

（2）心肌酶的测定：血清肌酸激酶（CK）早期多有增高。血清乳酸脱氢酶（LDH）及其同工酶（LDH1）在疾病早期即增高，而且持续较久。

（3）X线检查：心影正常或增大；合并心力衰竭或病情反复迁延不愈的患儿，心影可明显增大。

（4）心电图检查：可见 ST-T 改变及心律失常等。心电图显示：ST 段偏移及 T 波低平、双相或倒置，QRS 波群低电压，QT 间期延长，心动过速，期前收缩，窦房、房室传导阻滞等。

三、护理诊断／医护合作性问题

1. 活动无耐力　与心肌受损、收缩无力有关。

2. 潜在并发症　心律失常、心力衰竭、心源性休克。

3. 焦虑、恐惧　与病程长、担心预后及知识缺乏有关。

四、护 理 目 标

1. 心脏功能改善，患儿活动量逐渐增加。

2. 不发生并发症或发生并发症能及时处理。

3．家长及患儿情绪稳定、配合治疗。

五、护理措施

1．**休息** 患儿需卧床休息，直至热退后 1 个月方可逐渐增加活动量。病情恢复过程中限制活动量一般不少于 6 个月；重症患儿有心脏扩大、心力衰竭的应卧床休息半年至 1 年以上。

2．**饮食护理** 给予高热量、高蛋白、高维生素、清淡易消化、营养丰富的饮食，少量多餐，多食新鲜蔬菜及水果，但不要暴饮暴食，以免胃肠道负担过重。

3．**正确执行医嘱使用药物** 给予抗病毒的药物（早期可选用）、营养心肌的药物（大剂量维生素 C、辅酶 Q_{10} 及 1，6- 二磷酸果糖等）、抗心律失常的药物及镇静剂（烦躁不安患儿必要时可用）。

4．**密切观察病情变化** 观察和记录患儿面色、脉搏、呼吸、心率、心律及血压变化。

（1）有明显心律失常的患儿应进行心电监护。若患儿突然出现烦躁、面色苍白或青紫、脉搏细数、皮肤湿冷、血压下降等表现，应考虑心源性休克，立即报告医生，配合医生抢救。

（2）心悸、气促、胸闷时应注意休息。有心力衰竭者，置患儿于半卧位、吸氧、保持安静。使用洋地黄制剂时须密切观察有无洋地黄中毒症状。

5．**心理护理** 护理工作中关爱体贴患儿，认真解答家长咨询，耐心向家长及年长患儿讲解本病的相关知识，缓解其焦虑恐惧心理，积极配合治疗。

6．**健康教育** 向家长及年长患儿介绍本病的护理及治疗知识，重点强调休息对患儿的重要性。嘱其要坚持服用营养心肌的药物，不能因自觉症状好转，认为疾病痊愈而放松治疗。宣传预防呼吸道及消化道感染的常识。出院后应定期到门诊复查。

六、护理评价

患儿是否得到充分休息，活动耐力是否得到改善；是否发生并发症；家长及年长患儿是否能正确认识和对待本病，对治愈疾病充满信心。

小 结

本章首先介绍了小儿循环系统解剖生理特点，旨在为学习本系统常见疾病奠定理论基础。所介绍的疾病为各型先天性心脏病、病毒性心肌炎。先天性心脏病是小儿时期最常见的心脏病，主要临床表现有喂养困难、活动耐力差、多汗、青紫、生长发育落后、心前区隆起、心脏杂音等。先天性心脏病最新治疗理念是在患儿能够承受的情况下尽早治疗，这样不但能最大限度地减少疾病对生长发育的影响，并且可防止因出现严重并发症而失去治疗机会。近年来心脏介入技术的迅速发展，为先天性心脏病患儿带来了福音，目前介入治疗已逐渐成为简单类型先天性心脏病的首选治疗方法，但对于复杂类型及重症先天性心脏病仍应选择手术方法治疗。由于先天性心脏病并发症较多，在到达最佳手术治疗年龄之前，儿科护理的目的在于维持患儿正常生活、积极防治各种并发症，使之安全顺利地到达治疗年龄。病毒性心肌炎发病率逐年增多，表现轻重不一。护理上主要是减轻患儿心脏负担，改善心功能，促进心肌修复。

目 标 检 测

一、A₁/A₂ 型题

1. 关于胎儿血液循环，正确的是（　　）
   A. 脐动脉血氧含量最高
   B. 下腔静脉血全部流向右心室
   C. 胎儿左、右心室均向全身供血
   D. 主动脉压力大于肺动脉压力
   E. 胎儿有 2 根脐静脉 1 根脐动脉

2. 有关小儿血压的描述，错误的是（　　）
   A. 年龄越小血压越低
   B. 正常时舒张压为收缩压的 2/3
   C. 收缩压＝（年龄×2）＋100mmHg
   D. 正常时下肢血压较上肢高 20mmHg
   E. 测血压时袖带宽度以上臂长度的 2/3 为宜

3. 先天性心脏病出现下半身青紫，应考虑为（　　）
   A. 房间隔缺损　　　B. 室间隔缺损
   C. 主动脉缩窄　　　D. 法洛四联症
   E. 动脉导管未闭

4. 青紫型先天性心脏病预防脑血栓形成的措施是（　　）
   A. 防止患儿晕厥　　B. 防止患儿脱水
   C. 防止患儿哭闹　　D. 防止患儿缺氧
   E. 防止患儿着凉

5. 左向右分流型先天性心脏病最常见的并发症是（　　）
   A. 脑栓塞　　　　　B. 脑脓肿
   C. 脑膜炎　　　　　D. 支气管肺炎
   E. 感染性心内膜炎

6. 法洛四联症患儿病理生理改变与临床表现主要取决于（　　）
   A. 病程长短　　　　B. 患儿年龄
   C. 血液黏滞度　　　D. 肺动脉狭窄程度
   E. 主动脉骑跨与右心室肥厚程度

7. 易发生脑血栓的先天性心脏病是（　　）
   A. 室间隔缺损　　　B. 房间隔缺损
   C. 法洛四联症　　　D. 肺动脉狭窄
   E. 动脉导管未闭

8. 左向右分流型先天性心脏病一般最适合手术的年龄是（　　）
   A. 新生儿期　　　　B. 婴幼儿期
   C. 学龄前期　　　　D. 学龄期
   E. 青春期

9. 患儿，2 岁半。出生后 3 个月出现青紫，哭闹、活动后青紫明显加重，该患儿生长发育落后，喜蹲踞，有杵状指，心前区有明显杂音。患儿可能为（　　）
   A. 室间隔缺损　　　B. 房间隔缺损
   C. 法洛四联症　　　D. 动脉导管未闭
   E. 主动脉瓣狭窄

10. 患儿，男，5 岁。平时无青紫，但活动后气短，易患肺炎。发育落后于同龄儿，胸骨左缘第 3、4 肋间可闻及Ⅳ级全收缩期杂音，P₂ 亢进。考虑为（　　）
    A. 房间隔缺损　　　B. 室间隔缺损
    C. 动脉导管未闭　　D. 肺动脉瓣狭窄
    E. 艾森曼格综合征

11. 患儿，2 岁。生后 6 个月开始出现口唇青紫，活动时喜蹲踞，近 2 天起出现发热、腹泻。查体见轻度杵状指，胸骨左缘第 3 肋间可闻及Ⅲ级收缩期杂音，P₂ 减弱。对该患儿尤其应注意（　　）
    A. 预防感染
    B. 绝对卧床休息
    C. 供给足够的能量
    D. 供给足够的液体
    E. 保持呼吸道通畅

12. 患儿，8 个月。出生后反复呼吸道感染，2 天前发热、咳嗽、气促、烦躁不安，呼吸 60 次/分，脉搏 182 次/分，口唇青紫，胸骨左缘 3、4 肋间闻及Ⅲ级粗糙的全收缩期杂音，P₂ 亢进，双肺可闻及固定细湿啰音，肝右肋下 3cm。诊断考虑（　　）
    A. 室间隔缺损

B. 室间隔缺损合并支气管肺炎

C. 室间隔缺损、急性重症支气管肺炎、心力衰竭

D. 室间隔缺损合并感染性心内膜炎

E. 房间隔缺损合并支气管肺炎

13. 关于先天性心脏病的描述，下列哪项是错误的（　　）

A. 适当参加能胜任的体力劳动

B. 禁止接受各种预防接种

C. 室间隔缺损有自然闭合的可能

D. 青紫患儿应预防脱水

E. 病情加剧，杂音有时反而减轻

14. 患儿，3岁。近1年多，哭时出现青紫。查体：心前区隆起，胸骨左缘第3、4肋间可闻及Ⅳ级收缩期杂音，可触及震颤。X线检查示：左、右心室及左心房增大，肺血管影增多，肺动脉段凸出，此患儿最可能的诊断是（　　）

A. 房间隔缺损　　　B. 室间隔缺损

C. 肺动脉狭窄　　　D. 动脉导管未闭

E. 法洛四联症

15. 患儿，男，4岁。诊断为先天性心脏病。该患儿口唇黏膜青紫，轻度杵状指（趾），胸骨左缘2~4肋间听到Ⅱ~Ⅲ级收缩期杂音，肺动脉瓣区第二心音减弱，患儿出现发热伴咽痛，2周后出现头痛。右侧巴氏征（＋），WBC $18×10^9$/L，中性0.86，淋巴0.14，考虑合并（　　）

A. 肺炎　　　　　B. 脑出血

C. 脑脓肿　　　　D. 心肌炎

E. 结核性脑膜炎

二、A_3/A_4 型题

（16~17题共用题干）

患儿，3岁。气促、青紫2年余，活动时喜蹲踞，诊断为法洛四联症。现患儿哭闹后突然出现呼吸困难，随即晕厥、抽搐。

16. 患儿晕厥最可能的原因是（　　）

A. 脑栓塞　　　　B. 肺栓塞

C. 脑脓肿　　　　D. 缺氧发作

E. 急性心力衰竭

17. 此时应采取（　　）

A. 仰卧位　　　　B. 俯卧位

C. 膝胸位　　　　D. 左侧卧位

E. 右侧卧位

（18~20题共用题干）

患儿，5岁。自6个月起出现青紫，逐渐加重，有晕厥史，无肺炎史。查体：青紫明显，杵状指（＋），胸骨左缘第2~4肋间闻及Ⅱ级喷射性收缩期杂音，肺动脉瓣区第二心音减弱。股动脉血氧饱和度80%，心电图显示右心室肥大。

18. 该患儿诊断应考虑为（　　）

A. 大动脉换位

B. 肺动脉瓣狭窄伴房间隔缺损

C. 艾森曼格综合征

D. 动脉导管未闭

E. 法洛四联症

19. 当该患儿发生高热、呕吐和腹泻等情况时，应注意补充液体，否则容易发生下列哪种情况（　　）

A. 脑缺氧发作

B. 脑血栓

C. 感染性心内膜炎

D. 心力衰竭

E. 肺炎

20. 如果追问病史，下列哪项症状出现的可能性较大（　　）

A. 经常发热　　　B. 反复肺炎

C. 蹲踞动作　　　D. 水肿

E. 气急、多汗

（于　洪）

第7章 泌尿系统疾病患儿的护理

你知道小儿的泌尿系统与成人有哪些不同吗？女婴为什么容易发生尿路感染呢？小儿尿液放置后为什么会出现乳白色或棕红色沉淀？小儿尿液中出现大量泡沫应警惕什么？什么是膀胱刺激症状？带着以上这些疑问，我们一同来学习本章的知识，从中找到答案。

第1节 小儿泌尿系统解剖、生理特点

一、解剖特点

1. 肾 小儿年龄越小，肾脏相对越重，新生儿双肾重量大约是体重的1/125；婴儿期的肾脏位置较低，下极可低至第4腰椎水平，2岁后至髂嵴以上。右肾位置略低于左肾。因此，2岁以内小儿腹部触诊时较易触到肾脏。

2. 输尿管 婴幼儿输尿管长而弯曲，管壁肌肉和弹力组织发育不全，易被压扁或扭曲，引起梗阻造成尿潴留，甚至是尿路感染。

3. 膀胱 婴儿膀胱位置比年长儿高，尿液充盈时，膀胱的顶部达耻骨联合以上，故腹部触诊时易触及。随年龄增长膀胱逐渐降入盆腔内。

4. 尿道 新生女婴尿道较短，长度仅1cm，外口暴露，靠近肛门，易受粪便污染引起上行性感染。男婴尿道虽长（5～6cm），但常有包茎，易发生污垢积聚，亦可引起上行细菌感染。

二、生理特点

小儿肾脏功能于12～18个月达成人水平，但其肾小球滤过率较低，生后3～6个月仅为成人的1/2，6～12个月达成人的3/4，故此时不能有效地排出过量的水和电解质。同时，小儿肾小管的重吸收、排泄、浓缩和稀释功能等均不成熟，对水与电解质平衡的调节较差，故易发生脱水、水肿、电解质紊乱及代谢性酸中毒等。

三、尿液特点

1. 外观 新生儿出生最初几天尿液颜色较深，稍浑浊，因含尿酸盐较多，放置后有棕红色尿酸盐结晶。正常婴幼儿尿液淡黄透明，寒冷时放置后因析出磷酸盐结晶而出现乳白色沉淀，含较多磷酸盐，呈酸性，尿酸盐加热或磷酸盐加酸后能溶解，可与脓尿或乳糜尿鉴别。

◎ 考点：尿量及尿液实验检查数据

2. 尿量 小儿尿量与气温、饮水量、食物种类、活动量大小及精神等因素有关，故个体差异较大。新生儿尿量为1～3ml/（kg·h），少于1ml/（kg·h）为少尿；少于0.5ml/（kg·h）为无尿。婴儿排尿量400～500ml/d，幼儿500～600ml/d，学龄前儿童600～800ml/d，学龄儿童800～1400ml/d。婴幼儿一昼夜尿量<200ml，学龄前儿童<300ml，学龄儿童<400ml为少尿；一昼夜尿量少于50ml为无尿。

3. 尿液检查 ①尿比重：新生儿为 1.006～1.008，随年龄逐渐升高，1 岁后接近成人水平为 1.011～1.025。②酸碱度：在生后最初几天因尿酸盐较多而酸性较强，以后接近中性或弱碱性，pH 多为 5～7。③尿蛋白：正常小儿尿中仅含微量蛋白，一般≤100mg/（m²·24h），蛋白定性为阴性。④尿沉渣检查：红细胞<3 个/HP，白细胞<5 个/HP，偶见透明管型。⑤12 小时尿沉渣计数（Addis 计数）：正常情况红细胞<0.5×10⁶，白细胞<100 万，管型<5000 个。

第 2 节 急性肾小球肾炎患儿的护理

案例 7-1 患儿，8 岁。患急性肾小球肾炎，近 2 天来少尿明显，呼吸困难，不能平卧。体检：呼吸 48次/分，心率 110 次/分，颈静脉怒张，两肺底部可闻及中小水泡音，肝右肋下 2cm。

问题：1. 该患儿出现了什么症状，是什么原因导致的？

2. 该患儿的饮食方面需要注意什么？

3. 患儿什么时候可下床活动？什么时候可上学并恢复正常生活？

急性肾小球肾炎简称急性肾炎，是一种与感染有关的以急性弥漫性肾小球炎性病变为主的非化脓性免疫性疾病。多发生于 A 组乙型溶血性链球菌感染之后，又称为急性链球菌感染后肾炎。本病多有前驱感染，以血尿、水肿和高血压为主要临床表现，少数患儿还可出现严重循环充血、高血压脑病及急性肾衰竭的严重表现。本病多见于 5～14 岁儿童，绝大多数预后良好。

一、概　　述

当机体感染链球菌后，链球菌作为抗原刺激机体形成大量免疫复合物，免疫复合物随血流沉积到肾小球并激活补体引起一系列免疫损伤和炎症。一方面免疫炎症破坏了肾小球基底膜，使通透性增加而导致尿中出现蛋白、红细胞、白细胞和管型；另一方面免疫炎症使肾小球毛细血管管腔狭窄，肾小球滤过率降低，导致少尿、水钠潴留和不同程度的水肿，从而引起循环充血、高血压甚至高血压脑病等。本病为良性自限性疾病，大多预后良好。少数患儿在 2 周内可出现严重循环充血、高血压脑病及急性肾衰竭的严重表现，若不及时治疗，可危及生命。

本病是自限性疾病，尚无特异治疗方法，临床上主要对症治疗，清除感染灶；同时，加强护理，注意观察并发症，保护肾功能。

二、护理评估

1. 健康史　询问发病前 1～4 周患儿有无链球菌感染史，如上呼吸道感染、皮肤脓疱疮和猩红热等。并询问既往有无水肿及肾炎史，与慢性肾炎急性发作鉴别。

◎考点：急性肾炎主要临床特点

2. 临床表现　急性肾炎临床表现差异较大，轻者可无临床症状，仅于实验室检查时发现异常，重者则在病初两周内因病情进展而危及生命。患儿起病初期多有乏力、发热、食欲下降、腰痛等非特异症状。

（1）典型表现：本病典型的临床表现为水肿、少尿、血尿和高血压等。

1）水肿：是最常见和最早出现的症状，也是大多数患儿就诊的主要原因。早期为眼睑及颜面水肿，晨起重，渐波及躯干、四肢及全身，水肿呈非凹陷性，一般1～2周随尿量增多而消退。

2）少尿：尿量明显减少，重者可出现无尿。

3）血尿：起病时几乎都有血尿。轻者仅见镜下血尿，重者可见肉眼血尿。酸性尿呈浓茶或烟蒂水样，中性或弱碱性尿呈洗肉水样。肉眼血尿多在1～2周逐渐消失，而镜下血尿可持续数月，并发感染或运动后血尿可暂时加重。

4）高血压：30%～80%患儿有高血压，多为轻、中度高血压。一般学龄前儿童＞120/80mmHg，学龄期儿童＞130/90mmHg。多数患儿在1～2周内随尿量增多血压降至正常。

◎ 考点：各严重表现的临床特点

（2）严重表现

1）严重循环充血：由于水钠潴留，血容量增加，轻者可见呼吸增快、咳嗽、肝大和肺部闻及水泡音。重者则出现呼吸困难、端坐呼吸、颈静脉怒张、频繁咳嗽、咳粉红色泡沫样痰和心脏扩大，甚至出现奔马律等症状，危重患儿可因急性肺水肿而死亡。

2）高血压脑病：主要由于脑血管痉挛，导致缺血缺氧，血管通透性增高而发生脑水肿或脑血管扩张所致。表现为血压急剧升高＞150/100mmHg，伴剧烈头痛、呕吐、复视或一过性失明，严重时出现惊厥和昏迷。及时控制血压后，上述症状可迅速缓解。

3）急性肾衰竭：主要由于肾小球滤过率下降，出现少尿、无尿、氮质血症（头痛、恶心、呕吐、意识障碍等）、电解质紊乱（乏力、心率减慢和心律失常的高钾症状）和代谢性酸中毒等症状，多持续3～5日。

（3）非典型表现

1）无症状性急性肾炎：有前驱感染史，患儿仅有镜下血尿或血清补体 C_3 降低，无其他临床表现。

2）肾外症状性急性肾炎：有水肿和（或）高血压，有时甚至出现高血压脑病等严重并发症，有前驱感染史和 C_3 降低，而尿液性状改变轻微或无改变。

3）以肾病综合征表现的急性肾炎：以急性肾炎发病，但水肿、蛋白尿表现较突出，伴轻度高胆固醇症和低白蛋白血症，临床表现呈肾病综合征特点。

3．社会、心理状态　了解并评估患儿及家长目前的心理状态。因为患儿多为年长儿，心理压力来源较多，除了来自疾病和治疗过程中对活动及饮食严格限制的压力外，还有来自家庭和社会的压力，会产生紧张、忧虑、抱怨等情绪和心理。同时，由于家长担心疾病会转为慢性肾炎，易出现焦虑等情绪，对患儿的过分怜悯易造成患儿自卑心理。

4．辅助检查

（1）血液检查：早期红细胞、血红蛋白轻度减少（与血液稀释有关），白细胞计数增多或正常；红细胞沉降率增快；抗链球菌溶血素"O"（ASO）增高；补体（ CH_{50} 、 C_3 ）下降，多在6～8周恢复正常。

（2）尿液检查：尿蛋白（＋～＋＋＋）；红细胞增多，大部分为多形性红细胞；有少量白细胞及多种管型，其中红细胞管型是急性肾炎的重要特征。

（3）肾功能：肾小球滤过率下降，少尿期血尿素氮、肌酐可暂时升高。

三、护理诊断 / 医护合作性问题

1. **体液过多**　与肾小球滤过率下降和水钠潴留有关。
2. **活动无耐力**　与水肿、血压升高有关。
3. **潜在并发症**　严重循环充血、高血压脑病、急性肾衰竭。
4. **焦虑**　与病程长、医疗性限制及知识缺乏等有关。

四、护理目标

1. 患儿尿量增加，水肿消退。
2. 患儿无高血压脑病、急性肾衰竭等严重表现或发生时能及时发现并处理。
3. 患儿及家长焦虑程度缓减或消失，能配合治疗和护理。

五、护理措施

◎ 考点：饮食护理及休息的时间

1. **体液过多的护理**

（1）休息：可减轻心脏负担，改善心功能，使肾血流量增加，减少水钠潴留及严重表现的发生，同时又可使水肿减轻。两周内卧床休息，待水肿消退、血压正常、肉眼血尿消失后方可下床轻微活动；两个月内应限制活动量；3 个月内避免剧烈活动；待红细胞沉降率正常才可上学，但应避免体育活动；Addis 计数正常后可恢复正常生活。

（2）利尿、降压：遵医嘱应用利尿剂，一般用氢氯噻嗪口服，重症者可用呋塞米（速尿）肌内注射或静脉注射。并注意观察尿量、水肿及血压的变化，观察有无利尿剂所致电解质紊乱的不良反应。观察患儿水肿进展情况，定期测体重，一般每周 2 次，用利尿剂时每日 1 次。详细记录出入量，观察尿量、尿色，定期送检尿常规。凡经休息、利尿而血压仍高者，应给予降压药，可选硝苯地平、卡托普利等药。按医嘱给予青霉素，以彻底清除感染灶内残存细菌，青霉素过敏者换用红霉素等药。

💗 **链接**

青霉素能治肾小球的炎症吗？

我们知道小儿肾炎是由于致炎的链球菌引起的免疫反应。感染后所产生的免疫复合物随血流到肾小球后激活补体，引起一系列免疫损伤和炎症。这种炎症不是链球菌直接感染肾小球所致，而是一种免疫炎症，因此，应用青霉素无效。由于小儿肾炎链球菌原发感染多见于上呼吸道感染等，应用青霉素的目的是消灭隐藏在感染灶内的链球菌，控制体内感染灶的活动，终止免疫反应，从而达到治疗目的。

（3）饮食管理：急性期应限制钠盐及水的摄入，严重少尿、水肿和循环充血者每日食盐量为 $60mg/kg$；水的摄入量一般以不显性失水加尿量计算。饮食给予易消化、高糖、高维生素、适量脂肪的低盐饮食，有氮质血症时，限制蛋白质的入量，每日给予动物优质蛋白 $0.5g/kg$。待尿量增加、水肿消退、血压正常后可逐渐过渡到正常饮食。

2. **潜在并发症的护理**

（1）高血压脑病：定期测量血压。如患儿出现剧烈头痛、呕吐、复视或一过性失明等症状时，警惕高血压脑病发生，应立即报告医生。遵医嘱止痉、应用降压药（如硝普钠）和利尿药，脑水肿时给予脱水剂等。注意观察血压的变化及不同降血压药物的不良反应，并配合抢救。

（2）急性肾衰竭：如尿量持续减少，并出现头痛、恶心、呕吐、心律失常等要警惕急性肾衰竭的发生。此时应严格记录出入水量并限制钠、水入量，同时限制摄入蛋白质及含钾较高的食物，保持水、电解质及酸碱平衡，并及时报告医生，做好透析前护理工作。

（3）严重循环充血：若患儿出现呼吸困难、端坐呼吸、颈静脉怒张、频咳、咳粉红色泡沫痰、心脏扩大，甚至出现奔马律等症状时应警惕严重循环充血的发生。此时应立即让患儿半坐位，吸氧，并及时报告医生，遵医嘱使用利尿剂、肺水肿的患儿给予硝普钠，严格限制水、钠入量。随时观察药物不良反应并配合抢救。

3．心理护理

（1）针对家长及患儿存在的心理问题，耐心讲解本病的有关知识，告诉家长本病为自限性疾病，大多预后良好，消除其担忧、焦虑和紧张等心理。

（2）创设良好的居室环境，病室布置要活泼，符合儿童心理特点。根据患儿年龄提供所喜爱的床上娱乐物品，调整患儿情绪、减轻焦虑。

（3）护理工作中关心体贴患儿，消除其紧张心理，取得家长与患儿配合。

（4）对学龄期患儿要注意帮助补习功课，缓解因不能上学产生的心理压力。

4．健康教育

（1）根据患儿及家长的文化程度和理解能力选择适当的方式，介绍急性肾小球肾炎的护理要点和预后，以使患儿及家长能更好地与医护人员合作。

（2）强调休息，限制患儿活动是控制病情进展的重要措施，尤以前2周最关键。

（3）强调调整患儿饮食的重要性。

（4）给患儿家长介绍本病的预防重点是防止链球菌感染。平时加强营养及体格锻炼，增强机体抗病能力。让家长了解本病特点，即病程长，预后好，痊愈率高（90%以上），只有少数转为慢性（不超过5%）。

（5）出院时指导患儿及家长要按规定每周到医院查尿常规1次，病程2个月后改为每月查1次。

六、护 理 评 价

患儿尿量是否增加，水肿是否消退，血压是否恢复正常；患儿有无并发症发生，发生时是否及时发现并处理；家长、患儿焦虑是否缓解，情绪是否稳定，能否配合治疗与护理。

 链 接

小儿肾炎学习口诀

急性肾炎儿童多，链球菌感染常见。

水肿少尿高血压，重症循环可充血。

肾衰脑病更危险，及时抢救是关键。

利尿降压不可少，两周卧床很重要。

清除体内感染灶，青霉素用很有效。

食盐不能超2克，优质蛋白也要少。

要想活动和上学，化验指标是关键。

关心体贴和疏导，定期复查尤重要。

第 3 节　肾病综合征患儿的护理

案例 7-2　患儿，6 岁。患肾病综合征，应用泼尼松治疗一周后，尿量明显增加，水肿很快消退。近日患儿自觉全身软弱无力，精神食欲差，腹胀，膝反射减弱。

问题：1. 该患儿最可能的病因是什么？

　　　2. 针对此症状应如何调整患儿饮食？

肾病综合征是因肾小球基底膜通透性增高而导致大量血浆蛋白从尿中丢失而引起的一种临床综合征。主要临床表现以大量蛋白尿、低蛋白血症、高脂血症和不同程度的水肿为其特征，前两项为必备条件。肾病综合征按病因可分原发性、继发性和先天性三类。原发性又可分为单纯性肾病及肾炎性肾病。小儿时期绝大多数是原发性，多见于学龄前儿童，男孩多于女孩。继发性的多继发于过敏性紫癜、系统性红斑狼疮等疾病。先天性肾病临床少见。

一、概　　述

肾病综合征的病因与发病机制目前尚不十分清楚。可能是免疫功能紊乱导致肾小球基底膜通透性增高，形成大量蛋白尿。肾小球滤过膜静电屏障破坏，使大量中分子血浆白蛋白滤出，形成高选择性蛋白尿；也可因分子滤过屏障损伤，尿中丢失多种大中分子蛋白，形成低选择性蛋白尿。长期持续大量蛋白尿能促进肾小球系膜硬化，导致肾功能不全。大量蛋白丢失和从肾小球滤出后被肾小管吸收分解导致低蛋白血症；低蛋白血症使血浆胶体渗透压下降而诱发水肿；低蛋白血症促使肝脏合成脂蛋白增多，大分子脂蛋白难以从肾脏排出而蓄积在体内，出现高脂血症。

临床上在一般治疗的基础上，采用利尿剂、糖皮质激素和免疫抑制剂等共同治疗该病。

二、护　理　评　估

1. **健康史**　应询问患儿是初次发病还是复发；此次发病有无感染、劳累等诱因；近期是否有预防接种史；家族内尤其同胞兄妹有无该病患者；了解激素治疗情况，有无服药不规律、擅自减量或停药等情况。

◎ 考点：肾病综合征的临床特点

2. **临床表现**

（1）单纯性肾病：是小儿肾病综合征最常见的类型，发病年龄多在 2～7 岁。其临床特点为高度水肿、大量蛋白尿、低蛋白血症和高脂血症，即"三高一低"四大特征。临床预后良好。水肿开始见于眼睑，后遍及全身，呈凹陷性，男孩多伴有阴囊水肿（阴囊皮肤薄而透明，甚至有液体渗出）。严重者可出现胸腔或腹腔积液、泡沫尿（尿后泡沫多常提示有蛋白尿），患儿可伴有精神不振、嗜睡、乏力等症状。

（2）肾炎性肾病：除上述"三高一低"四大特征外，尚有以下 4 项之一或多项。①血尿：指 2 周内进行 3 次以上尿沉渣镜检，红细胞 >10 个 /HP。②高血压：学龄儿童 >130/90mmHg，学龄前儿童 >120/80mmHg，并排除激素所致者。③氮质血症：尿素氮 >10.7mmol/L，排除血容量不足所致者。④血补体 C_3 降低。肾炎性肾病发病年龄多见于 7 岁以上小儿。

（3）并发症

1）感染：为最常见的并发症，也是引起复发和死亡的原因。由于患儿免疫力低下，加上治疗过程中皮质激素和（或）免疫抑制剂的使用，使患儿常合并呼吸道、泌尿道感染和原发性腹膜炎等。呼吸道感染中以病毒感染最为常见，细菌感染以肺炎链球菌感染居多。

2）电解质紊乱：常见低钠、低钾及低钙血症。多由长期限制食盐摄入，大量使用利尿剂、激素，以及呕吐、腹泻等因素导致。患儿表现为嗜睡、厌食、乏力、血压下降甚至休克、抽搐等。

3）血栓形成：由于患儿体内血液呈高凝状态，易形成动、静脉血栓。肾静脉血栓形成最为常见，临床表现为突发腰痛、血尿或血尿加重、少尿，严重者出现肾衰竭症状。脑、肺及下肢血管等也可有血栓形成。

4）急性肾衰竭：少数患者可并发急性肾衰竭。

3. 社会、心理状态 评估患儿及家长对疾病的了解程度，有无因长期用糖皮质激素治疗引起的满月脸、向心性肥胖、多毛等造成的形象改变而产生自卑心理；有无因住院治疗与同伴分离及学习的中断等而产生焦虑、烦躁等情绪表现；家长有无因担心预后及疾病复发而产生担忧和恐惧心理等。

4. 辅助检查

（1）血液检查：血浆总蛋白及白蛋白明显减少，胆固醇＞5.7mmol/L，红细胞沉降率明显增快；肾炎性肾病者可有血清补体 C_3 减少和不同程度的肾功能障碍及氮质血症。

（2）尿液检查：蛋白定性多为（＋＋＋～＋＋＋＋），24 小时尿蛋白定量＞50mg/kg。肾炎性肾病患儿尿内可见红细胞增多。

三、护理诊断 / 医护合作性问题

1. 体液过多 与血浆蛋白减少致胶体渗透压降低及钠水潴留有关。
2. 有感染的危险 与免疫功能降低及糖皮质激素的免疫抑制有关。
3. 潜在并发症 电解质紊乱、血栓形成等。
4. 焦虑 与病程长、形象改变及知识缺乏等有关。

四、护 理 目 标

1. 患儿水肿减轻和消退。
2. 患儿不出现感染或发生时能及时发现并处理。
3. 患儿尽量避免糖皮质激素的不良反应。
4. 患儿及家长焦虑程度减轻或消失，表现出情绪稳定。

五、护 理 措 施

1. 体液过多的护理
（1）用药方面

◉ 考点：激素治疗及疗效判断

1）肾上腺糖皮质激素是本病的首选药，也是消肿最好的药物。临床首选泼尼松，先以泼尼松 2mg/（kg·d），分次口服，最大剂量不超过 60mg/d，一般用药 4 周，最长不超过 8 周，尿蛋白转阴后巩固 2 周，以后改为 2mg/kg，隔日早餐后顿服，继服 4 周。如尿蛋白持续转阴，以后每 2～4 周减量 2.5～5mg，直至停药。总疗程 6 个月为中程疗法，长程疗法为 9 个月。如水肿严重，影响胃肠道吸收或进药困难可选用氢化可的松 5mg（相当于 1mg 泼尼松）静脉滴注。

待水肿消退，病情好转再逐渐过渡用泼尼松口服。

疗效判断：①激素敏感，治疗 8 周尿蛋白转阴，水肿消退；②激素部分敏感，治疗 8 周水肿消退，尿蛋白仍（＋～＋＋）；③激素耐药，治疗 8 周尿蛋白仍在（＋＋）以上；④激素依赖，尿蛋白转阴，但停药或减量 2 周内复发，再次用药，尿蛋白又转阴；⑤复发或反复，尿蛋白已转阴，停药 4 周以上又复发。

使用糖皮质激素时，应注意以下几个方面：①注意糖皮质激素导致的血压增高，密切观察血压变化，每日测血压 1～2 次，发现异常情况及时报告医生；②预防糖皮质激素导致的低血钾和低血钙，鼓励患儿多进食富含钾和钙的食物（如香蕉、橘子），必要时补充维生素 D 及钙剂；③预防消化道出血，服药期间，应注意保护胃黏膜，避免空腹吃药，注意观察大便颜色，若有黑便应及时报告医生。

2）免疫抑制剂：如激素耐药、依赖、不良反应大或反复发作者可用环磷酰胺等免疫抑制剂。在隔日使用小剂量糖皮质激素同时加用环磷酰胺 2.0～2.5mg/（kg·d），分 3 次口服，一般疗程为8～12 周，总量应＜200mg/kg。在应用环磷酰胺时，观察患儿有无脱发、出血性膀胱炎、肝功能损害和白细胞减少。用药期间要让患儿多饮水，同时注意碱化尿液，防止发生出血性膀胱炎等。

链接

她为何谈"激素"色变

肾病患儿的家长，当听说要给孩子用几个月的激素时，都非常恐慌，那么，激素究竟是什么药呢？

这里说的激素指肾上腺皮质激素，它是肾上腺皮质分泌的，有非常重要的生理功能，如抗炎、抗过敏、抗休克和免疫抑制。但是如果长期大量应用，就会出现类似肾上腺皮质分泌功能亢进的症状，即库欣综合征，其临床表现有满月脸、水牛背、痤疮、多毛、高血压、低血钾、儿童骨质疏松及诱发或加重感染和溃疡等。但是只要在医生的指导下合理用药，同时服用一些对抗激素不良反应的药物，对孩子不会有太大影响，而且停药之后有些不良反应很快就消失了。所以，不必太紧张，一定要遵医嘱配合治疗与护理。

3）利尿剂：遵医嘱应用利尿剂，如氢氯噻嗪、螺内酯（安体舒通）、呋塞米等。大量利尿剂可导致血容量不足，甚至出现低血容量休克或静脉血栓等。还要注意低血钠、低血钾和低血钙等电解质紊乱的发生。注意观察患儿尿量，定期查血钾和血钠，防止出现低血容量性休克等。

4）白蛋白制剂：遵医嘱应用白蛋白制剂，并观察患儿用药前后尿量及水肿变化的程度。

5）抗凝剂：遵医嘱使用抗凝剂，如双嘧达莫、肝素钠等制剂。在使用肝素过程中，要严密监测凝血时间和凝血酶原时间。

（2）密切观察患儿水肿和体重变化：每天测体重 1 次，有腹腔积液者每日测腹围 1 次，了解腹腔积液变化情况。同时记录 24 小时液体出入量。

案例 7-3 患儿水肿、大量蛋白尿，被诊断为肾病综合征。听医生说孩子从尿中丢失了大量蛋白，住院第一天妈妈特意给他做了爱吃的荷包蛋、红烧鱼，还炖了鸡肉，心想一定要把儿子丢的蛋白赶快补上，可是医生却不让多吃，这是为什么呢？

问题：作为儿科护士，你认为该怎样安排孩子的饮食呢？

◎ 考点：饮食护理

（3）饮食方面：一般患儿不需要特别限制饮食，过分的限制易造成电解质紊乱及食欲下降；重度水肿者适当限制钠、水的入量 [盐的摄入量控制在 60mg/（kg·d）]。除此之外，应进食易消化的含优质蛋白、低脂肪、高碳水化合物及高维生素的食物，大量蛋白尿期间蛋白质摄入量不宜过多（每日 2g/kg 为宜），尿蛋白消失后长期用糖皮质激素治疗期间应多补充蛋白。同时应注意摄入钾、钙、维生素 D 含量高的食物。

2．有感染危险的护理

（1）应注意监测患儿体温及白细胞计数等，发现感染及时报告医生。

（2）由于患儿机体免疫力低下，故对患儿应进行保护性隔离，病房应经常开窗换气，保持空气新鲜，温湿度适宜，每日进行空气消毒。避免与感染性疾病患儿接触，减少探视人数。

（3）加强皮肤护理。应保持皮肤清洁、干燥，及时更换内衣；保持床铺清洁、柔软，以免损伤皮肤感染；臀部和四肢水肿严重时，可垫橡皮气垫或棉圈等；阴囊水肿时用"丁"字带托起，保持局部干燥，防止皮肤受损感染；严重水肿时，应尽量避免肌内注射药物，以防药液外渗或感染。

3．心理护理　护士应向家长及患儿耐心讲解本病的有关知识。对于担心形象改变的焦虑和自卑心理，应多给予解释，告诉患儿停药后会恢复正常。同时指导家长和同伴多给予患儿心理支持，使其保持良好的情绪，积极配合治疗与护理。

4．其他护理

（1）密切观察尿液：注意患儿尿液有无泡沫增多（提示蛋白尿），发现后及时报告医生并送检尿常规。

（2）调整居室环境：居室要清洁、舒适，房间尽量要活泼，充满童趣。

（3）适当休息：重度水肿者需卧床休息，卧床期间应经常变换体位，以防血管栓塞等并发症。一般患儿不必严格限制活动，但要避免剧烈活动及劳累。

5．健康教育

（1）耐心讲解肾病综合征的防治和预后等知识，说明本病长期应用糖皮质激素治疗可能出现的不良反应，使家长及患儿树立战胜疾病的信心，配合治疗和护理。

（2）解释对患儿活动及饮食的要求，指导家长配合预防并发症的发生，并能及时发现并发症，从而得到及时的治疗和护理。

（3）患儿出院时，一定要加强出院的指导，使患儿在家庭中能得到很好的照顾。首先，是用药方面的指导，因出院后还要继续服用糖皮质激素，故要嘱咐家长按时给患儿服药，切忌随意停药，讲解停药的危害，并告诉家长激素减量的方法。其次，给家长讲解预防复发的注意事项，如患儿尽量不去人多的公共场所以免造成感染；不能参加剧烈活动，病情缓解后才可上学，如果需要预防接种要在停药一年以后才可进行，以防引起本病的复发。

六、护 理 评 价

评价患儿水肿是否消退；有无感染和药物不良反应发生，或发生时是否及时发现并处理；患儿及家长焦虑是否减轻或消失。

第 4 节　泌尿道感染患儿的护理

案例 7-4　　患儿，女，1 岁。主因发热、纳差、呕吐和排尿后哭闹就诊。体检：体温 38℃，烦躁，咽（－），心、肺未见异常，腹部体检（－）。尿常规检查：白细胞计数 20 个 /HP，临床诊断：泌尿道感染。

　问题：1．患儿最可能的感染途径是什么？

　　　　2．现存的护理诊断是什么？

　　　　3．最常见的致病菌是什么？

泌尿道感染是指病原体直接侵入泌尿道而引起的感染，按照感染部位的不同，一般分为肾盂肾炎、膀胱炎和尿道炎。因小儿时期感染多不局限某一部位，且临床上不易准确定位，故统称泌尿道感染。本病 2 岁以下小儿发病率较高，女孩多于男孩。

一、概　　述

1．致病菌　尿路感染的致病菌以革兰阴性杆菌为主，其中 60%～80% 是大肠埃希菌，其次为变形杆菌、白色葡萄球菌、克雷白杆菌和肠球菌等。

2．易感因素　小儿泌尿系统特殊的解剖生理与各种先天性的泌尿系统畸形特点增加了感染的危险性。此外，糖尿病及长期使用糖皮质激素或免疫抑制剂的患儿，其泌尿道感染发病率可增加。

◎ 考点：感染途径

3．感染途径

（1）上行感染：致病菌从尿道口上行感染泌尿道，是小儿泌尿道感染的最主要途径。

（2）血行感染：细菌通过血流引起的尿路感染，多见于新生儿和婴幼儿，主要是金黄色葡萄球菌。

（3）淋巴感染和直接蔓延：结肠内的细菌和盆腔感染可通过淋巴播散或直接蔓延感染肾脏，也可以感染肾周围邻近器官和组织。

尿路感染治疗要点是积极控制感染、祛除病因、防止复发和加强护理等。

二、护　理　评　估

1．健康史　询问患儿有无不明原因的发热、腹胀、呕吐和排尿时哭闹病史；女孩有无蛲虫病史，男孩有无包皮过长等；既往有无泌尿道感染病史；有无菌血症、败血症、结肠和盆腔感染病史；有无长期使用糖皮质激素或免疫抑制剂；有无先天性泌尿道畸形等。

2．临床表现

◎ 考点：不同年龄尿路感染临床特点

（1）急性尿路感染：病程在 6 个月以内，不同年龄组患儿临床症状不同。

1）新生儿期：常由血行感染引起。以全身症状为主，尿路刺激症状多不明显。轻者可呈无症状性菌尿，重者呈败血症表现，可有发热、体温不升、黄疸、纳差、呕吐、腹泻、嗜睡、烦躁等。

2）婴幼儿期：仍以全身症状为主。主要临床表现为发热、寒战、呕吐、腹痛、排尿时哭闹。由于尿频和尿液刺激可引发患儿尿布皮炎。

3）儿童期：上尿路感染主要有发热、寒战、腰痛、肾区叩击痛，可伴有尿路刺激症状。下尿路感染以尿频、尿急、尿痛等膀胱刺激症状为主。

（2）慢性尿路感染：病程在 6 个月以上，轻者无症状，也可出现发热、脓尿或菌尿等症状，病程长者可有贫血、乏力、高血压甚至肾功能减退等。

3．社会、心理状态　评估患儿及家长对本病的了解程度，家长有无因患儿全身症状较重、拒乳和哭闹等产生担忧、焦虑等心理反应；患儿有无因尿路刺激症状出现尿床或尿裤子而产生害羞、沮丧的心理等。

尿路感染当心蛲虫病！

为什么有蛲虫病会导致反复尿路感染呢？因为蛲虫大量寄生在人体盲肠、结肠和回肠下段，每到夜间自肛门爬出在肛周和会阴处产卵，甚至爬到孩子的尿道外口处。蛲虫从直肠爬出，全身带有大量肠道细菌，加上女婴尿道的解剖特点，极易导致上行尿路感染。因此，对于这种尿路感染，同时应积极治疗蛲虫病，尿路感染才能痊愈。

4. 辅助检查

◉ 考点：尿路感染实验室诊断要点

（1）尿常规检查：晨起取首次中段尿离心沉渣镜检，白细胞计数＞10 个 /HP，即可怀疑尿路感染，白细胞管型有诊断价值。

（2）尿培养及菌落计数：是诊断本病的主要依据。在外阴清洗后取清洁中段尿行尿细菌定量培养。菌落＞10 万 /ml 方可确诊，1 万～10 万 /ml 为可疑，＜1 万 /ml 多系污染。虽菌落少于 1 万 /ml 但症状明显，两次培养为同一细菌者，有诊断意义。

（3）尿涂片：将一滴未离心新鲜尿直接涂片，用亚甲蓝或革兰染色，若在镜下每个视野都能找到一个或以上的细菌，表明尿内细菌菌落数＞10 万 /ml，有诊断意义。

（4）其他：对怀疑泌尿系统先天性畸形患儿可进行影像学检查，如 B 型超声、静脉肾盂造影加断层摄片、排泄性膀胱尿道造影等。

三、护理诊断 / 医护合作性问题

1. 体温过高　与细菌感染有关。
2. 排尿异常　与膀胱、尿道炎症刺激有关。
3. 知识缺乏　与患儿及家长缺乏有关泌尿道感染的护理及预防知识等有关。

四、护 理 目 标

1. 患儿体温恢复正常。
2. 患儿尿路刺激症状减轻或消失，排尿恢复正常。
3. 患儿家长能说出泌尿道感染的护理及预防要点。

五、护 理 措 施

1. 体温过高的护理

（1）应用抗生素：遵医嘱给予敏感抗生素治疗，注意观察患儿用药后的反应。遵医嘱留取患儿的中段尿液送尿培养，取尿时要做到无菌操作。由于细菌在尿液中繁殖很快，标本要在 30 分钟内送检，否则应暂放于 4℃ 冰箱内。

（2）降温：遵医嘱给予药物降温或物理降温，如放置冰袋、冷湿敷、乙醇擦浴、温水擦浴、冷盐水灌肠等；同时，密切观察患儿体温变化并记录。

2. 排尿异常的护理

（1）遵医嘱使用抗菌药物。

（2）鼓励患儿多饮水，通过增加尿量起到冲洗尿道的作用，减少细菌在尿道的停留时间，并促进细菌毒素和炎症分泌物的排出。

（3）观察患儿排尿频率、尿量、尿色、排尿时的表情及尿液性状并及时记录。

（4）定期复查尿常规和尿培养，了解病情变化情况。

💙 链 接　　　　　　　**为什么小儿要慎用喹诺酮类药物？**

喹诺酮类药有口服易吸收、抗菌谱广和价格低等优点，现已广泛用于泌尿道、消化道感染性疾病，现在有很多家长自行到药店购买让孩子服用。但是，由于喹诺酮类药物对年龄越小的孩子越可能引起关节软骨的损伤、腱鞘炎等，导致孩子骨关节病变、骨生成受阻及身材矮小等严重不良反应。因此，多数专家主张16岁以下儿童慎用，必须使用时要严格控制年龄、剂量和疗程。

3．其他护理

（1）保持病室内空气流通、新鲜，温、湿度适宜，患儿卧床休息，出汗后及时更换衣服，保持皮肤清洁。

（2）给予清淡易消化营养丰富的饮食，以增强患儿机体抵抗力。

◎ 考点：健康教育内容

4．健康教育

（1）向家长介绍本病的防治知识，指导家长为婴儿勤换尿布，如幼儿不穿开裆裤或紧身裤，女孩清洗外阴时从前向后擦洗，单独使用洁具等，平时多饮水、不憋尿。

（2）及时处理男孩包茎、女孩处女膜伞等，减少感染因素。

（3）按时服药，完成疗程，定期复查，防止复发与再感染。

（4）出院时对患儿及家长讲清出院后的随访时间和次数，一般急性感染疗程结束后每月随访1次，做中段尿培养，连续3个月。

六、护 理 评 价

评价患儿体温是否恢复正常；患儿尿急、尿频及尿痛的表现是否减轻或消失；患儿家长能否说出泌尿道感染的护理及预防要点。

小 结

急性肾小球肾炎是一种与链球菌感染有关的以肾小球病变为主的非化脓性免疫性疾病。其临床特点为少尿、水肿、血尿及高血压，严重病例可并发严重循环充血、高血压脑病及急性肾衰竭。本病无特异性治疗方法，其治疗及护理要点为卧床休息、清除体内残存的感染病灶、控制水钠入量及利尿、降压等，对症处理，同时密切观察病情变化。肾病综合征是以肾小球基膜通透性增高导致大量血浆蛋白排出而引起的一种临床综合征。其特点为大量蛋白尿、高度水肿、高脂血症和低蛋白血症，肾炎性肾病除以上四大特征外还有血尿、高血压、氮质血症及补体降低四项中的一项或多项。其治疗及护理要点为规律应用激素、防治并发症、利尿消肿、抗凝及饮食调整等。泌尿道感染是指细菌侵入泌尿道而引起的感染。大多为大肠埃希菌导致的上行感染所致。新生儿、婴幼儿以全身症状为主；年长儿可有尿频、尿急、尿痛等膀胱刺激症状。本病治疗和护理要点是积极控制感染、祛除病因、防止复发和进行卫生知识宣教等。

目 标 检 测

一、A₁/A₂ 型题

1. 引起小儿泌尿道感染最常见的途径是（　　）
   A. 血行感染　　　　B. 淋巴感染
   C. 上行感染　　　　D. 直接蔓延
   E. 医源性感染

2. 学龄前儿童尿量每日少于多少时称少尿（　　）
   A. 400ml　　　　B. 300ml
   C. 200ml　　　　D. 100ml
   E. 80ml

3. 急性肾炎患儿可以上学的标准是（　　）
   A. 尿常规正常
   B. 血压正常
   C. 红细胞沉降率正常
   D. Addis 计数正常
   E. 血尿消失

4. 婴幼儿泌尿道感染症状的特点为（　　）
   A. 膀胱刺激症状
   B. 腰痛
   C. 全身症状重，局部症状轻
   D. 发热
   E. 寒战

5. 肾病综合征患儿大量蛋白尿期间饮食错误的是（　　）
   A. 高热量　　　　B. 低动物性脂肪
   C. 高蛋白　　　　D. 低盐
   E. 应注意补充维生素

6. 患儿，7 岁。3 周前患扁桃体炎，2 天来眼睑水肿，尿少，尿液颜色如茶水样，血压 18/12kPa（135/90mmHg），考虑该患儿可能是（　　）
   A. 原发性肾病综合征
   B. 急性肾小球肾炎
   C. 肾炎性肾病
   D. 尿路感染
   E. 慢性肾小球肾炎

7. 患儿，男，7 岁。因急性肾炎入院，目前患儿眼睑水肿，尿液呈洗肉水样，自觉疲乏无力。此时对患儿首要的护理措施是（　　）
   A. 严格限制水的入量
   B. 严格限制蛋白入量
   C. 卧床休息
   D. 肾区热敷
   E. 监测患儿血压

8. 患儿，6 岁。全身凹陷性水肿 2 个月。尿蛋白（＋＋＋），血浆白蛋白 20g/L，血胆固醇 8.0mmol/L。其水肿的最主要原因是（　　）
   A. 心功能不全　　　　B. 肾衰竭
   C. 抗利尿激素增多　　D. 低蛋白血症
   E. 肾小球滤过率下降

9. 患儿，8 岁。因少尿、面部水肿入院，入院查血压 140/94mmHg，尿蛋白（＋），红细胞 50 个 /HP，可见红细胞管型，诊断：急性肾小球肾炎。入院第 2 天，患儿突然出现呼吸困难、咳嗽、颈静脉怒张，两肺布满水泡音。该患儿可能并发了什么（　　）
   A. 高血压脑病　　　　B. 支气管肺炎
   C. 严重循环充血　　　D. 急性肾衰竭
   E. 支气管炎

10. 患儿，女，1 岁。因发热、纳差、呕吐、排尿哭闹就诊。入院初步诊断：泌尿道感染，下面哪项护理措施不妥（　　）
    A. 物理降温
    B. 遵医嘱使用抗生素
    C. 观察患儿排尿频率、尿色、尿量与性状等
    D. 少饮水以免患儿排尿哭闹
    E. 指导家长护理大、小便

11. 患儿，女，7 岁。全身水肿 6 天，被诊断为"肾病综合征"入院。2 天后咳嗽，体温 38.8℃，该患儿可能出现的情况是（　　）
    A. 肾静脉血栓　　　　B. 呼吸道感染
    C. 低钾血症　　　　　D. 胸膜腔积液
    E. 尿路感染

12. 肾病综合征最根本的病理生理特点为（　　）

　　A. 水肿　　　　　B. 高胆固醇血症

　　C. 大量蛋白尿　　D. 低蛋白血症

　　E. 氮质血症

二、A_3/A_4 型题

（13～15 题共用题干）

　　患儿，男，4 岁。全身重度凹陷性水肿 2 周，近 3 天 24 小时尿量为 100ml 左右，两眼不能睁开，阴囊水肿发亮，腹水征阳性，尿蛋白（＋＋＋＋），临床诊断为肾病综合征。

13. 该患儿目前最主要的护理诊断是（　　）

　　A. 焦虑

　　B. 体液过多

　　C. 营养不足

　　D. 潜在并发症：药物的不良反应

E. 有皮肤完整性受损的危险

14. 对患儿的护理措施以下哪项不妥（　　）

　　A. 卧床休息至水肿完全消退

　　B. 加强皮肤护理，以防感染

　　C. 尽量减少肌内注射，以免引起注射处感染

　　D. 阴囊水肿可用棉垫或吊带托起

　　E. 蛋白摄入量以 2g/（kg·d）为宜

15. 治疗本病的首选药物是（　　）

　　A. 泼尼松（强的松）

　　B. 地塞米松

　　C. 甲泼尼龙

　　D. 环磷酰胺

　　E. 青霉素

（任　静）

第8章 造血系统疾病患儿的护理

孩子喜欢在泥土中玩耍，偶尔还会抓泥土来吃，家长则抱怨孩子不讲卫生，那么，孩子吃泥土真的是因为不讲卫生吗？此外，刚出生3～4个月的孩子活泼好动、笑容可人，可是有的孩子慢慢地出现表情呆滞、反应迟钝等现象，这是为什么呢？还有很多新生儿出现了类似的现象，我们将在这一章给大家一一揭开谜底。

第1节 小儿造血及血液的特点

一、造血特点

1. 胚胎期造血

（1）中胚叶造血期：约在胚胎第3周开始，首先卵黄囊造血，至第12～15周造血功能停止。

（2）肝造血期：肝脏是胎儿中期主要的造血场所，始于胚胎第6～8周，主要产生有核红细胞、少量粒细胞和巨核细胞，6个月后逐渐减退，出生时造血功能停止。脾脏造血开始于胚胎第8周左右，至胚胎5个月后脾脏造红细胞和粒细胞功能逐渐减退至停止，生后仅有造淋巴细胞功能。在胚胎第6～7周时胸腺发育，第8周时胸腺开始生成淋巴细胞并维持终身。淋巴结从胚胎第11周开始参与淋巴细胞的生成，并成为终身造淋巴细胞和浆细胞的器官。

（3）骨髓造血期：骨髓自胚胎发育4个月时开始参与造血，到6个月后逐渐成为主要的造血器官；出生2～5周后，骨髓成为人体唯一的造血场所。

2. 生后造血

（1）骨髓造血：小儿出生后主要是骨髓造血。出生后头几年，骨髓内均为红骨髓，全部参与造血，以满足小儿快速生长发育的需要。自5～7岁开始，长骨中的红骨髓逐渐被黄骨髓替代，至18岁时红骨髓仅分布于扁骨、不规则骨及长骨近端，此时黄骨髓虽不参与造血，但仍具有潜在的造血功能，当造血需要时，它可转变为红骨髓而恢复造血功能。由于小儿出生后头几年骨髓全部为红骨髓，缺少造血代偿能力，故当造血需要增加时，易出现骨髓外造血。

（2）骨髓外造血：出生后，尤其在婴幼儿时期，当发生严重的贫血或感染需要增加造血时，肝、脾、淋巴结又可恢复到胎儿时期的造血状态，临床上出现肝、脾、淋巴结肿大，外周血中出现有核红细胞和（或）幼稚中性粒细胞，这种现象称为"骨髓外造血"。

二、血液特点

1. 红细胞及血红蛋白 由于胎儿时期处于相对缺氧状态，致使红细胞生成素合成增加，红细胞生成增多，故红细胞计数和血红蛋白量均较高。出生时红细胞计数为（5.0～7.0）×10^{12}/L，血红蛋白量为150～220g/L。小儿出生以后，随着自主呼吸建立，血氧含量迅速增高，红细胞生成素减少，骨髓造血功能暂时降低，红细胞生成数量减少；胎儿红细胞寿命短，且破坏较多；婴儿生长发育迅速，循环血量迅速增加，血液被稀释。以上因素使小儿出生以后红细胞计数和血红蛋白量开始下降，至 2～3 个月时，红细胞计数降为 $3.0×10^{12}/L$，血红蛋白量约为 110g/L，这种情况称为"生理性贫血"。以后随着年龄增长，红细胞计数和血红蛋白含量逐渐上升，至 12 岁左右达成人水平。

2. 白细胞　小儿出生时白细胞总数为（15～20）$×10^9/L$，以后逐渐上升，生后 6～12 小时达高峰，为 (21～28)$×10^9/L$，然后逐渐下降，婴儿期平均为 $10×10^9/L$，8 岁以后达成人水平。出生时，中性粒细胞约占白细胞总数的 65%，淋巴细胞约占 30%。随着白细胞总数的下降，中性粒细胞比例亦呈下降趋势，淋巴细胞比例则上升，至生后 4～6 天时两者比例相等；之后淋巴细胞比例继续上升，所占比例高于中性粒细胞，婴幼儿期可达 60%，然后开始下降；中性粒细胞降至 35% 左右时，比例又开始上升，至 4～6 岁时两者比例再次相等。此后以中性粒细胞为主，逐渐达成人水平。

3. 血小板　血小板数与成人相似，为（150～250）$×10^9/L$。

4. 血容量　小儿血容量相对较成人多，新生儿血容量约占体重的 10%，儿童占体重的 8%～10%，成人则占 6%～8%。

第 2 节　小儿贫血的概述

一、贫血的定义和分度

◎ 考点：贫血的标准

1. 贫血的定义　贫血是指外周血中单位容积内红细胞计数和血红蛋白量低于正常值。根据世界卫生组织的规定，6 个月至 6 岁小儿血红蛋白量低于 110g/L，6～14 岁小儿低于 120g/L 即为贫血。6 个月以内的婴儿，由于生理性贫血等因素，血红蛋白量变化较大，目前尚无统一标准。我国小儿血液病学会（1989 年）暂定：血红蛋白量在新生儿期小于 145g/L，1～4 个月小于 90g/L，4～6 个月小于 100g/L 者即为贫血。

2. 贫血的分度　根据外周血中血红蛋白量或红细胞计数可将小儿贫血分为轻、中、重、极重四度（表 8-1）。

表 8-1　儿童贫血的分度

	轻度	中度	重度	极重度
血红蛋白量（g/L）	90～120	60～90	30～60	<30
红细胞计数（$×10^{12}/L$）	3～4	2～3	1～2	<1

二、贫血的分类

1. 病因分类　按病因分类有利于明确贫血的性质，临床最常用，主要分为以下三大类。

（1）红细胞和血红蛋白生成不足：如营养性缺铁性贫血、营养性巨幼红细胞性贫血、再生障碍性贫血、感染性贫血等。

（2）溶血性贫血：如遗传性球形红细胞增多症、遗传性椭圆形红细胞增多症、葡萄糖 -6- 磷酸脱氢酶（G-6-PD）缺乏症、地中海贫血、新生儿溶血病等因素引起的贫血等。

（3）失血性贫血：如创伤性大出血等。

2. 形态分类　根据红细胞平均容积（MCV）、红细胞平均血红蛋白量（MCH）、红细胞平均血红蛋白浓度（MCHC），可将贫血分为四类，即大细胞性贫血、正细胞性贫血、单纯小细胞性贫血和小细胞低色素性贫血（表 8-2）。

表 8-2　贫血的形态分类

	MCV（fl）	MCH（pg）	MCHC（%）
正常值	80～94	28～32	32～38
大细胞性	>94	>32	32～38
正细胞性	80～94	28～32	32～38
单纯小细胞性	<80	<28	32～38
小细胞低色素性	<80	<28	<32

第 3 节　营养性缺铁性贫血患儿的护理

案例 8-1　患儿，8 个月，系早产，人工喂养，未添加辅食，因面色苍白、食欲不振和喜欢吃纸屑来就诊。体检发现皮肤、黏膜苍白，肝、脾轻度肿大，血红蛋白 80g/L，红细胞 $3.0×10^{12}$/L。临床初步考虑为：营养性缺铁性贫血。

问题：1. 导致该患儿缺铁的主要原因是什么？

2. 该患儿为什么会出现肝脾肿大？

3. 你认为该患儿最主要的治疗措施是什么？

4. 针对该疾病患儿群体，应给予哪些健康宣教呢？

缺铁性贫血是由于体内铁缺乏导致血红蛋白合成减少而引起的一种小细胞低色素性贫血，是小儿贫血中最常见的类型。缺铁性贫血多发生于 6 个月至 2 岁婴幼儿，对小儿健康危害较大，是我国儿童保健重点防治的"四病"之一。

一、概　　述

◎ 考点：营养性缺铁性贫血的病因

1. 病因

（1）铁的储存不足：胎儿从母体内获取铁主要在妊娠最后 3 个月，可用至生后 4～5 个月。故早产、双胎或多胎、孕母患缺铁性贫血等可致储铁不足。

（2）铁的摄入量不足：这是小儿发生缺铁性贫血的主要原因。如小儿长期以乳类食物为主（母乳和牛乳中铁均缺乏，但母乳铁的吸收好于牛乳），未及时添加含铁丰富的辅食或小儿偏食等。

（3）生长发育过快：婴儿期、青春期、早产儿等生长发育快，对铁的需求量相对较多，如不及时添加含铁食物或补充铁剂，则易引起缺铁性贫血。

（4）铁的吸收及利用障碍：如慢性腹泻、消化道畸形、食物搭配不合理等。

（5）铁的丢失过多：如鼻出血、钩虫病、肠息肉、溃疡、少女月经过多等，长期的慢性失血可导致铁缺乏。

2. 发病机制　由于铁是合成血红蛋白的原料，故铁缺乏时血红蛋白合成减少，红细胞的细胞浆减少，细胞变小，从而形成小细胞低色素性贫血。由于红细胞的功能主要是运输氧和二氧化碳，缺铁时不仅使血红蛋白合成减少，导致组织细胞缺氧，同时还可影响肌红蛋白的合成，并可使多种含铁酶的活性降低，由于这些酶参与了机体的多种功能活动，当这些酶的活性降低时，还可造成细胞功能紊乱和减退等症状，出现体力下降、疲劳、注意力不集中及消化系统与神经系统症状等。

对于营养缺铁性贫血的患儿的治疗，关键是去除病因，同时加用铁剂进行治疗。

二、护 理 评 估

1. 健康史 了解患儿母亲在分娩过程中是否有严重的贫血，是否有早产、多胎和挑食等情况；向家长了解患儿的喂养方法和喂养习惯，是否及时添加辅食，患儿有无生长发育过快、有无慢性腹泻及反复感染等。

2. 临床表现

（1）一般表现：皮肤黏膜苍白，以口唇、甲床、结膜最为明显。轻症患儿症状可不明显，重度贫血患儿易疲乏、不爱活动、精神差、体重增长缓慢等。年长儿常诉头晕、耳鸣、眼前发黑等。

（2）髓外造血表现：年龄越小，病程越长，贫血程度越重的患儿髓外造血表现越为明显。主要是肝脾肿大，一般淋巴结肿大程度较轻。

（3）非造血系统表现

1）心血管系统：心率加快，心脏扩大，心前区可闻及收缩期杂音，重症患儿可出现心力衰竭。

2）消化系统：食欲减退、异食癖（嗜食泥土、墙皮、煤渣等）、口腔炎、舌乳头萎缩，重者可有萎缩性胃炎。

3）神经系统：患儿多有注意力不能集中、记忆力下降、理解力降低、易激惹，学龄期儿童可出现行为异常。

4）其他：毛发枯黄、指甲薄脆、反甲，因免疫力降低常合并感染。

3. 社会、心理状态 评估患儿及家长对疾病了解程度。对于严重贫血患儿，由于其生长发育落后，智力低于同龄儿，家长可能会出现焦虑、内疚、担忧等情绪。由于家长知识缺乏，当患儿出现异食癖时，家长往往会过多责备，甚至态度粗暴。学龄儿童由于注意力不能集中、记忆力下降、智力发育受影响等，往往使学习成绩下降，患儿易产生焦虑、自卑、厌学等情绪。

4. 辅助检查

（1）外周血常规：由于缺铁对细胞的分裂、增殖影响较小，故红细胞中血红蛋白降低比红细胞数量减少明显，血涂片可见红细胞大小不等，以小细胞多见，中央淡染区扩大。

（2）骨髓象：红细胞系统增生活跃，各期红细胞体积均较小，细胞质量少，细胞质的发育落后于细胞核。

（3）铁代谢的检查：血清铁（SI）<10.7μmol/L、总铁结合力（TIBC）>62.7μmol/L、血清铁蛋白（SF）<12μg/L 及转铁蛋白饱和度（TS）<15%，以上指标均反映机体内的铁含量不足。

♥ 链 接

红细胞的特征与铁的来源

人类正常成熟红细胞呈双凹圆盘状、无核、直径为 7～8μm。红细胞内含血红蛋白，故血液呈红色。血红蛋白是由铁、原卟啉和珠蛋白构成。正常红细胞平均寿命 120 天。人体内的铁一部分来源于衰老红细胞在体内破坏释放出的内源性铁，另一部分来源于食物中的外源性铁。

三、护理诊断／医护合作性问题

1. 营养失调：低于机体需要量　与铁缺乏有关。
2. 活动无耐力　与贫血致组织缺氧有关。
3. 潜在并发症　感染、心力衰竭、药物不良反应。
4. 知识缺乏　与家长及患儿缺乏本病的防治和护理知识有关。

四、护 理 目 标

1. 患儿缺铁因素消除，贫血得到纠正。
2. 患儿活动耐力逐步增加。
3. 患儿不发生并发症。
4. 家长及年长患儿能说出本病的防治知识并配合治疗。

五、护 理 措 施

1. 营养失调的护理

◎ 考点：铁剂服用的注意事项

（1）缺铁性贫血主要是体内铁含量不足所致，故铁剂是治疗缺铁性贫血的特效药物，应遵医嘱给予铁剂治疗。铁剂多以口服为主，应选择易吸收的二价铁，如硫酸亚铁、富马酸亚铁、葡萄糖酸亚铁等。铁剂口服后，可对胃肠道产生刺激，引起恶心、呕吐、腹泻、便秘等反应，故应从小剂量开始，逐渐增至全量，并在两餐之间服用。铁剂治疗后，当血红蛋白恢复正常后再继续服用 8 周，以增加铁储备。

（2）服用铁剂时，同服稀盐酸或维生素 C 制剂或含维生素 C 丰富的果汁、水果、蔬菜等可促进铁的吸收。牛奶、钙片、浓茶、咖啡、抗酸药、高磷酸盐食品等可阻碍铁的吸收，勿同服。

（3）服用液体铁剂时，牙齿可能被黑染，可用吸管吸服或服药后漱口，以避免此种情况的发生。铁剂还可使粪便变黑或呈柏油样，停药后即可恢复正常，应向家长说明情况，以消除顾虑。

（4）对于口服铁剂无效或口服后胃肠道反应严重，或由于胃肠疾病、胃肠手术后不能口服铁剂者，可遵医嘱注射铁剂。肌内注射铁剂时，因刺激性强，应在深部肌内注射，抽药和给药时要使用不同的针头，每次都要更换注射部位，并行"Z"字形注射，以防铁剂渗入皮下组织，造成注射部位的疼痛及皮肤着色或局部炎症。

（5）铁剂治疗的观察：如铁剂治疗有效，用药 3～4 天后，网织红细胞开始上升，2～3 周后下降至正常。同时应注意铁剂注射时，会导致局部疼痛、静脉痉挛等，也可引起荨麻疹、发热、头痛和关节痛，甚至是过敏性休克。

（6）缺铁性贫血一般不需输血，当贫血严重、合并感染或急需外科手术时可考虑输浓缩红细胞。而且贫血越重，一次输血量应越小，速度越慢，以免引起心功能不全。

（7）合理安排饮食，因母乳中的铁更易吸收，故应提倡母乳喂养。如果以牛乳喂养，鲜牛乳必须加热处理，以减少因过敏所致肠道出血。及时添加含铁丰富的食品，如鸡蛋黄、动物肝脏、肾脏、动物血、豆制品、瘦肉、木耳等，或补充强化铁食品。协助家长纠正患儿的不良饮食习惯，注意食物的色、香、味并创造良好的进餐环境，进食前不安排剧烈的活动或不舒适的检查及治疗护理操作等。

💗 链 接

多食菠菜真能补铁吗？

有的父母认为菠菜含铁量高，就用菠菜煮水给宝宝喝，其实这样做是不科学的。因为菠菜含铁虽高，但其铁很难被小肠吸收，绝大部分铁与菠菜中的草酸形成沉淀不被人体利用，从而失去预防缺铁性贫血的作用。此外，菠菜中的草酸还易与钙结合成不易溶解的草酸钙进而影响宝宝钙质吸收，菠菜甚至还可干扰锌的吸收。可见宝宝常食菠菜，不但达不到补血目的，还会影响生长发育。

2．活动无耐力的护理　安排适当的休息和活动。对于轻、中度贫血的患儿，不必严格限制日常活动量，但应避免参加剧烈的活动。重度贫血的患儿易并发心力衰竭，应卧床休息以减轻心脏负担，定时测量心率，观察有无心悸、呼吸困难等症状，必要时吸氧。对哭闹、烦躁不安的患儿应耐心安抚，由专人看护，将各种治疗护理操作集中进行，以减少对患儿的刺激。

3．潜在并发症的护理　密切观察有无感染征象，及时报告医师，并遵医嘱应用抗感染药物。居室环境应阳光充足，空气新鲜，温、湿度适宜，定期进行紫外线消毒。必要时对患儿进行保护性隔离，以避免交叉感染。

贫血患儿进行输液时，护士应严格掌握速度和输液量，以免引起心功能不全；对于重度或极重度贫血患儿应密切监测心率、呼吸变化，观察有无肝脏肿大、下肢水肿、尿少等心力衰竭征象，一旦发现及时报告医生，并配合医生进行处理。

4．心理护理　针对家长及患儿存在的心理问题，耐心讲解本病的有关知识，告诉家长本病的预后良好，消除家长及患儿的担忧和焦虑心理。护理工作中要关爱体贴患儿，增强战胜疾病的信心。

5．健康教育　向家长介绍本病的病因和有效的防治知识和科学的喂养方法，帮助改变不良的饮食习惯，及时添加含铁丰富的辅助食品；同时，给予患儿家长更多的关怀和鼓励，帮助其正确对待患儿目前状况，评估患儿及家长的理解能力，采取适当的方式进行卫生宣教。加强预防宣教，强调孕妇、哺乳妇女及小儿预防缺铁性贫血的重要性，尤其对于早产儿和低体重儿2 个月左右给予铁剂预防，元素铁每天不超过 2mg/kg，最大剂量不能超过每日 15mg。使之成为卫生保健工作的重要内容，从而降低缺铁性贫血的发病率。

六、护 理 评 价

评价患儿贫血是否得到纠正；活动耐力是否增加；是否出现并发症；患儿及家长是否了解本病的有关知识，并能积极配合治疗和护理。

第 4 节　营养性巨幼细胞贫血患儿的护理

案例 8-2　患儿女，9 个月。单纯母乳喂养，未添加辅食。近来面色蜡黄，表情呆滞，舌面光滑，有轻微震颤，肝肋下 3.5cm，血常规检查红细胞 2.0×10^{12}/L，血红蛋白 90g/L，血清维生素 B_{12} 降低。

问题：1．该患儿可能发生的疾病是什么？

2．预防该疾病应强调哪些方面？

营养性巨幼细胞贫血是由于维生素 B_{12} 和（或）叶酸缺乏所致的一种大细胞性贫血。主要临床特点是贫血、精神神经症状、红细胞胞体变大、骨髓中出现巨幼红细胞。用维生素 B_{12} 和（或）叶酸治疗有效。6 个月至 2 岁婴幼儿发病率高。

一、概　　述

1. 病因

（1）储存不足：胎儿在母体内生长发育过程中可直接获得维生素 B_{12}，并存储于胎儿肝脏内，供出生后使用。如果母体缺乏维生素 B_{12}，就可导致维生素 B_{12} 储存不足。

（2）摄入量不足：如辅食添加不及时、饮食结构不合理、蔬菜过度烹调、牛乳加热处理和长期羊乳喂养等，均可导致叶酸、维生素 B_{12} 缺乏。此外，乳母长期素食，也可致维生素 B_{12} 缺乏。

（3）吸收代谢障碍：如内因子缺乏、慢性腹泻、小肠切除等疾病可致叶酸及维生素 B_{12} 吸收障碍。长期应用苯妥英钠、乙胺嘧啶、甲氧苄啶、甲氨蝶呤等药物可抑制叶酸代谢。

（4）需要量增加：小儿生长发育较快，需求量增加，如早产儿等。严重感染和慢性溶血时对叶酸需要量增加。

2. 发病机制　维生素 B_{12} 和叶酸均为脱氧核糖核酸（DNA）合成所必需。维生素 B_{12} 和叶酸缺乏使 DNA 合成减少，骨髓幼红细胞内的 DNA 合成减少，导致红细胞的细胞核发育落后，红细胞的分裂和增殖时间延长，红细胞生成减少。由于胞浆血红蛋白的合成不受影响，故红细胞的细胞浆增多，体积增大，形成巨幼红细胞。这种巨幼红细胞不仅在骨髓易遭受破坏，而且成熟红细胞的寿命也较短，故造成贫血。由于粒细胞、巨核细胞的 DNA 也合成不足，细胞核成熟障碍致胞体变大，出现巨大幼稚粒细胞、中性粒细胞和巨核细胞分叶过多现象。

此外，由于维生素 B_{12} 还参与了神经髓鞘脂蛋白的形成，当维生素 B_{12} 缺乏时，可导致中枢和外周神经髓鞘受损，出现神经精神症状，如淡漠、嗜睡、震颤等。

对于营养性巨幼细胞贫血的患儿，要注意加强日常营养，及时添加换乳食物，防治感染，并及时补充维生素 B_{12} 和叶酸。

链接

哪些食物里含叶酸和维生素 B_{12} 比较多？

一般含叶酸多的食物有绿色蔬菜的叶、肝、肾、蛋类、人乳、牛乳等（羊乳中叶酸含量极低）。由于叶酸不耐热，如加热 50%～100% 的叶酸都会被破坏掉，故应注意科学烹调。

含维生素 B_{12} 多的食物有肉类、肝、肾、鱼、蛋、奶等动物性食物。因此，预防营养性巨幼细胞性贫血应多吃以上食物。

二、护 理 评 估

1. 健康史　应全面了解患儿的喂养方式和饮食习惯，是否长期单纯使用母乳喂养，没有及时添加含有叶酸、维生素 B_{12} 的辅食，是否有偏食、挑食等不良习惯；有无消化系统疾病和长期用药（如苯妥英钠、甲氨蝶呤等）造成叶酸、维生素 B_{12} 的利用障碍；是否有小儿生长发育的速度过快等情况。

2. 临床表现

◎ 考点：营养性巨幼细胞贫血的精神、神经症状

（1）贫血表现：患儿面色蜡黄；睑结膜、口唇、指甲苍白；疲乏无力、肝脾肿大等。

（2）精神、神经症状：烦躁不安、易怒。维生素 B_{12} 缺乏患儿表情呆滞、淡漠、嗜睡、

反应迟钝、目光发直、不认亲人、少哭不笑、智力和动作发育落后甚至倒退；肢体、头部或全身震颤，手足无意识运动等。

（3）其他：早期常出现舌炎及厌食、恶心、腹泻等消化系统症状。患儿虚胖、颜面水肿、头发黄且纤细稀疏，易感染。重症可有心脏扩大。

3. 社会、心理状态　评估家长对疾病的病因、防治和预后知识的了解情况。持续时间较长、贫血较严重患儿，由于其体格发育受影响及智力发育落后甚至倒退，家长可能会出现焦虑、内疚、担忧等情绪反应。年长儿则容易产生自卑心理。

4. 辅助检查

（1）血常规：红细胞的数量减少比血红蛋白量降低明显，红细胞体积较大，呈大细胞性贫血，中心淡染区不明显。中性粒细胞呈分叶过多现象，血小板计数减少。

（2）骨髓象：骨髓增生活跃，以红细胞系增生为主，细胞核的发育落后于细胞浆。红系、粒系及巨核细胞系统均出现巨幼变。

（3）血清维生素 B_{12} 和叶酸检查：维生素 $B_{12}<100ng/L$，叶酸 $<3\mu g/L$。

三、护理诊断／医护合作性问题

1. 营养失调：低于机体需要量　与叶酸和（或）维生素 B_{12} 缺乏有关。
2. 活动无耐力　与贫血致组织缺氧有关。
3. 生长发育迟缓　与营养不足、贫血及维生素 B_{12} 缺乏有关。
4. 有受伤的危险　与震颤有关。
5. 知识缺乏　与家长缺乏有关本病的防治和护理知识有关。

四、护　理　目　标

1. 患儿血清叶酸及维生素 B_{12} 达正常值，贫血纠正。
2. 患儿活动耐力逐步增加，症状逐渐改善。
3. 患儿的智力、动作发育改善。
4. 家长能说出本病的防治和护理要点，并能积极配合治疗。

五、护　理　措　施

1. 营养失调的护理

（1）药物治疗：遵医嘱使用叶酸及维生素 B_{12}。维生素 B_{12}500μg，肌内注射 1 次，或每次肌内注射 100μg，每周 2～3 次，连用数周，直至临床症状好转，血象恢复正常为止。口服叶酸5mg，每日 3 次，同服维生素 C 以促进叶酸吸收，连用 3～4 周至临床症状好转、血象恢复正常为止。恢复期加用铁剂预防缺铁性贫血。如果因使用抗叶酸代谢药物而致营养性巨幼红细胞性贫血，可用亚叶酸钙治疗。单纯维生素 B_{12} 缺乏时，不宜加用叶酸，以免加重神经系统症状。

（2）饮食：科学合理喂养，哺乳妇女多吃含叶酸及维生素 B_{12} 丰富的食物。及时给患儿添加含叶酸和维生素 B_{12} 丰富的辅食。单纯羊乳喂养者，要及时补充叶酸。纠正小儿偏食、挑食的不良饮食习惯，做到荤素搭配，调配食物的色、香、味，促进小儿食欲。震颤严重不能吞咽的患儿，早期可采用鼻饲喂养，逐渐训练患儿用奶瓶或汤匙进食。

2. 活动无耐力的护理　合理安排患儿休息，制定适宜的活动计划，严重贫血患儿要限制活动。护理操作尽量集中进行，以减少对患儿的刺激。

3. 生长发育迟缓的护理　首先应遵医嘱及时应用维生素 B_{12} 和叶酸，科学喂养。严密观察病情，监测患儿体格、智力、动作发育情况。

4. 注意患儿有无震颤　当发生舌震颤或上、下牙齿震颤时，可在上、下牙齿间垫牙垫，防止咬伤舌头，严重震颤、抽搐患儿可遵医嘱给予镇静剂。

5. 其他护理　患儿病室应安静，阳光充足，空气新鲜，温、湿度适宜，定期进行紫外线消毒，防止交叉感染。

6. 心理护理　针对家长存在的心理问题，耐心讲解本病的病因、防治、护理及预后等有关知识，缓解和消除家长的担忧、焦虑和内疚心理；护理工作中，要关心体贴患儿，增强其战胜疾病的信心。

7. 健康教育　根据患儿家长的文化程度和理解能力，采取恰当的方式向家长介绍本病的病因、治疗、护理及预防措施，告知家长本病早发现、早治疗，预后良好，但如治疗过晚可影响小儿正常的生长发育。应注意监测小儿的生长发育，定期进行健康体检，并向家长强调合理喂养、及时添加含叶酸及维生素 B_{12} 丰富的辅食、培养良好的饮食习惯的重要性。贫血纠正后继续合理饮食是预防本病的关键。

六、护　理　评　价

评价患儿贫血是否得到纠正；活动耐力、生长发育和神经精神症状是否逐步改善；患儿家长是否会正确选择辅食及喂养方法。

第5节　血友病患儿的护理

案例 8-3　　患儿，男，1 岁。因碰伤引起皮肤瘀斑半月余，7 天前牙龈刺伤后出血不止，在门诊给予肾上腺素液纱布压迫止血后出血停止。既往有针刺后出血不止病史。实验室检查：血小板 $200×10^9$/L；活化部分凝血活酶时间（APTT）68.8 秒。初步诊断：血友病。

　　问题：1. 该患儿肌内注射后应注意什么？

　　　　　2. 该患儿应如何进行止血？

血友病是一组血液中缺乏某些凝血因子而导致的遗传性凝血功能障碍的出血性疾病。其中包括血友病甲（因子Ⅷ缺乏），血友病乙（因子Ⅸ缺乏），血友病丙（因子Ⅺ缺乏）。血友病甲最常见（约占 75%），血友病乙次之，血友病丙最少见。其特点是终身外伤后发生长时间出血。

一、概　　　述

血友病甲、乙都为 X 连锁隐性遗传，女性传递，男性发病。血友病丙为常染色体不完全隐性遗传，男女均可发病及传递。因子Ⅷ、Ⅸ、Ⅺ缺乏，使凝血活酶生成减少，内源性凝血系统障碍导致出血。因子Ⅷ是一种球蛋白，通常在血浆中与担任其载体的 vWF 结合成复合物。因子Ⅸ是在维生素 K 的参与下由肝合成的一种糖蛋白。因子Ⅺ在体外储存时性质稳定，所以输库存血浆可以给患者补充因子Ⅺ。患有血友病甲和乙时大多在 2 岁时发病，新生儿期也可发病，出血程度重；血友病丙出血症状一般较轻。

该病尚无根治的方法。关键的治疗方法是预防出血，局部出血时要尽量补充凝血因子。

 链 接

血友病的遗传特点

甲型和乙型血友病均为 X 连锁隐性遗传。女性一般不发病，但可以携带致病基因。携带致病基因的女性与正常男性的后代中，男性有 50% 的概率发病，女性有 50% 的概率携带致病基因。患病男性与正常女性的后代中，男性全部正常，女性全部携带致病基因。因此，这两种血友病表现可能为隔代遗传。但患病男性与携带致病基因女性的后代，有可能为患病女性，由于女性有月经，患病女性青春期后的存活率很低。丙型血友病为常染色体隐性遗传。

二、护 理 评 估

1. 健康史　本病为遗传性疾病，重点询问患儿的家族成员是否患病或为携带者，了解遗传规律，患儿是否有出血史、过敏史及其他疾病史。

2. 临床表现　出血为本病主要临床表现。

（1）皮肤、黏膜出血：常见口腔、牙龈出血，轻微碰撞后皮下出血及血肿。

（2）关节腔出血、积血：以膝、踝关节最常受累，急性期呈急性炎症表现；随病情发展可致滑膜增厚，进入关节炎期；后期关节纤维化、骨质破坏而致关节畸形、丧失功能。

（3）肌肉血肿：创伤或长时间活动后重型血友病甲患儿可出现肌肉出血或血肿形成，可导致局部缺血性改变。

（4）其他：创伤或手术后可引起严重的出血。其他部位出血，如鼻出血、消化道出血、颅内出血（最常见的致死原因之一）等。

3. 社会、心理状态　本病多见于婴幼儿时期，由于病程长、出血部位多，部分患儿可出现关节畸形，患儿活动受到一定限制，加上担心患儿的病情对今后学习、生活造成影响，家长可能出现焦虑、担忧、歉疚等心理。

4. 辅助检查

（1）初筛试验：凝血时间延长；凝血酶原消耗不良；凝血活酶生成试验异常；部分凝血活酶时间延长；出血时间、凝血酶原时间和血小板计数正常。

（2）凝血纠正试验：凝血酶原消耗时间和凝血活酶生成时间能被硫酸钡吸附的正常血浆纠正者为血友病甲；能被正常血清纠正者为血友病乙；两者均可纠正者为血友病丙。

（3）凝血因子活性测定：免疫学方法测定因子Ⅷ、Ⅸ活性降低。

（4）基因诊断：主要是利用分子生物学技术对胎儿进行产前基因诊断。

三、护理诊断 / 医护合作性问题

1. 疼痛　与出血及血肿形成有关。
2. 潜在并发症　出血。
3. 躯体活动障碍　与肿痛、关节腔积血、关节强直畸形有关。
4. 焦虑　与疾病的终身性有关。

四、护 理 目 标

1. 患儿的疼痛缓解，肢体活动逐步恢复。

2. 患儿的凝血时间恢复正常，出血纠正。

3. 患儿及家长的焦虑症状减轻，情绪稳定，不发生并发症。

4. 家长能说出本病的防治和护理要点，并能积极配合治疗。

五、护 理 措 施

1. 防治出血

（1）预防出血：从小养成安静的生活习惯，以减少和避免外伤引起的出血；尽量避免有创的检查和治疗操作（如肌内注射、穿刺等），必须注射时，注射完毕后压迫注射部位 5 分钟以上；必须手术时，应补充相应的凝血因子。患儿禁用抗凝血药及抗血小板药。

（2）止血：局部压迫止血可用于口、鼻黏膜或表面创伤出血。口鼻出血还可用明胶海绵、浸有 0.1% 肾上腺素或新鲜血浆的棉球压迫。关节腔出血，患肢应固定和冷敷，用弹力绷带加压包扎。尽快输注凝血因子、酌情用新鲜冰冻血浆或新鲜全血。使用 1- 脱氧 -8- 精氨酸加压素可提高血浆Ⅷ因子活性（因其能激活纤溶系统，需与 6- 氨基己酸或氨甲环酸联用）。达拉唑和复方炔诺酮可减少血友病甲患儿出血。

2. 减轻疼痛　冷敷出血部位，制动并抬高患肢，保持肢体于功能位。

3. 其他护理　密切观察病情，注意患儿精神、意识，生命体征，皮肤、黏膜瘀斑及血肿变化。及时发现内脏及颅内出血，并组织抢救。关节停止出血，肿痛消失后，进行适当功能锻炼，防止畸形。关节严重畸形者，可行手术矫正并指导康复与训练。

4. 心理护理　鼓励年长儿参与日常生活自理，增强自信心。提供适龄的游戏活动，安排同伴、同学探望，减轻焦虑。

5. 健康教育　指导家长采取必要的防护措施，培养患儿安静的生活习惯，告知家长患儿活动的注意事项，减少或避免损伤出血；教会家长及年长儿一些应急处理措施，如局部止血法等。鼓励患儿适度地进行体格锻炼。对家长进行遗传咨询，讲解本病相关知识。对基因携带者孕妇应行产前胎儿基因分析检查，如若确定为血友病胎儿，可及时终止妊娠。

六、护 理 评 价

评价患儿出血是否得到控制；疼痛是否缓解；肢体活动是否逐步恢复；是否发生并发症；患儿及家长是否了解本病的有关知识，并能积极配合治疗和护理。

小 结

营养性缺铁性贫血是由于体内缺铁致使血红蛋白合成减少所引起的一种小细胞低色素性贫血，是小儿时期的常见病、多发病。铁的摄入不足是主要原因，被列为我国儿童保健的"四病"之一。其临床特点为皮肤黏膜苍白、髓外造血及组织器官缺氧。本病的治疗及护理要点是补充铁剂、改善喂养、祛除病因和预防感染等。营养性巨幼细胞贫血是由于维生素 B_{12} 和（或）叶酸缺乏所致的一种大细胞性贫血。主要临床特点是贫血、神经精神症状和骨髓中出现巨幼红细胞。治疗、护理要点为祛除病因、补充维生素 B_{12} 和（或）叶酸、合理喂养、预防感染和外伤等。血友病是一组血液中缺乏某些凝血因子的遗传性凝血功能障碍的出血性疾病。其特点是终身在轻微损伤后发生长时间出血。治疗关键是预防出血、积极止血和补充凝血因子。

目 标 检 测

一、A₁/A₂ 型题

1. 营养性巨幼细胞贫血临床特异性表现是（　　）
   A. 异食癖　　　　B. 肝大
   C. 脾大　　　　　D. 注意力不集中
   E. 神经、精神症状

2. 小儿白细胞总数接近成人水平的年龄是（　　）
   A. 8 岁以后　　　B. 5 岁
   C. 7 岁　　　　　D. 6 岁
   E. 4 岁

3. 营养性缺铁性贫血患儿铁剂治疗有效的早期观察指标为（　　）
   A. 食欲好转　　　B. 网织红细胞升高
   C. 红细胞总数升高　D. 血红蛋白量升高
   E. 血清铁增加

4. 6～14 岁小儿贫血诊断标准为血红蛋白（　　）
   A. 低于 110g/L　　B. 低于 120g/L
   C. 低于 100g/L　　D. 低于 130g/L
   E. 低于 90g/L

5. 血友病的发病机制是（　　）
   A. 感染致红细胞破坏
   B. 免疫紊乱
   C. 血小板减少
   D. 缺乏某些凝血因子
   E. 血管脆性增加

6. 患儿，女，14 个月。诊断为营养性缺铁性贫血，其相关检查指标中，不可能出现的是（　　）
   A. 血清铁减少　　B. 总铁结合力降低
   C. 红细胞小者居多　D. 转铁蛋白饱和度降低
   E. 血清铁蛋白降低

7. 患儿，男，1 岁半。牛奶和稀粥喂养，近 2 个月腹泻不愈，食欲欠佳，有时自食墙皮或泥块，皮肤、黏膜渐苍白，肝脾轻度肿大，Hb 60g/L，RBC $3.5×10^{12}$/L，该患儿最可能是（　　）
   A. 生理性贫血
   B. 再生障碍性贫血
   C. 营养性缺铁性贫血

   D. 地中海贫血
   E. 营养性巨幼细胞贫血

8. 患儿，男，2 岁。面色苍白 1 月余入院。查体：精神委靡，面色、口唇苍白。血常规：Hb50g/L，RBC2.54×10^{12}/L，临床诊断为缺铁性贫血，该患儿的贫血程度为（　　）
   A. 正常血象　　　B. 重度贫血
   C. 中度贫血　　　D. 轻度贫血
   E. 极重度贫血

9. 患儿，10 个月。因面色苍白入院。患儿刚开始添加辅食 1 周，精神、食欲差。查体：右肋下 3cm 可触及肝，Hb 74g/L，RBC $3.0×10^{12}$/L。其肝大的原因可能是（　　）
   A. 心功能不全　　B. 营养不良
   C. 急性肝炎　　　D. 骨髓外造血
   E. 正常现象

10. 患儿，10 个月。面色苍白 1 个月入院。该患儿为足月顺产，母乳喂养，目前只添加少许果汁，未患过任何疾病。诊断为缺铁性贫血，其缺铁的主要原因是（　　）
    A. 铁丢失过多　　B. 铁摄入量不足
    C. 生长发育过快　D. 铁吸收障碍
    E. 先天储铁不足

11. 早产儿，体重 2kg，家长咨询，生后什么时间给予铁剂预防贫血（　　）
    A. 生后 1 个月　　B. 生后 2 个月
    C. 生后 3 个月　　D. 生后 4 个月
    E. 生后 5 个月

12. 患儿，8 个月。牛乳喂养，未添加辅食。近 2 个月面色苍白，食欲低下，经检查诊断为缺铁性贫血，拟用铁剂治疗，下列说法正确的是（　　）
    A. 首选二价铁
    B. 不宜在两餐之间服用
    C. 与牛奶同服
    D. 忌与维生素 C 同服

E. 贫血纠正后立即停用铁剂

13. 患儿，9个月。牛乳喂养，未加辅食，近1个月来常腹泻，食欲减退，喜吃纸屑，皮肤、黏膜苍白，诊断为营养性缺铁性贫血，对该患儿的护理，错误的是（　　）

    A. 及时添加含铁辅食

    B. 按医嘱给予胃蛋白酶、胰酶等助消化药物

    C. 注意保护性隔离，以免交叉感染

    D. 用稀牛奶送服铁剂

    E. 贫血纠正后继续服铁剂6~8周

二、A_3/A_4 型题

（14~15题共用题干）

患儿，11个月。精神食欲差，面色苍黄，表情呆滞，运动发育落后，有时四肢、头部、全身震颤。患儿已停止母乳喂养，未添加辅食，足月顺产。查体：肝肋下2cm，脾肋下1cm。

14. 该患儿最可能的诊断是（　　）

    A. 营养性巨幼细胞贫血

    B. 再生障碍性贫血

    C. 白血病

    D. 营养性缺铁性贫血

    E. 血友病

15. 患儿入院后实验室检查，其检查结果最可能是（　　）

    A. 红细胞减少比血红蛋白减少明显，红细胞体积增大，中央淡染区不明显

    B. 血红蛋白下降比红细胞减少明显

    C. 红细胞大小不等，小细胞多见，中央淡染区扩大

    D. 维生素 B_{12} 及叶酸检测正常

    E. 骨髓象红细胞增生为主，细胞浆发育落后于细胞核

（任　静）

第9章 神经系统疾病患儿的护理

你听说过新生儿原始反射吗？正常小儿应该有哪些神经反射存在？小儿神经系统与成人有何不同？小儿为什么容易发生高热惊厥？小儿常见神经系统感染有何表现、如何护理？通过本章的学习，都会为你解开疑惑。

第1节　小儿神经系统解剖、生理特点

神经系统包括脑、脊髓及与脑和脊髓相连的脑神经、脊神经和神经节等。颅腔中的脑和椎管中的脊髓组成中枢神经，中枢神经特别是大脑皮质，管理身体各个系统、器官、组织间功能活动的协调，以及保持机体与外界环境的平衡。

一、解 剖 特 点

1. 脑　胎儿时期神经系统发育最早，尤其是脑的发育最为迅速，出生时脑的表面已有主要的沟和回，脑皮质细胞数已与成人相同，以后随着年龄的增长，主要是细胞体积增大、突触增多，功能不断成熟及复杂化。小儿3岁时脑细胞的分化基本完成，8岁时已与成人无明显区别。

2. 脊髓　小儿脊髓与脊柱的发育并不平衡，出生时脊髓末端位于第3～4腰椎水平，4岁时上移到第1～2腰椎水平，故对婴幼儿行腰椎穿刺的位置要比成人低，以第4～5腰椎间隙为宜，以免损伤脊髓末端。

3. 脑脊液　脑脊液由脑室中的脉络丛产生，为无色透明液体，充满各脑室、蛛网膜下隙（蛛网膜下腔）和脊髓中央管内。新生儿脑脊液量少，约50ml，压力低，故抽取较为困难。随着年龄增长，脑脊液量逐渐增多，压力逐渐升高。正常脑脊液外观清亮透明，压力0.69～1.96kPa（新生儿0.29～0.78kPa），细胞数不超过10×10^6/L（新生儿$<20 \times 10^6$/L），糖2.8～4.4mmol/L，氯化物118～128mmol/L，蛋白质不超过0.4g/L（新生儿0.2～1.2g/L）。

二、生 理 特 点

婴幼儿期由于神经髓鞘没有完全形成，当外界刺激作用于神经传导至大脑时，因缺乏髓鞘的隔离作用，在大脑皮质内不能形成一个明确的兴奋灶，有可能将兴奋传至邻近神经纤维，所以小儿对外来刺激反应常较慢而且易于泛化，遇强刺激时易发生惊厥。新生儿出生时的各种活动主要靠皮质下中枢调节，因其大脑皮质及新纹状体的发育尚未成熟，故表现为肌张力较高，以及无意识的手足徐动，但生后3个月皮层的发育即很旺盛，到6个月时发育程度接近成人。小儿脑的耗氧量在基础代谢状态下占总耗氧的50%，而成人则为20%，故小儿对缺氧的耐受性差。

三、神 经 反 射

◎考点：小儿各种神经反射意义

1. **出生时已存在并永不消失的反射**　角膜反射、瞳孔反射、结膜反射及吞咽反射等，如反射异常提示神经系统病理改变。

2. **出生时存在以后逐渐消失的反射**　觅食反射、拥抱反射、握持反射、颈肢反射和吸吮反射，此类反射在生后 3～6 个月消失。如反射在该出现时不出现，该消失时不消失均提示病理改变。

3. **出生时不存在，以后出现并永不消失的反射**　腹壁反射和提睾反射在新生儿不易引出，至 1 岁才稳定。

4. **病理反射**　2 岁以内出现踝阵挛、巴宾斯基征阳性可为生理现象，若单侧出现阳性或 2 岁以后出现均为病理现象。

5. **脑膜刺激征**　由于小儿屈肌紧张，凯尔尼格征、布鲁津斯基征在生后 3～4 个月内阳性无病理意义。

第 2 节　化脓性脑膜炎患儿的护理

案例 9-1　患儿，男，1 岁。主因发热 4 天，抽搐 3 次入院。患儿为足月顺产，无窒息。入院后查体：体温 39℃，心率 110 次 / 分，嗜睡，前囟膨隆，颈项强直，心、肺、腹未见异常，巴宾斯基征阳性。脑脊液：外观浑浊，压力高，白细胞计数 $1000 \times 10^6/L$ 以上，以中性粒细胞为主，糖含量明显降低，蛋白质含量增高。入院诊断：化脓性脑膜炎。

问题： 1. 试述化脓性脑膜炎主要侵入途径。

2. 该患儿化脓性脑膜炎的病原菌最可能是什么？

3. 作出该患儿现存的护理诊断。

化脓性脑膜炎是由各种化脓性细菌感染引起，以发热、呕吐、头痛、烦躁和抽搐，并伴有脑膜刺激征及脑脊液改变为主要临床特征的神经系统急性感染性疾病。婴幼儿多见，病死率较高，神经系统后遗症较多。

一、概　述

◎考点：不同年龄化脓性脑膜炎的病原菌

1. **病原菌**　化脓性脑膜炎患儿约 2/3 以上是由脑膜炎奈瑟菌、肺炎链球菌、流感嗜血杆菌引起。2 个月以下患儿以大肠埃希菌、金黄色葡萄球菌、变形杆菌、铜绿假单胞菌为主；3 个月至 3 岁小儿以流感嗜血杆菌为主；年长儿以脑膜炎奈瑟菌和肺炎链球菌感染为主。

2. **感染途径与发病机制**　细菌主要从呼吸道侵入，也可由皮肤、黏膜侵入机体，再经血液循环到达脑膜；少数可因中耳炎、乳突炎、外伤等直接侵入脑膜。化脓性脑膜炎时，脑膜血管极度充血，蛛网膜及软脑膜发炎，大量脓性渗出物覆盖在大脑顶部、颅底及脊髓。如炎症波及脑室内膜可导致脑室管膜炎；如渗出物粘连堵塞脑室内脑脊液的循环通道，可导致脑脊液循环障碍引起脑积水；如炎症累及周围脑神经，可引起失明、面瘫、耳聋等病理改变。

3. **治疗原则**　控制感染，降低颅内压，支持及对症治疗。

二、护理评估

1. 健康史　询问患儿发病前有无呼吸道、消化道或皮肤感染史，新生儿有无脐带感染史；了解患儿有无鼻窦炎、中耳炎、乳突炎、穿通性颅脑外伤、脑脊膜膨出等病史。

2. 临床表现

（1）部分患儿可先有上呼吸道、消化道、脐带感染症状。

（2）感染中毒症状：可有发热、烦躁、嗜睡、委靡、昏迷等感染中毒症状。

（3）颅内压增高症状：如头痛、喷射性呕吐、前囟隆起、尖叫、惊厥，严重者可发生脑疝，表现为瞳孔改变、对光反射迟钝、呼吸节律改变等。

（4）脑膜刺激征：可出现颈项强直、凯尔尼格征及布鲁津斯基征阳性。

（5）新生儿及小婴儿症状不典型，可表现为体温升高或降低、哭声微弱、反应低下、拒乳、两眼凝视、哭声高尖、黄疸、发绀和呼吸不规则等症状。由于囟门未闭可起到缓冲作用，故脑膜刺激征不明显。

（6）并发症

◎ 考点：硬脑膜下积液、脑积水的特点

1）硬脑膜下积液：发生率高，常见于 1 岁以下小儿。化脓性脑膜炎经规律治疗 3 日，体温仍不降，意识障碍、高颅压无好转或加重者，或症状体征有好转时又出现反复应怀疑本症。此时可做颅脑透光检查、CT 扫描和硬脑膜积液检查确诊（如婴儿硬膜下穿刺积液超过 2ml，蛋白量＞400mg/L 可确诊）。

2）脑积水：患儿可见头颅进行性增大、颅缝裂开、头大面小、前囟门隆起、落日眼、头颅叩诊有破壶音。

3）神经功能障碍：不同部位的脑实质或脑神经受损，可引起相应功能受损，如引起失明、面瘫、癫痫、耳聋和智力低下等改变。

3. 社会、心理状态　由于本病病死率及后遗症发生率仍较高，应注意评估家长及患儿是否出现焦虑、沮丧和恐惧心理。

4. 辅助检查

◎ 考点：化脓性脑膜炎的脑脊液检查

（1）血常规检查：白细胞计数明显增高，以中性粒细胞为主（占 80% 以上）。

（2）脑脊液检查：外观浑浊、压力增高，白细胞计数在 1000×10^6/L 以上，以中性粒细胞为主。糖、氯化物含量降低，蛋白质含量明显增高。涂片或细菌培养可找出致病菌。

（3）影像学检查：头颅 CT 可见脑水肿、硬脑膜下积液、脑积水等，小婴儿可通过前囟门 B 超发现脑室扩大及硬脑膜下积液。

 链接

脑脊液检查会致残吗？

脑脊液是脑室脉络丛分泌的，填充在蛛网膜下腔、脑室和脊髓中央管内，主要具有保护大脑和脊髓，缓冲震动，维持颅内压平衡，同时为脑和脊髓输送营养和代谢产物的作用。正常情况下脑脊液压力、成分等是恒定的，当大脑发生病变时脑脊液会发生改变，所以检查脑脊液可以为临床提供重要诊断依据。

抽取时很简单，一般仅需几毫升，而且很快会得到补充。穿刺之后只要去枕平卧 4~6 小时，一般不会有任何反应，仅严重颅内压增高的患者需避免腰穿，以防诱发脑疝。个别患儿留下残疾，其实是中枢神经系统疾病留下的后遗症，与抽取脑脊液无关。

三、护理诊断／医护合作性问题

1. 体温过高　与细菌感染有关。
2. 潜在并发症　颅内压增高、硬脑膜下积液、脑积水等。
3. 有受伤的危险　与反复抽搐有关。
4. 营养失调：低于机体需要量　与消耗增多、摄入不足有关。
5. 恐惧　与对疾病缺乏了解及担心预后不良有关。

四、护理目标

1. 体温恢复正常。
2. 防止受伤的发生。
3. 防止并发症的发生，如有发生能及时发现并处理。
4. 保证能量和营养的摄入。
5. 家长获得相关的知识，减轻或消除恐惧，配合治疗和护理。

五、护理措施

1. **体温过高的护理**

（1）高热患儿每4小时测体温1次，并观察热型及伴随症状，鼓励多饮水。体温超过38.5℃时，及时给予物理降温或药物降温，防止高热惊厥，并记录降温效果。

（2）遵医嘱给予抗生素治疗：采用敏感、可通过血脑屏障及毒性低的抗生素，早期、联合、足量、足疗程静脉给药，力争在用药24小时内将脑脊液中的致病菌杀死。病原菌明确时可按照药物敏感试验结果用药；病原菌不明确者，多选用第三代头孢菌素。用药疗程依病原菌种类而定，一般脑膜炎奈瑟球菌用药7天；肺炎链球菌、流感嗜血杆菌用药10～14天；金黄色葡萄球菌、革兰阴性菌用药21天以上。有并发症者适当延长。同时注意了解各种药物的使用要求、配伍禁忌及不良反应，如青霉素稀释后应在1小时内输完，以免影响疗效；降颅压常用药物甘露醇冬季易结晶，每次用药前应检查药液有无结晶，若有结晶需加温使其消失后再用。

2. **潜在并发症的护理**

（1）如患儿有颅内压增高，应采取侧卧位并将头肩抬高20°～30°；各种治疗、护理操作最好集中进行，避免多次刺激加重颅内压增高；遵医嘱给予20%甘露醇、呋塞米、肾上腺皮质激素等降颅压；静脉输液速度不宜太快，以免加重脑水肿；对惊厥患儿应保持呼吸道通畅、给氧，遵医嘱使用镇静、止惊剂如地西泮、苯巴比妥等。

（2）硬脑膜下积液：少量积液无需处理，如积液多可行硬脑膜下反复穿刺放液，每次每侧放液不超过15ml。每次放液后以无菌纱布覆盖穿刺部位以防感染，嘱患儿平卧1小时，观察术后反应。

（3）脑积水：主要行手术治疗。

（4）病情观察：观察患儿有无出现硬脑膜下积液、脑积水等并发症。如患儿出现意识障碍、前囟隆起、瞳孔改变、躁动不安、频繁呕吐、肌张力增高与惊厥等，提示有脑水肿、颅内压升高的可能；若呼吸节律不规则、瞳孔忽大忽小或两侧不等大、对光反射迟钝、血压升高，应注意脑疝及呼吸衰竭的存在。应经常巡视、密切观察、详细记录，以便及早发现，给予急救处理。

（5）做好抢救准备：做好氧气、吸引器、人工呼吸机、脱水剂、呼吸兴奋剂、硬脑膜下穿刺包及侧脑室引流包的准备。

3. 有受伤危险的护理　注意患儿安全，躁动不安或惊厥时防坠床及舌咬伤。（详见第 12 章第 1 节）

4. 生活护理

（1）保持病室安静、空气清新。绝对卧床休息。协助患儿洗漱、进食、大小便及个人卫生等生活护理，及时更换潮湿衣服，如患儿有肢体功能障碍，穿衣服时要先穿患侧，再穿健侧；脱衣服时先脱健侧，再脱患侧。做好皮肤及大小便护理，保持臀部干燥，必要时使用气垫等抗压力器材，预防压疮的发生，每 2 小时翻身 1 次，避免拖、拉、拽动作，防止擦伤。

（2）保证足够热量摄入，给予高热量、高维生素、清淡、易消化的流质或半流质饮食。少量多餐，防止呕吐发生。频繁呕吐不能进食或意识障碍者，遵医嘱静脉输液，保证热量和液体摄入，维持水、电解质平衡。

5. 心理护理　对患儿及家长耐心讲解、给予安慰、关心和爱护，使其接受疾病的事实，增加战胜疾病的信心，并主动配合治疗及护理。及时解除患儿不适，取得患儿及家长的信任。

6. 健康教育

（1）大力宣传预防化脓性脑膜炎的基本知识，积极防治上呼吸道、消化道感染性疾病，预防新生儿脐部及皮肤感染等。加强体格锻炼，提高机体抵抗力。

（2）指导家长出院后继续观察患儿是否发生并发症及后遗症，如观察前囟是否紧张，每日测量头围，以判断是否有脑积水发生；通过"游戏"的方式观察患儿反应和肢体活动情况，及早发现有无智力障碍、耳聋、肢体瘫痪等。对恢复期有后遗症的患儿，指导患儿及家长及早进行功能训练、智能开发，并鼓励家长坚持，做好心理支持。

第 3 节　病毒性脑炎患儿的护理

案例 9-2　患儿，女，8 个月。主因咳嗽 1 周，发热 3 天，抽搐 1 次入院。患儿为足月顺产，出生时无窒息史。查体：T 38.9℃，P 138 次 / 分，R 32 次 / 分，精神委靡，嗜睡，颈项强直，心、肺无异常，腹软，无压痛。布鲁津斯基征阳性，克氏征阳性，双侧巴宾斯基征阳性，左侧肌力及肌张力均下降。脑脊液：外观清亮，压力增高，白细胞计数 50×10^6/L，淋巴细胞为主，糖和氯化物正常。诊断为病毒性脑膜炎。

问题： 1. 说出该患儿可能的病原体。

2. 患儿应采取什么体位？

3. 请作出本病现存的护理诊断。

病毒性脑炎是指由各种病毒感染引起的中枢神经系统的脑实质炎症，常表现为发热、头痛、抽搐、精神异常、意识障碍和脑脊液改变等。该病病情轻重不等，轻者可自行缓解，危重者可导致后遗症或死亡。如炎症累及脑膜可表现为病毒性脑膜炎。

一、概　述

病毒性脑炎的致病菌 80% 为肠道病毒，如柯萨奇病毒、埃可病毒，其次为虫媒病毒（如乙脑病毒）、腺病毒、单纯疱疹病毒、腮腺炎病毒、呼吸道合胞病毒等。病毒经肠道或呼吸道进入淋巴系统繁殖，随后经血流（虫媒病毒直接进入血流）感染颅外脏器并进一步繁殖，然后入侵脑及脑膜组织，出现中枢神经系统症状。病毒性脑炎除病毒对脑组织的入侵破坏之外，还与人体对病毒抗原的强烈免疫反应有关。

本病无特异性治疗方法，有自限性，临床多采用抗病毒、对症处理等综合治疗措施，并密切观察病情变化，以减少并发症及后遗症的发生。

二、护 理 评 估

1. 健康史　患儿发病前1～3周多有上呼吸道感染或消化道感染史，应仔细询问；还应了解患儿有无其他传染病发病史，有无接触动物或昆虫叮咬史。

2. 临床表现　病情轻重差异较大，病毒性脑炎较脑膜炎严重。

（1）病毒性脑膜炎：急性起病，病程短（多在1～2周内），预后大多良好。发病前先有呼吸道、消化道感染症状，病程中出现发热、恶心、呕吐、烦躁，年长儿可诉说头痛，体检可见脑膜刺激征阳性。患儿很少出现严重意识障碍、惊厥。

（2）病毒性脑炎：可表现为发热、反复惊厥、意识障碍和颅内压增高等。根据受损部位不同也可出现偏瘫、面瘫、吞咽困难等。如病变累及额叶底部、颞叶边缘系统则表现为精神、情绪异常，如幻觉、躁狂、失语、哭笑无常、呆滞等精神异常和意识障碍症状。一般病程2～3周，多数病例可完全恢复，少数患儿留有不同程度后遗症。

体检可见前囟门隆起、视盘水肿、瞳孔不等大等颅内高压体征；如脑膜受累时，可出现脑膜刺激征阳性；部分患儿有面神经麻痹、吞咽障碍、失语、肢体运动障碍、不自主动作、小脑共济失调等局限性神经系统体征等。

3. 社会、心理状态　由于严重病例可导致后遗症甚至危及生命，因此应注意评估家长对本病的了解程度，是否有担心、焦虑和恐惧心理。

◎考点：病毒性脑炎患儿的脑脊液改变

4. 辅助检查　脑脊液检查外观清亮，压力增高，细胞大多在（10～500）×10^6/L，早期以中性粒细胞为主，之后转为以淋巴细胞为主，蛋白质定量正常或增高，糖和氯化物正常，涂片和培养无细菌发现。此外，还可做脑电图、血清学、病毒分离等检查。

三、护 理 诊 断

1. 体温过高　与病毒血症有关。
2. 急性意识障碍　与脑实质炎症有关。
3. 躯体移动障碍　与昏迷、肢体瘫痪有关。
4. 营养失调：低于机体需要量　与摄入不足有关。
5. 潜在并发症　颅内压增高。

四、护 理 目 标

1. 体温恢复正常。
2. 意识恢复正常。
3. 保证营养摄入。
4. 防止并发症，如有并发症能及时发现并处理。

五、护 理 措 施

1. 体温过高的护理

（1）高热的患儿应监测体温，嘱患儿多饮水，遵医嘱给予物理降温或药物降温。

（2）发热的患儿寒战时注意保暖，出汗后及时更换衣物，注意皮肤清洁，防止受凉。

2. 意识障碍的护理　遵医嘱给予抗病毒药物，如利巴韦林、阿昔洛韦、更昔洛韦等。恢复期给予营养脑组织药物，如胞磷胆碱、维生素 B$_6$、维生素 C、维生素 E、泛酸、吡拉西坦等，以促进脑功能恢复。

3. 躯体移动障碍的护理　瘫痪的患儿卧床期间协助患儿洗漱、进食、大小便及个人卫生等，适当使用气圈、气垫等，预防褥疮，保持瘫痪肢体于功能位置，每 2 小时翻身 1 次，轻拍背促痰排出，避免坠积性肺炎。对昏迷或吞咽困难的患儿，取平卧位，一侧背部稍垫高，头偏向一侧，以便让分泌物排出。病情稳定后及早帮患儿进行肢体功能训练。

4. 营养失调的护理　注意口腔清洁，进食清淡、易消化的饮食，如瘦肉、稀饭、面条、青菜汤等，昏迷和吞咽困难的患儿应尽早给予鼻饲，保证热量供给。

5. 潜在并发症的护理

（1）出现惊厥时，应保持呼吸道通畅、给氧，遵医嘱使用镇静、止惊剂，如地西泮、苯巴比妥等。

（2）有高颅压者，遵医嘱使用高压氧、脱水剂、利尿剂、肾上腺糖皮质激素等降颅压，头肩抬高 20°～30°，促进静脉回流，降低脑静脉窦压力，利于降低颅内压。

❤ 链 接

高压氧综合治疗小儿病毒性脑炎

病毒性脑炎昏迷发生率高，后遗症重，并且该病目前尚无特效方法。高压氧可以提高组织和脑脊液的氧含量和氧分压，增加弥散率和弥散范围，减轻脑水肿，降低颅内压，切断脑缺氧、脑水肿的病理性恶性循环，减轻脑组织损害。高压氧对缺氧缺血性脑损伤有保护作用，可减轻脑组织的坏死和神经元凋亡，促进感觉、运动功能的恢复，所以应尽早用高压氧治疗病毒性脑炎。

（3）观察病情：观察患儿体温、呼吸、瞳孔大小、对光反射、有无抽搐、意识障碍。如患儿有双目凝视、尖叫、呼吸暂停、发绀、抽搐及呼吸节律改变应立即报告医生，并做好相应的急救准备。

6. 心理护理　耐心向患儿及家属说明病情，要多关爱患儿，减轻其对预后的担忧、焦虑和恐惧心理，增强战胜疾病的信心和自我照顾的能力。

7. 健康教育

（1）宣传病毒性脑炎的疾病知识，介绍治疗及预后、日常护理知识。积极预防上呼吸道、消化道等的病毒感染性疾病，预防昆虫叮咬。

（2）经常与患儿进行交流，促进其语言功能的恢复。恢复期鼓励并协助患儿进行肢体主动功能锻炼，活动时要循序渐进、注意安全、防止外伤。有肢体功能障碍后遗症的患儿，应尽早配合理疗、体疗，进行运动功能康复训练。

（3）继发癫痫患儿要告诫其家长，定期随访，坚持、按时服药是癫痫治疗的关键。

小 结

本章首先介绍了小儿神经系统解剖生理特点及其临床意义。化脓性脑膜炎是由各种化脓性细菌感染引起，以发热、呕吐、头痛、烦躁、抽搐，并伴有脑膜刺激征及脑脊液改变为主要临床特征的神经系统急性感染性疾病。治疗和护理措施是：按医嘱用抗生素控制感染、降温、降颅压、镇静等，同时密切监测生命体征和并发症的出现。病毒性脑炎是指由各种病毒感染引起的中枢神经系统的脑实质炎症，累及脑膜时表现为脑膜炎。本病80%以上是由肠道病毒感染引起。临床以发热、头痛、抽搐、精神异常、意识障碍和脑脊液改变等为其特征。治疗和护理措施是：按医嘱给予抗病毒治疗、降温、止惊、降颅压等，并密切观察有无颅内压增高等并发症的发生。

目 标 检 测

一、A_1/A_2 型题

1. 年长儿化脓性脑膜炎最常见的病原菌是（　　）
   A. 表皮葡萄球菌　　B. 流感嗜血杆菌
   C. 大肠埃希菌　　　D. 脑膜炎奈瑟菌
   E. 金黄色葡萄球菌

2. 确诊化脓性脑膜炎和病毒性脑炎的主要依据是（　　）
   A. 临床表现　　　　B. 病史
   C. 脑超声波检查　　D. 脑脊液病原学检查
   E. 头部 CT

3. 化脓性脑膜炎患儿护理措施哪项是错误的（　　）
   A. 密切观察病情　　B. 定期翻身
   C. 病室保持安静　　D. 供给充分的营养和水分
   E. 惊厥昏迷时采取仰卧位

4. 下列哪项反射是出生时具备以后逐渐消失的（　　）
   A. 吞咽反射　　　　B. 握持反射
   C. 腹壁反射　　　　D. 角膜反射
   E. 瞳孔反射

5. 化脓性脑膜炎的预防措施为（　　）
   A. 居室空气清新，定期消毒
   B. 加强锻炼，注意卫生
   C. 经常用药
   D. 可接种肺炎链球菌及流感嗜血杆菌疫苗
   E. 积极治疗呼吸道感染性疾病

6. 化脓性脑膜炎最常见的并发症是（　　）
   A. 脑积水　　　　　B. 脑脓肿
   C. 硬脑膜下积液　　D. 偏瘫

E. 以上都不是

7. 化脓性脑膜炎患儿有急性颅内高压时首选药物为（　　）
   A. 20% 甘露醇　　　B. 50% 葡萄糖溶液
   C. 呋塞米　　　　　D. 50% 甘油盐水
   E. 地塞米松

8. 病毒性脑炎最常见的感染病毒为（　　）
   A. 肠道病毒　　　　B. 虫媒病毒
   C. 腺病毒　　　　　D. 单纯疱疹病毒
   E. 呼吸道合胞病毒

9. 下面哪项是脑疝的临床特点（　　）
   A. 面色苍白　　　　B. 肢冷
   C. 血压下降　　　　D. 高热
   E. 瞳孔不等大，对光反射消失

10. 小儿足月顺产，出生体重 3.1kg，身高 50cm，生后 20 天。不易引出的神经反射是（　　）
    A. 腹壁反射　　　　B. 拥抱反射
    C. 颈肢反射　　　　D. 觅食反射
    E. 吸吮反射

11. 患儿，男，2 个月。查体：角膜反射灵敏，腹壁反射未引出，双侧巴宾斯基征阳性，应属于（　　）
    A. 正常　　　　　　B. 中枢神经系统感染
    C. 发育迟缓　　　　D. 需报告医生查找原因
    E. 口服促进脑细胞代谢药物

12. 患儿，男，1 岁。发热 3 天，呕吐数次，患儿精神委靡，前囟饱满，怀疑化脓性脑膜炎，拟

行腰椎穿刺，穿刺部位应选择（　　）

A. 1～2 腰椎间隙　B. 2～3 腰椎间隙

C. 3～4 腰椎间隙　D. 4～5 腰椎间隙

E. 第 5 腰椎间隙与第 1 骶椎间隙

13. 患儿，男，5 岁。1 周前流涕，继之高热、头痛、嗜睡、意识清楚、脑膜刺激征阳性，口唇有疱疹，血常规示白细胞正常，脑脊液检查基本正常。首先应考虑（　　）

A. 结核性脑膜炎　B. 化脓性脑膜炎

C. 病毒性脑膜炎　D. 脑脓肿

E. 脑栓塞

14. 化脓性脑膜炎患儿静脉输入青霉素应在多长时间内输完，以免影响药效（　　）

A. 1 小时内　　　B. 2 小时内

C. 3 小时内　　　D. 4 小时内

E. 5 小时内

二、A₃/A₄ 型题

（15～17 题共用题干）

患儿，女，9 个月。体温 40℃，惊厥，喷射性呕吐，前囟饱满，脑脊液检查：糖↓↓、氯化物↓、蛋白质↑↑、白细胞计数↑↑（中性粒细胞为主）。

15. 该患儿最可能的诊断是（　　）

A. 病毒性脑炎　　B. 结核性脑膜炎

C. 化脓性脑膜炎　D. 颅内出血

E. 都不正确

16. 该患儿首要的护理诊断是（　　）

A. 体温过高

B. 疼痛

C. 有体液不足的危险

D. 急性意识丧失

E. 调节颅内压能力下降

17. 其错误的护理措施为（　　）

A. 头肩抬高 20°～30°

B. 观察生命体征

C. 增加补液量

D. 保持室内安静

E. 给予甘露醇

（18～20 题共用题干）

患儿，女，9 个月。1 周前咳嗽、发热后出现烦躁、惊厥，神经系统检查示脑膜刺激征阳性，诊断为化脓性脑膜炎，护士巡视时发现患儿出现喷射性呕吐，精神委靡，反复惊厥。

18. 患儿此时主要的护理诊断是（　　）

A. 体温过高　　　B. 颅内压增高

C. 急性意识障碍　D. 营养失调

E. 恐惧心理

19. 此时应给予的护理措施是（　　）

A. 保持安静，平卧位

B. 腰椎穿刺，放出脑脊液

C. 加快输液速度，防止休克

D. 输液速度宜慢，量宜少

E. 各项护理操作分开进行

20. 遵医嘱静脉给予甘露醇，下列哪项操作错误（　　）

A. 每次用药前检查药液有无结晶

B. 不与其他药物混合滴注

C. 若药液中有结晶应加碱性溶液使其消失后再用

D. 应 30 分钟内快速静脉滴入

E. 注射时勿使药液漏到血管外

（云玉丹）

第10章 免疫性疾病患儿的护理

第1节 风湿热患儿的护理

案例 10-1　患儿，男，8岁。主因低热、关节肿痛1周、胸闷、心悸1天入院。半个月前曾患化脓性扁桃体炎。查体：体温38℃，呼吸25次/分，脉搏120次/分，精神委靡，面色苍白。双肺呼吸音清，心率120次/分，律齐，心尖部第一心音低钝，心尖区可闻及吹风样收缩期杂音。双侧膝关节红肿伴活动受限。心电图可见 P-R 间期延长，ASO 增高。初步诊断：风湿热。

问题：1. 风湿热的常见致病菌是什么？最严重的临床表现是什么？
2. 列出治疗风湿热心脏炎最主要的药物。
3. 作出该患儿现存的护理诊断。
4. 该患儿限制活动的时间为多长？

风湿热是一种与 A 组乙型溶血性链球菌感染密切相关的，有反复发作倾向的免疫炎性疾病。临床主要表现为发热伴关节炎、心脏炎、舞蹈病、环形红斑和皮下结节。发病年龄以5～15岁多见，3岁以下罕见。冬、春季节，以及寒冷、潮湿地区发病率高。

一、概　述

风湿热的发病机制尚不完全清楚，多认为与 A 组乙型溶血性链球菌感染所引起的变态反应和自身免疫损伤有关。患儿多在1～4周前患上呼吸道链球菌感染，皮肤及其他部位 A 组乙型溶血性链球菌感染一般不会引起风湿热。

病变累及全身结缔组织，基本病理改变为炎症和出现特征性"风湿小体"，病理过程可分为渗出、增生和硬化三期，主要累及心脏、关节和皮肤而产生相应的临床表现。心脏炎是最严重表现，急性期可危及患儿生命，如不预防可反复发作，并形成慢性风湿性心脏瓣膜病。

本病的治疗原则为：①卧床休息；②抗链球菌感染；③抗风湿（水杨酸盐或肾上腺皮质激素）及对症治疗。

💗 **链　接**

风湿热与风湿性心脏病的关系

风湿热是与 A 组乙型溶血性链球菌感染密切相关的免疫炎性疾病。心脏炎是风湿热最严重的表现，是风湿热唯一的持续性器官损害。且本病易复发，反复风湿活动可使心瓣膜形成永久性瘢痕（主要侵犯二尖瓣，其次是主动脉瓣），引起瓣膜狭窄或关闭不全，称为风湿性心脏瓣膜病。因此，风湿热是导致风湿性心脏病的直接原因，要想预防风湿性心脏病，必须控制风湿热的复发。

二、护　理　评　估

1. **健康史**　询问患儿1～4周前有无上呼吸道链球菌感染史；有无发热、关节痛和皮疹；有无心悸、气短、呼吸困难和胸闷；既往有无风湿热与风湿性心脏瓣膜病史。家族成员中有无类似的疾病。

2. 临床表现　见表 10-1。

表 10-1　风湿热的诊断标准

主要表现	次要表现	前驱的链球菌感染证据
心脏炎	关节酸痛、发热	ASO 或其他抗链球菌的抗体增高
游走性多发性关节炎	风湿热既往史	咽拭子培养 A 组溶血性链球菌阳性
舞蹈病	风湿性瓣膜病	
皮下结节	红细胞沉降率增快	
环形红斑	C- 反应蛋白阳性	
	白细胞增多	
	P-R 间期延长	

（1）一般表现：发热，热型不规则，有面色苍白、食欲差、疲倦、多汗、腹痛等症状。

（2）心脏炎：是本病最严重的表现。占风湿热患儿的 40%～50%，临床上以心肌炎、心内膜炎最多见，亦可发生全心炎。患儿多有心悸、气短、乏力、心前区不适症状。心肌炎轻者可无症状，重者出现心力衰竭，表现为心动过速（与体温不成比例）、期前收缩，甚至奔马律，心尖区第一心音低钝、吹风样收缩期杂音等；心内膜炎主要侵犯二尖瓣，其次是主动脉瓣，当瓣膜关闭不全时听诊可闻及相应杂音；心包炎多表现为心前区疼痛、呼吸困难和端坐呼吸，检查可有心包摩擦音、心音遥远、颈静脉怒张和心脏扩大等。

（3）关节炎：占风湿热患儿的 50%～60%，以游走性和多发性为其特点，主要累及膝、踝、肘、腕等大关节，局部可有红、肿、热、痛和活动受限表现。治疗后可不留强直或畸形。

（4）皮下结节：占风湿热患儿的 5%～10%，多见于大关节伸侧骨质隆起处或肌腱附着处，呈圆形、质硬、无压痛、可活动、米粒到豌豆大小的硬结，经 2～4 周自然消失。

（5）环形红斑：占风湿热患儿的 2%～5%，多见于躯干和四肢屈侧，钱币大小，呈环形或半环形边界清楚的淡红色斑，边缘稍隆起，中央苍白，不痒，可反复发作，不留痕迹。

（6）舞蹈病：占风湿热患儿的 3%～10%，女童多见，是锥体外系受累所致。患者全身肌群可出现不自主、无目的的快速运动，以四肢和面部肌肉为主，轻重程度不等，如皱眉、挤眼、耸肩、缩颈、努嘴、伸舌、书写困难、语言障碍、细微动作不协调等，兴奋或注意力集中时加剧，入睡后即消失。可于链球菌感染后数月发生，单独存在或与其他症状同时并存，6～12 周后多可自然痊愈。

◎ 考点：风湿热诊断标准

诊断时必须具备 2 个主要表现，或 1 个主要表现伴 2 个次要表现，并需具备近期有溶血性链球菌感染证据。主要表现为关节炎者，关节酸痛不再作为次要表现；主要表现为心脏炎者，P-R 间期延长不再作为次要表现。

3. 社会、心理状态　因风湿热反复发作可导致风湿性心脏瓣膜病，严重影响患儿的生命质量。所以应评估家长对疾病的治疗、预后、预防复发的认知情况，有无焦虑和恐惧的情绪反应。年长儿还要注意评估因休学带来的担忧和舞蹈症带来的自卑心理。

4. 辅助检查

（1）风湿热活动指标：白细胞总数和中性粒细胞增高、红细胞沉降率增快、C- 反应蛋白阳性、黏蛋白增高，此为风湿活动的重要标志，但对诊断本病无特异性。

（2）链球菌感染检查：抗链球菌溶血素"O"（ASO）增高，咽拭子培养 A 组溶血性链球菌阳性，抗链球菌激酶（ASK）阳性等，说明近期有过链球菌感染，提示风湿热可能。

（3）其他：心电图检查可出现 P-R 间期延长、T 波低平、心律失常等；心包炎时，X 线检查可见心脏扩大呈"烧瓶形"；心脏炎时，心彩超检查可提示心脏增大、心包积液、心瓣膜的改变情况等。

 链 接

抗链"O"测定的临床意义

血清抗链球菌溶血素"O"，简称抗链"O"，ASO。链球菌溶血素"O"是乙型溶血性链球菌的代谢产物，具有抗原性，入侵人体后可激发机体产生相应的抗体。测定 ASO 可作为乙型溶血性链球菌感染的重要依据。一般情况，链球菌感染后 1 周，ASO 开始升高，4～6 周达到高峰，可持续数周，连续检测抗体效价逐渐升高，对诊断急性肾小球肾炎和活动性风湿病有重要意义。抗体效价下降说明病情缓解。

三、护理诊断／医护合作性问题

1. 心排血量减少　与心脏受损有关。
2. 疼痛　与关节炎症有关。
3. 体温过高　与感染有关。
4. 潜在并发症　心力衰竭、风湿性心脏瓣膜病、药物不良反应。
5. 焦虑　与疾病的威胁有关。

四、护 理 目 标

1. 患儿心排血量恢复、心功能正常。
2. 患儿疼痛缓解或消失。
3. 患儿体温恢复正常。
4. 未发生并发症或发生时能及时发现并处理。
5. 患儿表现出放松和舒适。

五、护 理 措 施

◎考点：休息护理、风湿热用药护理的原则

1. 心排血量减少的护理

（1）休息：根据病情限制活动量。急性期卧床休息 2 周；心脏炎轻者绝对卧床休息 4 周，重者 6～12 周，至急性症状完全消失。红细胞沉降率接近正常时方可下床活动，但应限制剧烈活动；一般恢复至正常活动量所需时间是，无心脏受累者 1 个月，轻度心脏受累者 2～3 个月，严重心脏炎伴心力衰竭者 6 个月。

（2）用药护理

1）有心脏炎者遵医嘱宜早期使用糖皮质激素，常用泼尼松或地塞米松，总疗程 8～12 周，无心脏炎者可用阿司匹林，总疗程 4～8 周。

2）应用青霉素清除链球菌感染灶，持续 2～3 周，青霉素过敏者改用红霉素。

3）有舞蹈病时遵医嘱给予镇静剂。

（3）饮食管理：给予易消化、营养丰富的食物，少食多餐。有心力衰竭的患儿应适当限制盐和水的摄入，详细记录出入量，并保持大便通畅。

2. 疼痛的护理　遵医嘱使用阿司匹林，关节痛时可让患儿保持舒适体位，移动肢体时动作轻柔，可用关节热敷、理疗等止痛。注意患肢保暖，避免寒冷潮湿，防止患肢受压，做好皮肤护理。

3. 体温过高的护理　密切观察体温变化并记录，高热时遵医嘱采用退热药或物理降温措施。出汗多者，要及时擦干汗液，更换衣服，保持皮肤干燥、清洁，防止着凉。

4. 潜在并发症的护理

（1）心力衰竭：注意观察患儿面色、心率、呼吸、心律等，如发现面色苍白、烦躁不安、多汗、气急等心力衰竭的表现，应及时报告医生。遵医嘱应用糖皮质激素、利尿剂、血管扩张剂和吸氧等，应慎用洋地黄制剂，以免发生洋地黄中毒。

（2）药物不良反应：服药期间应注意观察药物不良反应。因阿司匹林可引起胃肠道反应、肝功能损害和出血，故应饭后服药以减少对胃的刺激，并遵医嘱加用维生素 K 防止出血；密切观察泼尼松引起的不良反应，如满月脸、肥胖、消化道溃疡、精神症状、血压增高、电解质紊乱、免疫抑制等；因心肌炎时对洋地黄敏感且易出现中毒，用药期间应注意观察有无恶心、呕吐、心律不齐、心动过缓、色视等副作用，并应注意补钾。

5. 心理护理　关心爱护患儿，以小儿能接受的方式耐心解释各项检查、治疗和护理措施的意义，争取合作。及时解除患儿的各种不适感，如发热、出汗、疼痛等，增强其战胜疾病的信心。

6. 健康教育　向家长及患儿讲解本病的有关知识，使家长学会观察病情、预防感染、防止复发的措施。合理安排患儿的日常生活，避免剧烈活动，防止受寒和呼吸道感染，改善居住条件，避免寒冷潮湿，定期到医院门诊复查。舞蹈病患儿要进行安全教育，防止意外事故发生。强调预防复发的重要性。为预防风湿热的复发，防止链球菌反复感染对心脏瓣膜的损害，患儿应长期使用长效青霉素，每月肌内注射 120 万 U。目前认为，风湿热一次发作后应连续预防至少 5 年，最好持续至 25 岁。有风湿性心脏病者，宜终身药物预防。风湿性心脏瓣膜病应预防复发。

六、护 理 评 价

评价患儿心功能是否恢复正常；关节疼痛是否减轻或消失，能否自由活动；体温是否恢复正常；焦虑是否缓解；有无并发症发生，发生时是否及时发现并治疗。

第 2 节　过敏性紫癜患儿的护理

案例 10-2　患儿，男，10 岁。因双下肢反复皮疹 3 天伴关节肿痛、腹痛、便血 1 天入院。查体：意识清楚，双下肢、臀部有密集的红色皮疹，尤以小腿较多，压之不褪色，呈对称性分布，高出皮面。实验室检查：血小板计数、出血和凝血时间、骨髓象均正常，毛细血管脆性试验阳性。初步诊断：过敏性紫癜。

问题：1. 过敏性紫癜的病因是什么？

　　　2. 过敏性紫癜皮疹的特点是什么？

　　　3. 作出患儿现存的护理诊断。

过敏性紫癜又称亨 - 舒综合征，是以毛细血管炎症为主要病变的变态反应性疾病，是小儿时期常见的一种血管炎。临床特点为皮肤紫癜，常伴有关节肿痛、腹痛、便血和血尿等。主要见于学龄儿童，男孩多于女孩，一年四季均可发病，但春、秋多见。病程有时迁延反复，但预后多良好。

一、概　　述

本病病因尚不清楚，可能与某种致敏因素引起的自身免疫反应有关。发病机制可能是病原体（细菌、病毒、寄生虫等）、药物、食物（蛋类、乳类、豆类等）、花粉、虫咬、疫苗注射等作为致敏因素，作用于有遗传背景的个体，而导致了 IgA 介导的毛细血管炎，使血管壁通透性增加，导致皮肤、黏膜及内脏器官出血及水肿，严重时可发生坏死性小动脉炎。

本病尚无特效治疗方法，主要采取抗过敏、对症、祛除过敏原等治疗。

二、护理评估

1. 健康史　应询问起病前 1～3 周有无上呼吸道感染史（细菌、病毒）；用药史、食鱼虾和蛋奶史；接触花粉和昆虫叮咬史；患寄生虫病史等；既往有无类似发作史。

2. 临床表现　该病多为急性起病，病前 1～3 周常有上呼吸道感染史。约 50% 患儿伴有低热、乏力、纳差、精神委靡等全身症状。

（1）皮肤紫癜：临床上常以皮肤紫癜为首发症状，反复出现皮肤紫癜为本病的典型特征，紫癜多见于下肢和臀部，对称性分布，分批出现，伸侧较多，严重者累及上肢和躯干，面部少见。其紫癜特点为：紫癜为大小不等，高出皮肤，压之不褪色的紫红色皮疹，可有轻度痒感。部分病例可有一过性荨麻疹和血管神经性水肿。少数重症紫癜可融合成大疱伴出血性坏死。皮肤紫癜多在 4～6 周后消退，部分患儿间隔数周、数月后复发。

（2）关节症状：膝、踝、肘等大关节有游走性肿胀、疼痛、活动受限，可单发或多发，一般无红、热，多在数日消失而不留关节畸形。

（3）半数患儿有肾脏损害的表现，如血尿、蛋白尿、血压增高和水肿等。部分患儿可导致紫癜性肾炎，少数呈肾病综合征表现，大多预后良好。

（4）约 2/3 患儿出现消化道症状，常出现脐周或下腹部阵发性剧烈腹痛，伴恶心、呕吐、便血等，是由于肠道病变引起肠蠕动增强或痉挛所致。

3. 社会、心理状态　评估患儿及家长对本病的认识程度；评估患儿及家长对长期应用糖皮质激素造成形象改变是否有焦虑情绪；对疾病预后有无恐惧心理等。

4. 辅助检查

（1）血常规检查：白细胞计数正常或轻度增高，中性和嗜酸性粒细胞增高。血小板计数、出血和凝血时间、血块退缩试验、骨髓检查正常。部分患儿毛细血管脆性试验阳性。

（2）尿、便常规检查：肾受累者可有血尿、蛋白尿、管型尿；腹型紫癜者大便隐血试验可呈阳性反应。

❤ 链接

什么是毛细血管脆性试验？

方法：用血压计袖带缚于上臂后充气，并使压力维持在收缩压与舒张压之间，以对毛细血管壁施加压力。持续 8 分钟后放松袖带，5 分钟后记录前臂屈侧直径为 5cm 圆周内的新出血点数目。新出血点超过 10 个为阳性，提示毛细血管脆性增加。

临床意义：阳性见于血小板减少、血小板功能缺陷、遗传性毛细血管扩张症、过敏性紫癜等。

三、护理诊断/医护合作性问题

1. 皮肤完整性受损　与变态反应性毛细血管炎有关。
2. 疼痛　与关节肿痛和肠道变态反应性炎症有关。
3. 潜在并发症　消化道出血、紫癜性肾炎、肾病综合征。

四、护理目标

1. 患儿皮肤恢复正常。
2. 患儿疼痛缓解或消失。
3. 未发生并发症或发生时能及时发现并处理。

五、护理措施

1. 皮肤完整性受损的护理

（1）避免接触各种致敏原，按医嘱使用抗组胺药、钙剂等脱敏，给予止血药等对症治疗。

（2）保持皮肤清洁，防止抓伤。如有破溃及时处理，避免出血和感染。

（3）患儿衣着要宽松、柔软，保持皮肤清洁、干燥，避免感染。

（4）观察皮疹的形态、颜色、数量、分布，有无反复出现等，详细记录皮疹的变化情况。

2. 疼痛的护理

（1）关节肿痛的护理：观察患儿关节肿胀及疼痛情况，协助患儿选择舒适体位以缓解关节疼痛，例如膝下放一小平枕，使膝关节处于伸展位；根据病情使用热敷或冷敷；利用娱乐、听音乐等方法放松以缓解疼痛。遵医嘱使用糖皮质激素，以缓解关节痛和解除痉挛性腹痛。

（2）腹痛的护理：腹痛时应卧床休息，禁止腹部热敷，以免加重肠道出血。避免食入过敏性食物，严重时可禁食，遵医嘱静脉供给营养。

3. 潜在并发症的护理

（1）注意观察有无突然加重的腹痛、腹部压痛、肠鸣音增强、便血等情况。腹型紫癜患儿给予无渣的流质食物，消化道出血时应禁食，静脉滴注西咪替丁，并给予静脉高营养。

（2）注意观察尿色、尿量和尿液有无泡沫改变（提示有蛋白尿），遵医嘱定时做尿常规检查。

4. 心理护理　向家长耐心讲解有关本病的防治知识，告知家长本病大多数预后良好，消除家长及患儿的焦虑与恐惧心理，树立战胜疾病的信心。

5. 健康教育　过敏性紫癜患儿应积极预防上呼吸道感染和 A 组溶血性链球菌感染；避免摄入能引起免疫反应的食物（鱼、虾、蛋、奶等）、药物等；避免接触花粉和蚊虫叮咬；有寄生虫病应积极治疗；有肾脏病变者，要告诉家长和患儿注意尿液有无泡沫，定期到医院复查尿液。

六、护理评价

评价患儿紫癜是否消退；关节疼痛是否消失；有无并发症发生，发生时是否及时发现并处理。

小　结

　　小儿风湿热是与 A 组乙型溶血性链球菌感染有关的全身结缔组织疾病。临床主要表现为发热、关节炎、心脏炎、舞蹈病、环形红斑和皮下小结。风湿热反复发作可导致风湿性心脏瓣膜病。本病的治疗、护理要点为急性期强调卧床休息，遵医嘱服用糖皮质激素或阿司匹林，并注意药物不良反应的观察。同时进行卫生宣教，预防感染。过敏性紫癜是以毛细血管炎为主要病变的变态反应性疾病。其主要特点为皮肤紫癜，严重时可并发肾脏病变。其治疗、护理要点为祛除过敏原、抗过敏、对症治疗与护理，密切观察有无并发症的发生。

目 标 检 测

一、A_1/A_2 型题

1. 下面哪一项不是风湿热的主要临床表现（　　）
   A. 心脏炎
   B. 关节酸痛
   C. 舞蹈病
   D. 皮下结节
   E. 环形红斑

2. 下面哪项不是小儿风湿热关节炎的特点（　　）
   A. 关节炎呈游走性和多发性
   B. 主要累及大关节
   C. 局部有红、肿、痛和功能障碍
   D. 经治疗后，关节可致畸形改变
   E. 轻症患者仅有关节酸痛

3. 小儿风湿热诊断标准正确的是（　　）
   A. 2 项主要表现和链球菌感染证据
   B. 1 项主要表现与链球菌感染证据
   C. 1 项主要表现及 1 项次要表现和链球菌感染证据
   D. 1 项主要表现及链球菌感染证据
   E. 以上都不是

4. 小儿风湿热休息治疗，下面哪项不正确（　　）
   A. 急性期卧床休息 2 周
   B. 有心脏炎轻者休息 4 周，重者 6～12 周
   C. 红细胞沉降率接近正常时可下床活动
   D. 伴心力衰竭者休息 6 个月
   E. 红细胞沉降率正常后，可进行一切活动

5. 下面哪项不是过敏性紫癜的特点（　　）
   A. 紫癜大小不等

B. 紫癜一般高出皮肤表面
C. 常对称分布
D. 压之褪色
E. 多见于下肢及臀部

6. 患儿，女，12 岁。半月前曾患咽峡炎。入院查体：体温 38℃，心尖区Ⅱ～Ⅲ级吹风样收缩期杂音，红细胞沉降率 50mm/h，心电图示 P-R 间期延长，WBC $12×10^9$/L，抗链球菌溶血素"O"增高。最可能诊断为（　　）
   A. 链球菌感染后状态
   B. 类风湿关节炎
   C. 风湿热
   D. 风湿性心脏瓣膜病
   E. 病毒性心肌炎

7. 患儿，女，9 岁。因患风湿热住院，经治疗后症状、体征消失，出院后为预防复发，首选药物及使用方法是（　　）
   A. 青霉素，每次 60 万 U，每日 2 次，共 10 天
   B. 青霉素，每次 60 万 U，每日 2 次，共 14 天
   C. 青霉素，每次 60 万 U，每日 2 次，共 20 天
   D. 长效青霉素，每次 120 万 U，每月 1 次
   E. 长效青霉素，每次 120 万 U，每月 2 次

8. 患儿，女，12 岁。1 周来右膝关节、左踝关节相继红、肿、痛并有活动障碍，心尖部有Ⅲ级收缩期杂音，血白细胞 $18×10^9$/L，中性粒细胞 0.80，红细胞沉降率 60mm/h，ASO 1∶800。诊断应考虑为（　　）
   A. 风湿热

B. 儿童类风湿病

C. 先心病并发亚急性细菌性心内膜炎

D. 败血症

E. 系统性红斑狼疮

9. 患儿，女，8 岁。发热 2 周，双膝关节肿痛 2 周，半月前曾患"感冒"，入院查体：心尖区 Ⅰ～Ⅱ 级吹风样收缩期杂音，红细胞沉降率 55mm/h，心电图：P-R 间期延长，WBC $11×10^9$/L，抗链球菌溶血素"O"增高。诊断为风湿热，治疗应该首选（   ）

A. 青霉素＋水杨酸制剂

B. 根据血培养药敏试验给有效抗生素

C. 青霉素＋泼尼松

D. 水杨酸制剂

E. 泼尼松

10. 患儿，女，10 岁。因患风湿热住院，经治疗后症状、体征消失，出院后为巩固疗效，预防复发，应采取的措施是（   ）

A. 手术根治风湿性心脏病

B. 用长效青霉素 5 年或更久

C. 用长效青霉素 5 天

D. 长期用最低有效量阿司匹林

E. 治愈后无须再用药

二、A_3/A_4 型题

（11～13 题共用题干）

患儿，男，7 岁。因双下肢、臀部皮肤紫癜 2 天，伴腹痛、恶心 1 天入院。护理查体：体温 36.8℃，脉搏 90 次/分，呼吸 25 次/分。患儿双下肢、臀部皮肤紫癜呈紫红色，大小不等，略高出皮肤表面，呈对称分布，压之不褪色。实验室检查：毛细血管脆性试验阳性，血小板计数、出凝血时间、血块退缩试验均正常，尿常规检查（－）。

11. 该患儿可能的临床诊断是（   ）

A. 过敏性紫癜   B. 幼年类风湿关节炎

C. 丘疹性荨麻疹   D. 猩红热

E. 血小板减少性紫癜

12. 该患儿的首要护理诊断为（   ）

A. 潜在并发症   B. 皮肤完整性受损

C. 体温过高   D. 焦虑

E. 躯体活动障碍

13. 该患儿腹痛的护理措施，下面哪项不正确（   ）

A. 卧床休息   B. 热敷腹部缓解疼痛

C. 严重时禁食   D. 给无渣的流质食物

E. 禁止热敷，防止加重肠道出血

（云玉丹）

第 11 章　传染性疾病患儿的护理

提到传染病同学们是否会感到紧张害怕？通过本章的学习，我们将介绍传染病的相关知识，同学们会发现传染病没有想象中的那么可怕。

第 1 节　麻疹患儿的护理

案例 11-1　患儿，1 岁。发热、咳嗽、流涕 5 天入院。患儿于发病第 4 天开始出疹，体温下降，皮疹开始于耳后发际，继之发展到全身，为充血性斑丘疹。入院诊断：麻疹。

问题：1. 麻疹前驱期最重要的确诊依据是什么？

2. 1 日来患儿体温再度增高，呼吸困难，鼻翼扇动，唇发绀，频咳，双肺布满中小水泡音。该患儿病情加重的原因是什么？

麻疹是由麻疹病毒引起的急性呼吸道传染病。临床特征为发热、上呼吸道炎（流涕、咳嗽）、眼结合膜炎、口腔麻疹黏膜斑（又称柯氏斑）及全身皮肤斑丘疹。本病好发于 6 个月至 5 岁小儿。任何季节均可发病，以冬春季节多见。

一、概　　述

麻疹病毒属副黏液病毒，对紫外线及消毒剂均敏感，不耐热，55℃ 15 分钟即可杀死。病毒在室内空气中传染性一般不超过 2 小时，日光照射或流通空气中 30 分钟即失去致病力。病毒在低温干燥环境中可生存较久。

人类为麻疹病毒的唯一宿主，急性患者为主要的传染源。患儿出疹前后 5 天具有传染性，如合并肺炎，可延长至出疹后 10 天。其传播途径主要通过呼吸道传播，病毒随飞沫排出，到达呼吸道或眼结膜而致感染。未患过麻疹也未接种过麻疹疫苗者均为易感者。病后可获得持久免疫力。

目前尚无特异性药物治疗。主要是对症治疗、透疹及并发症的防治。

二、护　理　评　估

1. 健康史　询问患儿是否接种过麻疹疫苗和接种时间；近期是否接触过麻疹患者；有无麻疹或急慢性传染病史；近期是否服用过易发疹药物（与药疹鉴别）。

2. 临床表现

（1）典型麻疹的分期

1）潜伏期：10～14 天，表现为精神委靡、烦躁不安。

2）前驱期（出疹前期）：持续 3～4 天，主要表现有发热、上呼吸道炎和麻疹黏膜斑。发热同时伴咳嗽、流涕、喷嚏、畏光流泪、结膜充血、眼睑水肿等卡他症状。在出疹前 24～48 小时在下臼齿对应的颊黏膜上可见直径约 1.0mm 的灰白色小点，周围有红晕，称麻疹黏膜斑

（出疹后 1～2 日消失），它是麻疹早期诊断的重要依据。

 链 接

麻疹黏膜斑产生的机制

麻疹黏膜斑是由于颊黏膜下的微小分泌腺炎症，导致浆液性渗出及内皮细胞增生而形成。是麻疹诊断的重要体征。

◎ 考点：麻疹患儿的出疹顺序

3）出疹期：一般持续 3～5 天，多在发热后 3～4 天开始出疹。皮疹首先开始于耳后、发际，渐及颜面、颈部、躯干、四肢，最后到手掌、足底。皮疹初为淡红色斑丘疹，压之褪色，直径为 2～4mm，皮疹痒，疹间皮肤正常。可见面部水肿，眼分泌物增多，甚至粘连，眼睑不易睁开，流脓涕，称为麻疹面容。

4）恢复期：出疹 3～4 天后体温下降，皮疹按出疹顺序消退，并留有糠麸样脱屑及淡褐色色素沉着。

（2）并发症

1）支气管肺炎：多发生在出疹 1 周内，是最常见并发症。

2）喉炎：出现频咳、声嘶、犬吠样咳嗽，严重时出现喉梗阻，不及时抢救可窒息死亡。

3）心肌炎：较少见，多见于 2 岁以下患重症麻疹或并发肺炎和营养不良的患儿。

4）麻疹脑炎：多发生于出疹后 2～6 天，也可发生于出疹后 3 周内。脑炎的轻重与麻疹的轻重无关。临床表现与一般病毒性脑炎相似，多经 1～5 周恢复，部分患儿留有后遗症。

5）结核病恶化：麻疹可使原有结核病恶化。

3. 社会、心理状态　麻疹预后大多良好，若治疗、护理不当则可能发生并发症或使原有疾病恶化，甚至危及生命。应注意评估家长对疾病的认识程度和护理能力，以及病情较严重时家长的忧虑和恐惧心理。

4. 辅助检查　前驱期取患儿鼻咽部分泌物及痰送检，可见多核巨细胞；尿中可检测包涵体细胞；出疹前 1～2 天酶联免疫吸附试验可检测到血清中麻疹 IgM 抗体，有早期诊断价值。

三、护理诊断／医护合作性问题

1. 体温过高　与病毒血症及继发感染有关。

2. 皮肤完整性受损　与麻疹病毒感染及继发细菌感染有关。

3. 营养失调：低于机体需要量　与食欲差、摄入量少、高热消耗有关。

4. 潜在并发症　肺炎、喉炎、脑炎等。

5. 有传播感染的危险　与呼吸道排出麻疹病毒有关。

四、护理目标

1. 患儿体温维持在正常范围内。

2. 患儿皮肤、黏膜不受损。

3. 患儿营养的摄入量达到正常需要量。

4. 患儿不发生并发症或发生时能及时发现并处理。

5. 患儿不引起呼吸道传播。

五、护理措施

1. **体温过高的护理** 处理麻疹患儿发热时需兼顾透疹，禁用冷敷和乙醇擦浴，慎用退热药，这样不利于出疹。如果高热至 40℃以上，可遵医嘱给予物理降温或用小剂量退热剂。患儿衣被适宜，不要捂汗。如发现患儿面色发青、呼吸困难、意识昏迷、抽搐等应立即报告医生，并做好抢救准备。

链 接

麻疹患儿为什么不能乙醇擦浴？

因为乙醇对有皮疹的皮肤有刺激作用，虽然能使体温暂时下降，但是可影响透疹，而且还可能使皮疹"回疹"而加重病情，就是人们常说的"疹毒内陷"。此种情况是患儿抵抗力下降出现并发症的表现。因此，麻疹患儿发热不能用乙醇擦浴，并且所有出疹性传染病都不宜用乙醇擦浴。

2. **皮肤完整性受损的护理** 勤剪指甲以防患儿因皮肤瘙痒，抓伤皮肤造成皮肤损伤和感染。每日用温水擦浴并更衣，保持床单清洁干燥。遵医嘱加服维生素 A 预防干眼病；用抗生素眼膏或滴眼液保护眼睛，防止继发感染；保持口腔清洁，鼓励孩子多饮开水。如有口腔炎应加强口腔护理，可用 2% 硼酸溶液清洗口腔，0.9% 氯化钠溶液漱口等。

3. **营养失调的护理** 保证营养供应，患麻疹期间切不可忌口。宜多给易消化、清淡的流质或半流质饮食，多饮水，少食多餐。恢复期应提供富含蛋白、热量和维生素的饮食。

4. **潜在并发症的护理** ①注意观察患儿有无咳嗽加重、声音嘶哑、咳声如犬吠，呈吸气性呼吸困难（提示并发喉炎）；②注意观察患儿有无高热、呼吸困难、鼻翼扇动、口唇发绀、咳嗽频繁（提示并发肺炎，临床最常见）；③注意观察患儿有无高热、昏睡、惊厥甚至昏迷（提示并发脑炎），当出现以上情况，要即时报告医生，积极配合抢救与治疗。

◎ 考点：麻疹患儿隔离期

5. **有传播感染危险的护理** 患儿呼吸道隔离至出疹后 5 天，有并发症的患儿隔离期延长至出疹后 10 天，密切接触的易感儿应隔离观察 21 天。同时减少不必要的探视，正确处理患儿的分泌物、排泄物。

6. **其他护理** 及时评估透疹情况，如透疹不畅，可用鲜芫荽煎水服用并擦拭全身使疹出透。要保持室内温、湿度适宜及空气流通，卧室环境应安静、光线柔和，因患儿畏光，避免强烈光线直接照射患儿眼睛。

7. **心理护理** 耐心向家长讲解本病防治知识，解释家长的咨询，关爱体贴患儿，减轻家长的担心、焦虑、恐惧心理。

8. **健康教育**

（1）宣传控制传染病的知识：宣传麻疹的病因、传染源、传播途径等知识，做好传染病隔离，阻断传染病的传播。

（2）指导切断传播途径的方法：保持室内清洁及空气流通，进行空气消毒；患儿的衣服、被褥、玩具要曝晒或定期消毒；同时减少不必要的探视；医护人员注意消毒隔离，接触患儿后，必须在日光下或空气中停留 30 分钟以上，才能接触其他患儿及易感者；流行期间避免探访亲友。

（3）增强人群免疫力，保护易感者：①主动免疫，对易感者接种麻疹减毒活疫苗；②被动免疫，在接触麻疹患儿后 5 日内注射人血丙种球蛋白可防止发病，在接触患儿 6 日后注射，可减轻症状。

六、护 理 评 价

患儿体温是否维持在正常范围；皮肤黏膜是否受损；营养摄入是否正常；有无并发症发生和导致呼吸道传播。

第 2 节　水痘患儿的护理

案例 11-2　患儿，6 岁。主因皮肤疱疹 1 天伴瘙痒就诊。查体：体温 38.2℃，躯干部可见散在红色斑丘疹和疱疹，疱疹周围有红晕。初步诊断：水痘。

问题： 1. 说出该患儿的隔离期。
　　　　2. 列出该患儿预防皮肤瘙痒的护理措施。

水痘是水痘 - 带状疱疹病毒引起的一种传染性极强的儿童期出疹性疾病。临床特点是皮肤黏膜相继出现和同时存在的斑疹、丘疹、疱疹和结痂。原发感染为水痘，潜伏再发表现为带状疱疹。水痘是儿科常见的传染病，带状疱疹多见于成年人。

一、概　　　述

水痘是水痘 - 带状疱疹病毒感染所致。该病毒在外界生活能力弱，不耐热和酸，且在痂皮中不能存活。

本病多发生在冬末、春初季节。传染源为水痘患儿，通过飞沫、空气传播或直接接触传播。90% 患儿年龄小于 10 岁，高峰为 6～9 岁，亦可发生在任何年龄（但 6 个月以下，由于母亲抗体在小儿体内存留，故发病率较低）。水痘结痂后病毒消失，故自出疹前 24 小时至疱疹结痂为止均有很强的传染性。

该病的治疗原则为预防皮肤感染，抗病毒治疗和对症治疗。

二、护 理 评 估

1. 健康史　询问患儿近期是否接触过水痘患儿；既往有无水痘病史；近期是否服用过糖皮质激素、免疫抑制剂和易发疹药物（与药疹鉴别）。

2. 临床表现

（1）典型水痘：潜伏期 10～21 天，一般 2 周左右。

1）前驱期：水痘在皮疹出现前可先有发热、头痛、不适等类似上呼吸道感染的症状，持续 1～2 天。

◎ 考点：水痘疱疹特点

2）出疹期：发热第 1 天就可出疹，水痘皮疹的特点：①分批出现的红色斑疹或斑丘疹，迅速发展为清亮、卵圆形、泪滴状小水疱，周围有红晕，无脐眼，经 24 小时，水疱内容物变浑浊，水疱易破溃，瘙痒感重，疱疹持续 3～4 天，然后从中心开始干缩，迅速结痂，在疾病高峰期可见到丘疹、新旧水疱和结痂同时存在，是水痘皮疹的重要特点；②皮疹分布呈向心性，集中在皮肤受压或易受刺激处，开始于躯干部，以后至面部及四肢，四肢远端较少；③黏膜皮疹可出现在口腔、结膜、生殖器等处，易破溃形成浅溃疡。

❤ **链接**

水痘皮疹为何分批出现？皮疹是否会留下瘢痕？

水痘病毒是经口、鼻进入人体，在呼吸道黏膜细胞内繁殖，2～3天后进入血液产生病毒血症，在单核一吞噬细胞系统内再次增殖后入血，引起第二次病毒血症而发病。由于病毒侵入血液是间歇性，故皮疹分批出现。由于皮肤病变仅限于表皮棘细胞层，故一般不留下瘢痕。但应避免继发感染。

（2）重型水痘：多发生于白血病、肿瘤或免疫功能低下的患儿。皮疹呈出血性、坏死性，有高热及全身中毒症状，出疹1周后体温仍可高达40～41℃，常伴血小板减少而发生暴发性紫癜。可继发感染引起败血症，病死率高。

（3）先天性水痘：母亲患水痘可累及胎儿，如果在妊娠的头4个月，则可能发生先天性水痘综合征，表现为出生时体重低下、肢体萎缩、视神经萎缩、小眼球、白内障、智力低下、小头等。患儿常在1年内死亡，存活者常留有严重神经系统后遗症。

（4）并发症：最常见为皮肤继发细菌感染，也可并发继发性血小板减少、水痘肺炎、脑炎及心肌炎等。

3. 社会、心理状态　水痘传染性极强，发病率极高，预后大多良好，应注意评估家长对疾病的认识程度和护理能力，严防因不良的生活习惯导致疾病的传播。

4. 辅助检查　继发感染者，白细胞总数增高。补体结合抗体高滴度或双份血清抗体滴度4倍以上可明确病原体。

三、护理诊断／医护合作性问题

1. 皮肤完整性受损　与水痘疱疹病毒感染引起的皮肤损害有关。
2. 有传播感染的危险　与患儿排出传染性病毒有关。
3. 潜在并发症　皮肤感染等。

四、护理目标

1. 患儿皮肤恢复完整性。
2. 患儿未发生病毒传播。
3. 患儿不发生并发症或发生并发症能及时处理。

五、护理措施

1. 皮肤完整性受损的护理　皮肤瘙痒时，可用温水洗浴，局部涂炉甘石洗剂或5%碳酸氢钠溶液，也可遵医嘱口服抗组胺药物。遵医嘱使用阿昔洛韦（为目前首选的抗病毒药物，水痘发病24小时内使用有效）、维生素B_{12}等药物。禁用肾上腺皮质激素（可导致病毒播散）。

◎ 考点：水痘隔离期

2. 有传播感染危险的护理　将患儿收治在传染病隔离病室（不住院者在家隔离），隔离患儿至皮疹全部结痂为止（一般隔离至出疹后7天），易感儿接触应隔离观察3周；保持室内温暖及空气流通，同时减少不必要的探视；正确处理患儿分泌物、排泄物，告诉患儿不要随地吐痰。

3. 潜在并发症的护理　剪短患儿指甲，戴连指手套，以防抓伤；勤换内衣，保持皮肤清洁，减少继发感染。疱疹破溃可涂 1% 甲紫，或用抗生素软膏预防继发感染。

4. 心理护理　耐心向家长讲解本病防治知识，解释家长的咨询，了解家长有无紧张、恐惧的心理，给予适当的安慰。

5. 健康教育

（1）宣传控制传染病的知识：对患儿应采取隔离措施，至皮疹全部结痂为止；托幼机构中已经接触的易患者应隔离观察 3 周。水痘流行季节在儿童集体机构要加强晨检，及时发现患者，做好疫情报告。

（2）指导切断传播途径的方法：保持室内空气流通，进行空气消毒，患儿的衣服、被褥、玩具要曝晒或定期消毒，同时减少不必要的探视；水痘流行季节在托幼机构宜采用紫外线进行空气消毒，流行期间避免易感儿到公共场所。

（3）增强人群免疫力，保护易感者：①主动免疫，易感者接种水痘减毒活疫苗能有效预防本病；②被动免疫，对使用大剂量激素、免疫功能受损和恶性病患儿，在接触水痘 72 小时内可给予水痘－带状疱疹免疫球蛋白（VZIG）肌内注射，可以起到预防作用。

六、护 理 评 价

患儿水痘是否结痂，有无继发感染；能否配合治疗和隔离。

第 3 节　流行性腮腺炎患儿的护理

案例 11-3　　患儿，6 岁。因发热、右耳垂下肿痛 1 天就诊。查体：体温 38.2℃，咽部充血，右侧腮腺以耳垂为中心向前、后、下肿大，边界不清，触之有弹性及压痛。初步诊断：流行性腮腺炎。

问题：1. 缓减腮腺肿痛的方法有哪些？

2. 患儿治疗 1 周后，突然头痛、呕吐、烦躁，并惊厥 1 次。请问该患儿出现了什么并发症？

流行性腮腺炎是由腮腺炎病毒引起的小儿时期常见的急性呼吸道传染病。临床特征为发热及腮腺非化脓性肿痛，还可累及其他腺体组织及脏器。

一、概 述

腮腺炎病毒属副黏液病毒，自然界中人是病毒的唯一宿主。病毒主要存在于患者的唾液、血液、尿液及脑脊液中。此病毒对理化因素抵抗力不强，加热至 56℃ 20 分钟或甲醛、紫外线照射可迅速使其灭活，但在低温下可存活较久。

传染源是早期患者和隐性感染者。腮腺肿大前 1 天至腮腺消肿后 3 天均有高度传染性。病毒主要通过飞沫经呼吸道传播或通过唾液污染物及尿液等直接接触传播。人类对该病毒普遍易感，最常见于 2～15 岁小儿，感染后具有终身免疫力。本病全年均可发病，以冬、春季为主，在儿童集体机构中易造成暴发流行。

本病为自限性疾病，主要为对症治疗。

二、护 理 评 估

1. 健康史　询问患儿是否接种过腮腺炎疫苗；近期是否接触过腮腺炎患者；询问既往有无腮腺炎或急、慢性传染病史。

◎ 考点：腮腺肿大特点

2. 临床表现　潜伏期 14～25 天，平均 18 天。

该病前驱期很短，可有发热、头痛、乏力、肌痛、纳差等。腮腺肿大常是疾病的首发表现，通常先起于一侧，2～3 天后波及对侧，也有两侧同时肿大或始终限于一侧者。肿大的腮腺以耳垂为中心，向前、后、下发展，局部皮肤表面发热但不红，边缘不清，轻度压痛，张口及咀嚼食物时疼痛加重。在上颌第 2 磨牙旁的颊黏膜处，可见红肿的腮腺管口，但无分泌物。腮腺肿大 3～5 天达高峰，1 周左右逐渐消退。严重者颌下腺、舌下腺、颈淋巴结可同时受累。

腮腺炎病毒有嗜腺体和嗜神经性，故常并发脑膜脑炎、睾丸炎（男孩最常见的并发症，多为单侧受累，如双侧受累并完全萎缩可影响生殖功能）、卵巢炎（一般不影响生殖功能）和急性胰腺炎（较少见）等。

3. 社会、心理状态　疼痛会影响患儿的进食及睡眠，使患儿及家长感到紧张不安。部分患儿家长担心脑膜脑炎、睾丸炎等并发症，会产生焦虑、恐惧和悲观心理。

4. 辅助检查　病程早期血清和尿液淀粉酶增高，并发胰腺炎者显著增高，且脂肪酶也增高。外周血白细胞正常或稍降低，淋巴细胞相对增多。也可检测血清中特异性 IgM 抗体，阳性提示近期感染。

💗 链 接

流行性腮腺炎患儿为何血、尿淀粉酶增高？

由于腮腺炎时，受侵犯的唾液腺管水肿，管内有脱落的坏死上皮细胞堆积，使腮腺腺体分泌物排出受阻，结果唾液内的淀粉酶经淋巴系统进入血液而使血、尿淀粉酶增高。

三、护理诊断／医护合作性问题

1. 疼痛　与腮腺炎症肿胀有关。
2. 体温过高　与病毒感染有关。
3. 潜在并发症　脑膜脑炎、睾丸炎等。
4. 有传播感染的可能　与病毒排出有关。

四、护 理 目 标

1. 疼痛减轻或消失。
2. 体温维持在正常范围内。
3. 不发生并发症，或发生时能及时发现并处理。
4. 不发生病毒传播。

五、护 理 措 施

1. 腮腺肿痛的护理

（1）由于腮腺肿痛，影响吞咽，口腔内残留食物易致细菌繁殖，应经常用温盐水漱口。不会漱口的幼儿应帮助其多饮水。

（2）做好饮食护理，患儿常因张口及咀嚼食物使局部疼痛加重，应给予富有营养、易消化的半流质或软食。不可给予酸、辣、硬而干燥的食物，否则可引起唾液分泌增多，排出受阻，腺体肿痛加剧。

（3）腮腺局部冷敷，使血管收缩，可减轻炎症充血程度及疼痛。亦可用如意金黄散调茶水或食醋敷于患处，保持局部药物湿润，以发挥药效，防止干裂引起疼痛。遵医嘱给予利巴韦林、干扰素或板蓝根等抗病毒治疗。

2. 体温过高的护理　发热可采用头部冷敷、温水或乙醇拭浴进行物理降温或服用退热剂，同时鼓励患儿多饮水。

3. 潜在并发症的护理　腮腺肿大后1周左右，如患儿出现持续高热、剧烈头痛、呕吐、颈强直、嗜睡、烦躁等症状应警惕并发脑膜脑炎；如出现睾丸肿大、疼痛等应警惕并发睾丸炎，可局部冷敷并用"丁"字带托起以减轻疼痛，必要时遵医嘱给予激素治疗3～7天。

4. 有传播感染危险的护理　患儿要与健康儿童隔离，以免传染，隔离至腮腺肿大完全消退后3天为止。患儿用过的食具、毛巾等可煮沸消毒，患儿的居室经常通风换气，这样既能使居室内空气新鲜，又可以达到消毒目的。

5. 其他护理

（1）卧床休息：重症患儿因高热，精神及体力差，应当卧床休息以减少体力消耗，有助于康复，减少并发症。

（2）口腔护理：注意口腔卫生，饭后及睡觉前用淡盐水漱口或刷牙，清除口腔及牙齿上的食物残渣，保持口腔清洁，防止继发细菌感染。

6. 心理护理　医护人员应向家长讲解本病防治知识，耐心倾听家长的咨询，并告诉家长流行性腮腺炎预后大多良好，减轻家长的心理负担，缓解紧张情绪。

❤链接
孕期为什么要预防流行性腮腺炎？

孕妇在怀孕期间，特别是怀孕的早期若受到腮腺炎病毒的感染，有可能造成先天性心脏病的发生。因此，要尽可能避免受到各种病毒的感染。

7. 健康教育

（1）宣传如何控制传染源：向家长讲解流行性腮腺炎的有关知识，流行期间避免接触患儿，尽量避免带孩子去公共场所，居室内要经常通风，空气要新鲜。有接触史的易感儿应观察3周。

（2）宣传预防接种知识：流行期间对易感儿可接种腮腺炎减毒活疫苗；被动免疫可给予腮腺炎免疫球蛋白。

（3）指导切断传播途径的方法：单纯腮腺炎患儿可在家隔离治疗，须指导家长做好隔离、用药、饮食、退热等护理，患儿的食具、毛巾等要煮沸消毒，并学会观察病情，一旦出现严重症状，立即就诊。

六、护 理 评 价

患儿体温是否正常；腮腺肿胀疼痛是否缓解；有无并发症发生和病毒传播感染。

第4节　猩红热患儿的护理

案例 11-4　　患儿，9岁。两天前突然出现高热，最高达39.2℃，自述头痛、咽痛。查体：体温38.7℃，双侧扁桃体肿大，可见脓点，全身皮肤呈红色细小点状皮疹，皮疹略高出皮肤表面，触之有粗糙感，全身皮肤弥漫性潮红，皮疹之间无正常皮肤存在。初步诊断：猩红热。

172

问题： 1. 说出该患儿感染的病原菌。

2. 该患儿首选什么药物治疗？

猩红热是由 A 族乙型溶血性链球菌引起的急性呼吸道传染病，冬、春季多见。临床表现为发热、咽峡炎、杨梅舌、全身弥漫性鲜红色皮疹和退疹后片状脱皮。少数患儿病后 2～3 周可并发急性肾小球肾炎和风湿热。

链接

A 族乙型溶血性链球菌产生的毒素有哪些？

溶血毒素：分为 "O" 和 "S" 两种。①溶血毒素 "O" 具有抗原性，抗溶血毒素 "O" 抗体测定，可作为 A 族乙型溶血性链球菌感染的依据。②溶血毒素 "S"，此毒素对各种细胞均有毒性，能杀死白细胞和溶解红细胞。

一、概　　述

猩红热病原菌主要是 A 族乙型溶血性链球菌，革兰染色阳性，该菌能产生侵袭力很强的外毒素—红疹毒素，是导致猩红热的主要原因。该菌外界生存能力较强，在痰液、脓液和渗出物中可存活数周，但对热及一般消毒剂敏感。患者及健康带菌者是本病的传染源，自发病前一天至疾病高峰时传染性最强。主要是通过飞沫传播，亦可经食物、玩具、衣服等物品传播。经创口、产道感染也可引起猩红热。人群普遍易感，儿童发病率高，3～7 岁多见。

本病首选青霉素治疗，中毒症状重或伴休克症状者，给予肾上腺皮质激素等治疗。

二、护　理　评　估

1. 健康史　询问近期是否接触过猩红热患者；既往有无猩红热病史；并注意当地的流行情况。

2. 临床表现

（1）潜伏期：1～7 天。

（2）前驱期：①发热，起病急，多为持续性发热，热度高低不等，一般 5～7 天降至正常，用抗生素后 24 小时即可正常；②咽峡炎，咽部和扁桃体红肿，可见脓性分泌物，并伴颈部淋巴结肿大。

◎ 考点：猩红热皮疹特点

（3）出疹期

1）皮疹：多在发热后第 2 天出现。始于颈部，很快扩展到胸、背、腹及上肢，24 小时迅速波及全身。皮疹特点为弥漫性充血的皮肤上出现分布均匀的针尖大小的丘疹，压之褪色，触之有砂纸感，疹间无正常皮肤，伴有痒感。

2）帕氏线：指皮疹在腋窝、肘窝、腹股沟等皮肤皱褶处密集，因皮肤摩擦有皮下出血点形成紫红色线状，称帕氏线。

3）口周苍白圈：指患儿面部潮红，但口唇周围充血不明显，略显苍白。

4）草莓舌（杨梅舌）：指病初肿胀的舌乳头凸出覆以白苔称"草莓舌"。2～3 天后，舌苔脱落，舌面光滑呈绛红色，舌乳头突出呈"杨梅舌"。

（4）恢复期：一般情况好转，体温降至正常。皮疹按出疹时顺序于 3～4 天内消退。病后 1 周末躯干开始糠皮样脱屑，手足可见大片状脱皮，呈"手套""袜套"状，无色素沉着。

常见的并发症为变态反应性疾病（急性肾小球肾炎、风湿热等）。

3. 社会、心理状态　由于猩红热皮疹明显，发热等症状重，患儿常有焦虑、烦躁。应注意评估患儿及家长的心理状况。

4. 辅助检查　血常规白细胞增高可达（10～20）×10^9/L，中性粒细胞占80%以上。咽拭子或其他病灶分泌物培养可得到A族乙型溶血性链球菌。

三、护理诊断/医护合作性问题

1. 体温过高　与链球菌感染、毒血症有关。
2. 皮肤完整性受损　与毒素致皮疹、脱皮有关。
3. 口腔黏膜受损　与口腔、咽峡炎有关。
4. 潜在并发症　急性肾小球肾炎、风湿热。

四、护理目标

1. 体温维持在正常范围内。
2. 患儿皮肤恢复完整性。
3. 口腔黏膜恢复正常。
4. 不发生并发症或发生时能及时发现并处理。

五、护理措施

1. 体温过高的护理　急性期绝对卧床休息2～3周，并做好一切生活护理。物理降温，如头部冷敷、温水擦浴，忌用冷水或乙醇擦浴。必要时遵医嘱服用退热剂。

2. 皮肤完整性受损的护理　保持皮肤清洁，衣被勤换洗，可用温水清洗皮肤，禁用肥皂水。剪短患儿指甲，避免抓破皮肤。皮肤瘙痒可涂炉甘石洗剂。脱皮时勿用手剥皮，可用消毒剪刀修剪。脱皮时可涂凡士林或液状石蜡。

3. 口腔黏膜受损的护理　多饮水，急性期给营养丰富、易消化的流质、半流质饮食，用温生理盐水或稀释2～5倍的朵贝溶液漱口，每天4～6次。

4. 潜在并发症的护理　注意观察血压变化，有无眼睑水肿、尿量减少及血尿等肾炎的表现（详见第7章第2节）；并观察有无急性风湿热的表现（详见第10章第1节）。

5. 心理护理　耐心向家长讲解本病防治知识，解释家长的咨询，关爱体贴患儿，减轻家长的担心、焦虑心理。

◎考点：猩红热隔离期

6. 健康教育
（1）预防隔离：对患儿呼吸道隔离至症状消失后1周，连续咽拭子培养3次阴性。
（2）切断传播途径：室内通风换气或用紫外线照射消毒，保持室内空气新鲜。患儿的分泌物或污染物要及时消毒。
（3）保护易感人群：对密切接触患儿的易感儿童需观察7天，并可应用青霉素预防。

六、护理评价

患儿体温是否恢复正常；皮肤受损是否恢复；有无并发症发生和传播感染。

第 5 节　小儿结核病患儿的护理

结核病是由结核杆菌引起的一种慢性感染性疾病。可累及全身各个脏器，但小儿以原发型肺结核最为常见。粟粒型肺结核和结核性脑膜炎是小儿结核病致死的主要原因。近十年来，由于人类免疫缺陷病毒（HIV）的流行和耐药结核菌株的产生等因素，结核病的发病有所回升。世界卫生组织（WHO）将每年的 3 月 24 日定为"世界防治结核病日"。我国 2002 年被 WHO 认定为 22 个结核病高发国之一。

一、小儿结核病概述

（一）病因及发病机制

结核杆菌属于分枝杆菌，具有抗酸性，为需氧菌，革兰染色阳性。分为 4 型：人型、牛型、鸟型和鼠型，对人类致病的主要为人型和牛型。结核杆菌含有类脂质、蛋白质和多糖体。结核杆菌蛋白质能使机体致敏，产生变态反应而致病；结核杆菌类脂质对细菌具有保护性，使其对酸、碱、消毒剂的耐受力增强，冰冻 1 年半仍保持活力。但结核杆菌干热 100℃需 20 分钟可灭活，湿热 65℃需 30 分钟即可灭活；痰液内结核杆菌用 5% 苯酚或 20% 漂白粉处理须经 24 小时才能杀灭。

结核杆菌引起人体发病，不仅取决于细菌数量、毒力、机体的抵抗力，更主要与机体免疫功能有关。结核杆菌初次侵入人体后，在肺泡内和无活性的巨噬细胞中短暂的生长繁殖，4～8 周后产生细胞免疫，通过细胞免疫应答使 T 淋巴细胞致敏。若再次接触结核杆菌或其代谢产物时，致敏的淋巴细胞就释放一系列细胞因子，然后激活巨噬细胞，消灭大部分结核杆菌。当细菌量少而组织敏感性高时，就形成由淋巴细胞、巨噬细胞和成纤维细胞组成的肉芽肿；当细菌量大且组织敏感性高时，则组织坏死不完全并产生干酪样物质；当细菌量多而组织敏感性低时，可导致播散和局部组织坏死。机体感染结核后，在产生免疫力的同时也产生了变态反应，结核免疫和变态反应是同一细胞免疫过程中的两种不同表现。一般认为适度的变态反应时，机体抵抗力最强；变态反应过强时，可加剧炎症反应甚至发生干酪性坏死，造成组织严重损伤或结核播散；变态反应过弱时，说明机体反应差，细胞免疫功能低下。

（二）流行病学

1. 传染源　开放性肺结核患者是主要的传染源。
2. 传播途径　主要经飞沫或带有结核菌的痰液干燥后随尘土飞扬进入呼吸道；亦可通过消化道传播，如饮用未经消毒的带有牛型结核菌的牛奶或食用了污染结核杆菌的食物等；经皮肤、胎盘传染者极少。
3. 易感人群　本病的易感人群主要是生活贫困、营养不良、居住拥挤和社会经济落后的人群。

（三）小儿结核病的特点

1. 发病急，进展快，全身中毒症状重，易发生合并症。

2. 对结核杆菌及其代谢产物有较高的敏感性，临床可出现疱疹性结膜角膜炎、结节性红斑和结核过敏性关节炎。结核菌素试验多呈强阳性反应。

3. 易发生血行播散。

4. 易侵犯淋巴系统，导致淋巴结核，以肺门淋巴结最易受侵犯。并可见到肝脾肿大。

5. 愈合以钙化方式为主。

（四）结核病常见的检查方法

◎ 考点：结素试验方法、结果判断及阳性与阴性反应的临床意义

1. 结核菌素试验（简称结素试验）

（1）试验方法：有旧结核菌素（OT）和结核菌纯蛋白衍生物（PPD）两种，PPD试验结果更准确。一般用PPD制剂0.1ml（含结核菌素5个单位），在前臂掌侧中下1/3交界处行皮内注射，使之形成6～10mm的皮丘。48～72小时观测反应结果。若患儿有结节性红斑、疱疹性结膜炎或一过性结核过敏性关节炎，宜用1个单位结核菌素（PPD）试验，以防止局部的过度反应及可能引起的结核病灶反应。

（2）结果判断：记录应测硬结直径，以局部硬结的毫米数表示，先写横径，后写纵径，取两径平均值来判断反应强度，记录时应标记其实际毫米数而不以符号表示。皮内结核菌素试验反应阳性标准见表11-1。

表11-1　皮内结核菌素试验反应分度表

反应	符号	反应性质和强度
阴性	－	无硬结，有时有轻度发红
可疑	＋－	红硬，平均直径<5mm
阳性（弱）	＋	红硬，平均直径5～9mm
阳性（中）	＋＋	红硬，平均直径10～19mm
阳性（强）	＋＋＋	红硬，平均直径≥20mm
阳性（极强）	＋＋＋＋	除红硬外，还有疱疹、局部坏死或淋巴管炎

（3）临床意义

1）阳性反应：①曾接种过卡介苗，人工免疫所致；②年长儿没有明显的临床症状而呈阳性反应，表示曾经被结核杆菌感染，但不一定有活动病灶；③3岁以下尤其是1岁以内未接种过卡介苗的小儿，如果结核菌素反应为阳性多表示体内有新的结核病灶，年龄越小，活动性结核的可能性越大；④强阳性反应者表示体内有活动性结核病灶；⑤在2年之内由阴性反应转为阳性反应，或反应强度从原来<10mm增至>10mm，且增幅>6mm，表示新近有结核杆菌感染。

2）阴性反应：①没有被结核杆菌感染过；②初次感染4～8周内；③机体免疫反应低下或免疫受到抑制所致，如重症结核、急性传染病、重症营养不良、免疫缺陷病或应用了抗过敏药及免疫抑制剂的患者；④技术误差或结核菌素失效。

2. 实验室检查

（1）结核杆菌检查：从痰（为确诊肺结核最重要方法）、胃液、脑脊液及浆膜腔液中查找

结核杆菌。

（2）红细胞沉降率：结核活动期常加快，但无特异性。

3. 结核病影像学诊断　胸部 X 线检查对早期诊断肺结核病的意义较大。能确定病变的部位、范围、性质及进展情况，定期复查可观察治疗效果。必要时可做胸部 CT 及磁共振成像（MRI）检查。

4. 其他辅助检查　纤维支气管镜、周围淋巴结穿刺液涂片检查、肺穿刺活检或胸腔镜取肺活检。

（五）结核病预防

1. 控制传染源　排菌性结核病患者是主要传染源。故早期发现和积极治疗结核菌涂片阳性患者是预防小儿结核病的重要措施。及时发现和控制传染源是减少结核感染的关键。

2. 切断传播途径　主要是切断呼吸道和消化道的传播。如对呼吸道分泌物、餐具、污染衣物、室内空气等进行消毒处理。

3. 保护易感人群

（1）卡介苗接种：是预防结核病的有效措施（详见第 1 章第 6 节）。

 链　接

卡介苗是如何产生的？

1908 年，Calmette 及 Guerin 两人将牛型结核杆菌在甘油马铃薯胆汁培养基中经多次长期传代而获得的减毒菌株即为卡介苗，卡介苗的结核杆菌毒力极弱，接种后，人体能抵抗结核杆菌的感染。

◎ 考点：结核病药物预防指证

（2）药物预防：有下列指征的小儿可用异烟肼预防性服药。①密切接触家庭内开放性肺结核者；②3 岁以下未接种过卡介苗而结核菌素试验阳性者；③结核菌素试验新近由阴性转为阳性者；④结核菌素试验阳性伴结核中毒症状者；⑤结核菌素试验阳性，又患麻疹和百日咳的小儿；⑥结核菌素试验阳性小儿需较长期使用糖皮质激素或其他免疫抑制剂者。用药方法：异烟肼每日 10mg/kg，疗程 6～9 个月。

 链　接

为什么接种了卡介苗还患结核病？

目前研究认为可能与下列因素有关。

1. 疫苗质量不可靠。卡介苗是一种减毒活疫苗，如保存温度、湿度、方式等出现问题很可能导致疫苗失效，即便接种了，也不会产生免疫力。

2. 接种技术不正确。WHO 结核病专家委员会建议采用皮内注射法接种，接种 3 个月后，应做结核菌素试验，阴性者应补种。

3. 个体差异因素。因个体基因型的差异，部分人群可能对该菌苗无免疫应答，产生不了抗体，或仅产生很少的抗体，这样也是卡介苗无效接种的原因之一。

4. 严重营养不良、先天免疫缺陷病、应用了免疫抑制剂的患儿也会导致无效接种。

（六）治疗原则

小儿结核病是一种慢性传染病，需要进行较长时期的抗结核治疗，才能够有效地控制病原菌的生长繁殖，直至完全杀死达到持久的治愈。用药原则是：早期、适量、联合、规律、全程。

1．几种常用的抗结核药物

（1）杀菌药物

1）全杀菌药物：异烟肼（INH）和利福平（RFP）。对细胞内、外处于生长繁殖期的细菌和干酪病灶内代谢缓慢的细菌均有杀灭作用，不论在酸性还是碱性环境中均能发挥作用。

2）半杀菌药物：链霉素（SM）和吡嗪酰胺（PZA）。SM能杀灭在碱性环境中生长、分裂、繁殖活跃的细胞外的结核杆菌；PZA能杀灭在酸性环境中细胞内的结核菌及干酪病灶内代谢缓慢的结核杆菌。

（2）抑菌药物：有乙胺丁醇（EMB）及乙硫异烟胺（ETH）。

2．化疗方案

（1）标准疗法：一般用于治疗原发型肺结核，每日用INH、RFP和（或）EMB，疗程9～12个月。

（2）两阶段疗法：用于活动性原发型肺结核、急性粟粒型肺结核和结核性脑膜炎。①强化治疗阶段：联用3～4种杀菌药物，消灭敏感菌。如长程化疗，此阶段一般需要3～4个月，短程疗法一般为2个月。②巩固治疗阶段：联用2种抗结核药，防止复发。长程化疗此阶段为12～18个月，短程疗法一般为4个月。

（3）短程疗法：一般为3～4种抗结核药物联合应用，总疗程一般为6～9个月。

二、原发型肺结核患儿的护理

案例11-5 患儿5岁。低热20余天，伴轻咳、消瘦、精神食欲差。查体：体温38.5℃，消瘦，颈部淋巴结杏核大小，右肺下部呼吸音减低，下肢可见结节性红斑。PPD试验强阳性，胸部X线检查：右肺门淋巴结肿大呈结节型。初步诊断：原发型肺结核。

问题：1. 说出该患儿的饮食护理措施。

2. 如患儿病情进展可导致什么？

3. 怎样做好患儿的消毒与隔离工作？

原发型肺结核为结核杆菌初次侵入肺部发生的原发感染，是小儿肺结核的主要类型。包括原发综合征与支气管淋巴结结核。两者除X线表现不同外，临床上很难区别，故两者统称原发型肺结核。

（一）概述

肺部原发病灶多位于胸膜下，肺上叶底部和肺下叶的上部，右侧多见。其基本的病理改变为渗出、增殖与坏死。在原发病灶形成的过程中，结核杆菌经淋巴管到达肺门或纵隔淋巴结，引起淋巴管炎和淋巴结炎。原发综合征即由肺部原发病灶、支气管淋巴结病灶和两者相连的淋巴管炎组成。支气管淋巴结结核以胸腔内肿大的淋巴结为主，查不出肺部原发病灶和淋巴管炎。临床上以后者多见。

1．原发型肺结核的病理转归

（1）吸收好转：病变完全吸收、钙化或硬结，此种转归最常见。

（2）病变进展：形成空洞、淋巴结支气管瘘、支气管内膜结核、干酪样肺炎、肺不张、肺气肿和结核性胸膜炎。

（3）恶化：血行播散导致急性粟粒型肺结核或全身性粟粒型结核病。

2．原发型结核病的治疗

（1）若是无明显症状的原发型肺结核，选用标准疗法，每日服用 INH、RFP 和（或）EMB，疗程 9～12 个月。

（2）活动性原发型肺结核，采用直接督导下短程疗法，强化治疗阶段宜用 3～4 种杀菌药，2～3 个月后以 INH、RFP 或 EMB 巩固维持治疗。

（二）护理评估

1．健康史　询问有无卡介苗的接种史（接种时间、次数以及是否成功）；有无与开放性肺结核患者接触史；近期有无麻疹、百日咳等急性传染病史；既往有无结核过敏表现，如结节性红斑、疱疹性结膜炎、结核过敏性关节炎等病史。

2．临床表现　原发型肺结核轻者可仅有低热、干咳、食欲差、体重不增等症状。有的甚至无任何症状，仅在体检时才发现。重者可有低热、轻咳、盗汗、乏力、食欲不振、消瘦等结核中毒症状或结核过敏表现。由于肿大淋巴结压迫气管、支气管分叉处可出现类似百日咳样痉挛性咳嗽、肺气肿、肺不张等。肺部体征不明显，当原发病灶较大时，局部叩诊可呈浊音，听诊呼吸音减低，闻及少许干、湿啰音。

3．社会、心理状况　了解患儿的生活、营养状况；评估患儿家长对本病的认知程度；患儿是否因学习中断、治疗时间长而产生焦虑心情；家长是否因担心预后或疾病传染而产生担忧、焦虑和恐惧心理。

4．辅助检查

（1）X 线检查：诊断小儿肺结核的重要方法。①原发综合征：X 线胸片呈现原发病灶、淋巴管炎和肺门淋巴结炎组成的哑铃形双极影。②支气管淋巴结结核：X 线片呈炎症型、结节型和微小型阴影改变。

（2）结核菌素试验：呈强阳性或由阴性转为阳性。

（3）红细胞沉降率：可增快。

（三）护理诊断 / 医护合作性问题

1．营养失调：低于机体需要量　与食欲下降、消耗过多有关。

2．活动无耐力　与结核中毒症状有关。

3．有传播感染的可能　与呼吸道排出结核菌有关。

4．潜在并发症　药物不良反应及原发型结核进展或恶化。

（四）护理目标

1．患儿的食欲及营养状况逐步改善，体重增加。

2．患儿乏力减轻，活动耐力逐步提高。

3．患儿未发生感染传播。

4．患儿不发生并发症或发生后能及时发现并处理。

（五）护理措施

1. 营养失调的护理　选择高热量、高蛋白、高维生素、富含钙质、易消化的食物，以增强患儿的抵抗力，提高机体的修复能力，促进病灶愈合。注意食物的种类及食物的制作方法，尽量提供患儿喜欢的食品，以增加食欲。

2. 活动无耐力的护理　保证患儿足够的睡眠时间并进行户外活动，避免劳累。重症患儿应卧床休息。

3. 有传播感染危险的护理　对活动性原发型肺结核患儿采取以下措施：①遵医嘱早期、适量、联合、规律、全程、分阶段应用抗结核药；②采取呼吸道隔离；③注意对患儿的呼吸道分泌物、餐具、痰杯及污染的衣物进行消毒处理；④避免与其他急性传染病患者接触，以免加重病情。

4. 潜在并发症的护理

（1）药物的不良反应：服用异烟肼应注意患儿有无手足麻木和烧灼感；乙胺丁醇应注意有无视力减退、视野缺损等；吡嗪酰胺应注意患儿有无关节痛、皮疹等；链霉素应注意有无耳聋、耳鸣等；此外，还应注意有无肝、肾功能的损害。

❤ **链　接**

应用抗结核药物治疗为什么查肝功能？

临床常用的抗结核药物有异烟肼、利福平、吡嗪酰胺和乙硫异烟胺。异烟肼在肝内代谢可引起肝细胞损害、氨基转移酶升高等；利福平也主要在肝中代谢，且两药合用时肝毒性更大；吡嗪酰胺主要毒性也是肝损害、氨基转移酶升高等；乙硫异烟胺虽然胃肠道反应最常见，但也易损害肝，导致氨基转移酶升高等。因此抗结核治疗时需定期检查肝功能。

（2）原发型肺结核的发展或恶化：如原发型肺结核中毒症状加重，出现呼吸困难、发绀、肝脾肿大或高颅内压症状者，应警惕原发型肺结核进展或恶化合并粟粒型肺结核或结核性脑膜炎，应及时报告医生，并积极配合治疗与护理。

5. 其他护理　室内空气应新鲜、阳光充足，每日进行空气消毒。因患儿出汗多，应做好皮肤护理。避免继续与开放性结核患者接触，以免重复感染，导致病情恶化。

6. 心理护理　针对患儿及家长存在的心理问题，耐心向家长和患儿说明饮食、活动、隔离治疗的目的，消除家长及患儿的担忧、焦虑和恐惧心理。护理工作中关爱体贴患儿，增加其战胜疾病的信心，取得家长与患儿对护理工作的配合。

7. 健康教育

（1）采取通俗易懂的语言讲解结核病的防治知识，有针对性地进行卫生知识宣教。加强消毒隔离措施，防止结核病的传播。

（2）指导家长做好日常生活护理和饮食护理。

（3）指导家长严格按医嘱用药，注意观察药物的不良反应，定期到医院复查。

（六）护理评价

患儿营养是否改善；疲乏是否缓解，活动耐力是否提高；有无并发症发生。

三、急性粟粒性结核患儿的护理

案例 11-6 患儿，男，11 个月。消瘦，近日突然持续高热 39.2℃，咳嗽、发憋、呼吸困难、发绀，经 X 线检查初步诊断：急性粟粒性结核。

问题： 1. 说出该病好发年龄。

2. 其典型 X 线表现是什么？

3. 临床应与何种疾病鉴别诊断？

急性粟粒性结核是全身血行播散性结核病在肺部的表现，也是原发型肺结核恶化的结果。婴幼儿多见，病情危重，病死率高。是小儿结核病中最严重的一种类型。

（一）概述

该病主要是机体抵抗力低下时，原发型病灶的干酪性物质大量进入血流而引起全身血行播散性结核病。当结核杆菌侵入肺动脉，引起的是粟粒性结核，病理表现为：两肺均匀布满灰黄色、直径约 1mm 的粟粒样结核结节，以肺上部为多，位于间质，很少在肺泡腔内。镜检示：结核结节由类上皮细胞、淋巴细胞和朗汉斯细胞加上中心干酪坏死性病灶组成。当结核杆菌侵入肺静脉，引起的是肺、脑膜、脑、肝、脾、肾、肠以及肠系膜淋巴结等全身性粟粒性结核病。此型结核大部分发生在原发感染后 1 年内，尤其是 3～6 个月内。小儿患麻疹、百日咳等传染病或营养不良时，机体免疫低下易诱发本病。

该病应早期积极抗结核治疗、应用肾上腺皮质激素、营养支持和对症治疗。

（二）护理评估

1. 健康史 询问患儿有无卡介苗接种史（接种时间、次数以及是否成功）；有无结核病患者接触史；有无结核病史；近期有无患过麻疹、百日咳等传染病；既往有无结核过敏表现，如结节性红斑、疱疹性结膜炎、结核过敏性关节炎等病史。

2. 临床表现 该病大多急性起病，患儿可有高热、咳嗽、倦怠和结核中毒症状（如盗汗、食欲不振、面色苍白、消瘦）等。

有的患儿以脑膜炎的形式表现，如前囟隆起、视盘水肿、惊厥、呕吐及脑膜刺激症状；有的酷似肺炎表现，如呼吸困难、发绀、肺部湿啰音等；有的酷似伤寒和败血症的症状，如高热、明显中毒症状、肝脾肿大、浅表淋巴结肿大、紫癜或出血等。少数婴儿症状不典型，仅见发热、食欲差、消化不良、消瘦、倦怠等一般中毒症状。

3. 社会、心理状况 评估患儿家长对本病治疗、预后的认识程度。由于本病病情严重、治疗费用高等，因此，应注意家长有无担忧、焦虑、恐惧的心理反应。

4. 辅助检查

（1）X 线检查：多于发病 2 周后，X 线胸片可发现两肺有大小一致、分布均匀的粟粒状阴影。透视一般不能发现。

（2）其他检查：①结核菌素试验，可呈假阴性；②痰或胃液中可查到结核菌；③眼底检查见结核结节有诊断意义；④红细胞沉降率增快，白细胞升高或降低，可伴核左移或类白血病反应。

（三）护理诊断／医护合作性问题

1．体温过高　与结核杆菌感染有关。
2．气体交换受损　与肺部广泛结核病灶影响呼吸有关。
3．营养失调：低于机体需要量　与长期结核中毒和消耗有关。
4．潜在并发症　药物的不良反应。

（四）护理目标

1．患儿体温维持在正常范围内。
2．患儿气体交换得到改善。
3．患儿的食欲及营养状况逐步改善。
4．患儿不发生并发症或发生后能及时发现并处理。

（五）护理措施

1．体温过高的护理　遵医嘱正确应用抗结核药物。高热患儿遵医嘱给予物理降温或药物降温处理。

2．气体交换受损的护理　对呼吸急促、阵咳、喘憋、发绀、呼吸困难的患儿，应保持呼吸道通畅，备好氧气、吸痰装置，需要时应立即给予吸氧、吸痰等。定时翻身拍背，有利于痰液排出。

3．营养失调的护理　尤其是加强蛋白质、维生素和钙质的供给，注意食品的种类，鼓励患儿进食，并宣传加强营养对疾病恢复的重要性。对体质较差并伴有贫血者，可少量多次输入新鲜血，以增强机体抗病能力。

4．潜在并发症的护理　注意观察药物的不良反应，及时发现并报告医生，并给予处理。

5．其他护理

（1）注意呼吸道隔离，防止疾病的传染。

（2）保持室内空气新鲜、阳光充足，定时通风换气，环境要清洁、舒适、安静。每日要进行空气消毒。

（3）因患儿出汗多，应勤洗澡，勤换衣，保持皮肤清洁干燥。

（4）注意患儿的休息：患儿机体消耗增加，分解代谢旺盛，容易疲劳，重症患儿要绝对卧床休息。

（5）密切观察病情变化：注意体温、呼吸、脉搏及意识变化，如出现烦躁、嗜睡、头痛、呕吐、惊厥等脑膜炎症状，应及时通知医生。

6．心理护理　对患儿和蔼可亲，关怀体贴，护理治疗操作动作轻柔，及时解除患儿不适。对家长耐心解释并给予心理上的支持，使其克服焦虑心理，密切配合治疗护理。

7．健康教育

（1）向家长及患儿解释本病的特点、药物治疗及护理的注意事项。

（2）指导家长做好患儿的日常护理、饮食护理、消毒隔离及预防各种传染病的方法。

（3）定期复查。

（六）护理评价

患儿体温是否正常；缺氧症状是否得到改善；食欲及营养状况是否好转；有无并发症发生及能否及时救治。

四、结核性脑膜炎患儿的护理

案例 11-7 　　患儿，1 岁。半个月前患麻疹，疹后间断咳嗽、低热、烦躁。近 1 日来呕吐、嗜睡。查体：体温 38.5℃，脑膜刺激征阳性，脑脊液检查呈结核性脑膜炎改变。初步诊断：结核性脑膜炎。

问题：1. 结核性脑膜炎最主要的体征是什么？

2. 概述结核性脑膜炎典型脑脊液改变。

3. 说出结核性脑膜炎早期的临床特点。

结核性脑膜炎简称结脑，是结核杆菌侵犯脑膜所引起的炎症，常为全身性粟粒型结核病的一部分，通过血行播散而来。本病多见于婴幼儿。是小儿结核病中最严重的一型，病死率及后遗症发生率较高。一年四季均可发病，但以冬、春季为多。

（一）概述

结核性脑膜炎患儿多有原发型结核病或粟粒型结核病的病史，常在结核原发感染后 1 年内发生，尤其是初次感染结核 3～6 个月最易发生。多数患儿未接种过卡介苗，特别是近期患过急性传染性疾病如麻疹、百日咳、水痘等，常是本病的诱因。

其病理改变为软脑膜弥漫性充血、水肿、炎性渗出，大量渗出物积聚颅底部，压迫脑神经导致脑神经受损（常见为第 Ⅱ、Ⅲ、Ⅳ、Ⅵ、Ⅶ对）。如渗出物粘连、堵塞可导致脑积水。严重时脑组织缺血、坏死、软化而致偏瘫。

该病治疗要点为：早期、规律、联合、适量、全程、分段应用抗结核药，并做好加强营养、皮肤护理、降低颅内压、对症治疗与心理护理等。早期诊断和合理治疗是改善预后的关键。

（二）护理评估

1. 健康史　询问患儿有无卡介苗接种史（接种时间、次数以及是否成功）；有无结核病接触史；有无原发型结核病史；近期有无患过麻疹、百日咳等传染病；既往有无疱疹性结膜角膜炎、结节性红斑、结核过敏性关节炎等病史。

◎ 考点：结脑的临床分期

2. 临床表现　结核性脑膜炎根据临床表现，病程大致可分 3 期。

（1）早期（前驱期）：1～2 周，主要是性格的改变，如烦躁好哭、精神呆滞、少言懒动、易倦、易怒、不喜欢游戏等。可有发热、盗汗、呕吐、便秘、头痛等。

（2）中期（脑膜刺激期）：1～2 周，主要是颅内压增高的表现，如头痛、呕吐、惊厥及脑膜刺激征阳性。也可出现面神经瘫痪（如口眼歪斜）、动眼神经与外展神经瘫痪（如瞳孔散大、眼睑下垂与斜视等）。眼底可见视盘水肿、脉络膜粟粒状结核结节等。

（3）晚期（昏迷期）：1～3 周，上述症状加重，意识逐渐进入昏迷，惊厥频繁发作。患儿极度消瘦，呈舟状腹，常伴水、电解质代谢紊乱。最终因颅内压增高导致脑疝而死亡。

最常见的并发症是脑积水、脑实质损害、脑出血及脑神经障碍。

3. 社会、心理状况　评估患儿家长对本病治疗、预后的认识程度。由于本病病情严重、预后差、住院时间长、治疗费用高等因素，应注意家长有无担忧、焦虑、恐惧的心理反应。个别家长由于经济等原因会做出弃婴的行为，可导致一定的社会问题。

4. 辅助检查

（1）X线检查、CT扫描或磁共振成像（MRI）：检查肺部有无原发型肺结核及粟粒型肺结核病。

（2）结核菌素试验：阳性有助于诊断，晚期可呈假阴性。

（3）眼底检查：脉络膜边缘可有粟粒状结节。

◎ 考点：结脑脑脊液特点

（4）脑脊液检查：压力增高；外观无色透明或呈毛玻璃状；白细胞计数（50～500）×10^6/L，分类以淋巴细胞为主；糖和氯化物均降低为典型表现；蛋白增高；脑脊液静置12～24小时，可有网状薄膜形成。脑脊液培养结核杆菌阳性可确诊。

（三）护理诊断 / 医护合作性问题

1. 营养失调：低于机体需要量　与呕吐、摄入不足及疾病消耗有关。
2. 潜在并发症　颅内压增高。
3. 皮肤完整性受损　与长期卧床、排泄物刺激有关。
4. 焦虑　与病情重、后遗症发生率高有关。

（四）护理目标

1. 患儿营养摄入能满足机体需要量。
2. 能及时发现并发症并配合抢救。
3. 保持皮肤、黏膜的完整。
4. 家长焦虑缓解，能积极配合治疗与护理。

（五）护理措施

1. 营养失调的护理　患儿应选择高热量、高蛋白质及高维生素的流食或半流食，以增强机体抵抗力；昏迷不能吞咽的患儿，可遵医嘱进行鼻饲，鼻饲速度不宜过快，防止引起呕吐；必要时遵医嘱给予静脉高营养或输新鲜全血或血浆；有水、电解质、酸碱平衡紊乱者，遵医嘱给予纠正。

2. 潜在并发症的护理　如患儿有颅内高压，床头应提高30°，并遵医嘱使用脱水剂、利尿剂、肾上腺皮质激素等。应用甘露醇时若有结晶可将药瓶放入热水中浸泡待结晶消失后再用，注意不可与其他药液混合静脉滴注。如患儿行腰椎穿刺应在使用脱水剂之后进行，以免诱发脑疝。惊厥者遵医嘱用止惊剂等。

3. 保持皮肤、黏膜完整性的护理　保持床单清洁、干燥，及时更换尿布，清洗臀部；呕吐患儿要做好口腔护理，并及时清理颈部等残留的呕吐物；昏迷及瘫痪患儿应勤翻身拍背，防止坠积性肺炎，骨突出部位可垫软垫，防止压疮发生。昏迷患儿用盐水纱布覆盖眼睛并涂以消毒眼膏保护角膜。

4. 其他护理

（1）居室要安静，避免声、光等刺激，空气要新鲜，要有适宜的温度和湿度。

（2）病情观察：密切观察患儿体温、呼吸节律、脉搏、血压、意识、瞳孔大小及对光反射等情况；观察有无惊厥发生；早期发现颅内高压、脑疝及呼吸衰竭等，及时报告医生并积极配合抢救。遵医嘱应用抗结核药物，并注意观察药物的不良反应。

（3）消毒隔离：大部分患儿伴有肺部结核病灶，应采取呼吸道隔离，病房要每日进行紫外线消毒。各种用具要严格消毒处理，痰液、呕吐物等分泌物用 5% 苯酚或 20% 漂白粉严格处理。

5. 心理护理　根据患儿及家长存在的心理问题，护理人员应耐心讲解有关本病的治疗、预后等知识，缓解家长的担忧、焦虑、恐惧心理。护理工作中要处处关心体贴患儿，态度要和蔼，增加其战胜疾病的信心和对医护人员的信任感，积极配合治疗和护理工作。

6. 健康教育

（1）讲解结核病的防治知识，有针对性地进行卫生知识宣教。

（2）坚持按医嘱应用抗结核药，并注意药物不良反应的观察，定期门诊复查。

（3）制订合理的作息时间，适当进行户外活动。保证患儿充足的营养。

（4）避免与开放性结核患者接触，以防重复感染。积极预防和治疗急性传染病。

（5）对留有肢体瘫痪后遗症的患儿，可以进行理疗、针灸、按摩等治疗，并积极进行功能锻炼。对留有失语和智力低下者，应进行语言训练等。

（六）护理评价

患儿营养摄入能否满足需要；皮肤、黏膜有无受损；并发症是否得到及时救治；焦虑是否缓解，家长能否积极配合治疗与护理。

小　结

麻疹是由麻疹病毒引起的急性呼吸道传染病。临床特征为发热、流涕、咳嗽、眼结合膜炎、口腔黏膜斑及全身皮肤斑丘疹。护理措施主要是退热、加强皮肤黏膜护理、保证营养、预防传播与发生并发症。

水痘是一种传染性极强的儿童出疹性疾病。临床特点是皮肤黏膜相继出现和同时存在的斑疹、丘疹、疱疹和结痂，全身症状轻微。护理措施主要是退热、加强皮肤黏膜护理和预防传播。

流行性腮腺炎是由腮腺炎病毒引起的小儿常见急性呼吸道传染病。临床特征为发热及腮腺非化脓性肿痛，其病毒除侵犯腮腺外，还可累及各种腺组织等器官。护理措施主要是退热、减轻疼痛和预防传播。

猩红热是由 A 族乙型溶血性链球菌感染引起的急性呼吸道传染病。临床特点为发热、咽峡炎、杨梅舌、全身弥漫性鲜红色皮疹等。护理要点为遵医嘱使用青霉素，积极防治并发症等。

小儿结核病以原发型肺结核最常见，主要是通过呼吸道传播；急性粟粒型肺结核是全身血行播散性结核病在肺部的表现，也是原发型肺结核恶化的结果，其诊断要点为两肺大小一致、分布均匀的粟粒状阴影；结核性脑膜炎是结核杆菌侵犯脑膜所引起的炎症，其临床特点为颅内压增高、脑膜刺激征等，为结核病死亡的主要原因。结核病护理要点为遵医嘱早期、规律、联合、适量、全程、分段应用抗结核药物，加强营养，对症治疗和消毒隔离等，同时密切观察药物的不良反应。

目标检测

一、A_1/A_2 型题

1. 麻疹患儿应隔离至（　　）
   - A. 出疹后 3 天
   - B. 体温正常
   - C. 出疹前后 5 天，有并发症至出疹后 10 天
   - D. 麻疹黏膜斑消退
   - E. 出疹后 5 天

2. 水痘患儿应隔离至（　　）
   - A. 出疹后 3 天　　B. 体温正常
   - C. 出疹后 5 天　　D. 水痘全部结痂
   - E. 出疹后 4 天

3. 腮腺炎患儿应隔离至腮腺肿大消退后（　　）
   - A. 2 天内　　B. 3 天内
   - C. 4 天内　　D. 5 天内
   - E. 9 天内

4. 关于麻疹发热护理正确的是（　　）
   - A. 温水擦浴
   - B. 乙醇擦浴
   - C. 冷水擦浴
   - D. 如高热可用透疹剂涂擦四肢
   - E. 冷敷

5. 结核菌素试验阴性，下列说法不正确的是（　　）
   - A. 未感染结核　　B. 未接种卡介苗
   - C. 试剂失效　　D. 轻症结核
   - E. 免疫力受抑制

6. PPD 试验,72 小时出现 5～9mm 硬结表示（　　）
   - A. －　　　　B. ＋
   - C. ＋＋　　　D. ＋＋＋
   - E. ＋＋＋＋

7. 结核菌素试验强阳性反应结果应为（　　）
   - A. 红晕、硬结直径＞15mm
   - B. 红晕、硬结直径＞20mm
   - C. 硬结直径＞10mm
   - D. 硬结直径＞12mm
   - E. 硬结直径＞5mm

8. 患儿，男，10 个月。PPD 试验强阳性，多表

示（　　）
   - A. 母亲有结核病
   - B. 曾患过结核病
   - C. 2 周内接种过卡介苗
   - D. 出生时接种过卡介苗
   - E. 体内有活动性结核灶

9. 结核菌素试验呈假阴性者应除外（　　）
   - A. 重症粟粒型肺结核
   - B. 重度营养不良
   - C. 机体免疫功能低下
   - D. 急性传染病后
   - E. 轻症原发综合征

10. 早期结核性脑膜炎的主要临床特点是（　　）
   - A. 性情改变　　B. 头痛、呕吐
   - C. 结核中毒症状　D. 嗜睡、双眼凝视
   - E. 感觉过敏

11. 麻疹前驱期的主要诊断依据是（　　）
   - A. 发热 3～4 天
   - B. 有呼吸道卡他症状
   - C. 口腔黏膜颊部可见麻疹黏膜斑
   - D. 有麻疹患者接触史
   - E. 皮疹

12. 患儿，5 岁。2 个月来纳差、消瘦、乏力和低热。查体：颈部淋巴结肿大，心、肺（－），肝肋下 1cm，结核菌素试验（＋＋＋）。X 线胸片：右中上肺可见哑铃状阴影。最可能诊断为（　　）
   - A. 支气管肺炎　　B. 支气管淋巴结结核
   - C. 原发综合征　　D. 淋巴结结核
   - E. 支气管炎

13. 患儿，6 岁。因皮肤疱疹 2 天就诊，伴低热、乏力、纳差和全身不适。查体：体温 37.2℃，患儿躯干部可见红色斑疹、丘疹、水疱和脓疱疹，伴瘙痒，余（－）。此患儿首要护理诊断为（　　）
   - A. 皮肤完整性受损 B. 体温过高

C. 营养失调　　　D. 潜在并发症

E. 以上都不是

14. 患儿，5岁。其母患浸润性肺结核，该患儿近10天低热、咳嗽，疑为结核病，做OT试验：1∶2000，其硬结直径为21mm，结果为（　　）

A. −　　　　　　B. +

C. ++　　　　　D. +++

E. ++++

15. 患儿，男，4岁。发热2天，体温39℃，咽痛，扁桃体肿大，咽部有脓性分泌物，全身可见针尖大小的充血性皮疹，疹间无正常皮肤，考虑该患儿患的是（　　）

A. 麻疹　　　　　B. 水痘

C. 猩红热　　　　D. 脓疱疹

E. 腮腺炎

16. 一个1岁小儿从出生就没有注射麻疹疫苗，而昨日密切接触了一个麻疹患儿，应该如何进行处理（　　）

A. 立即接种麻疹疫苗

B. 无须接受被动免疫

C. 立即于5天内接受被动免疫

D. 可以于5天后接受被动免疫

E. 以上都不是

二、A₃/A₄型题

（17~18题共用题干）

患儿，7岁。昨日中午体温突然升高至39℃，头痛、咽痛，舌面被白苔覆盖，今日发现全身皮肤呈红色细小点状皮疹，皮疹略高出皮肤表面，触之有粗糙感，全身皮肤弥漫性潮红，皮疹之间无正常皮肤存在。

17. 考虑小儿所患的疾病是（　　）

A. 麻疹　　　　　B. 风疹

C. 荨麻疹　　　　D. 猩红热

E. 幼儿急疹

18. 该病在扁桃体窝处可见到的特征性表现为（　　）

A. 弥漫性充血　　B. 腺体肿大

C. 散在疱疹　　　D. 黏膜红斑

E. 白色脓性分泌物

（19~20题共用题干）

患儿，男，6岁。发热伴右耳下疼痛3天，腹痛半天入院。查体：体温40℃，右腮腺肿胀压痛明显，上腹部压痛，无反跳痛。

19. 该患儿可能是腮腺炎并发（　　）

A. 脑膜炎　　　　B. 胰腺炎

C. 睾丸炎　　　　D. 卵巢炎

E. 胃肠炎

20. 为进一步明确诊断应立即协助医生做的检查是（　　）

A. 尿常规　　　　B. 血常规

C. 血脂肪酶　　　D. 便常规

E. 脑脊液

（王　玥）

第12章 常见小儿急症患儿的护理

第1节 惊厥患儿的护理

案例 12-1 患儿，男，2岁。因发热1天，抽搐1次入院。入院时患儿呈急性热病容，体温38.7℃，脉搏100次/分，呼吸32次/分，意识清楚，咽部充血，扁桃体Ⅱ度肿大，心、肺、腹未见异常；神经系统检查无阳性体征。

问题： 1. 该患儿最可能的诊断是什么？

2. 说出患儿惊厥的病因。

3. 请提出该患儿的护理诊断并制订相应的护理措施。

惊厥俗称"抽风"，是指由于神经细胞异常放电引起全身或局部骨骼肌群发生不自主强直性或阵挛性收缩，常伴意识障碍。惊厥是儿科常见的急症，以婴幼儿多见。

一、概　　述

惊厥是一种暂时性神经系统功能紊乱。因婴幼儿大脑皮质发育尚未完善，神经髓鞘未完全形成，大脑皮质由于各种刺激而形成强烈兴奋灶并迅速泛化，导致神经细胞突然异常反复放电而引起。

小儿惊厥临床可分为有热惊厥和无热惊厥，有热惊厥一般为感染所致，无热惊厥为非感染所致；小儿惊厥常因急性原发病而出现，随着原发病结束而消失；反复发作可引起脑组织缺氧性损害。

治疗原则为控制惊厥发作，寻找和治疗病因，预防惊厥复发，给予脑神经营养药等。

二、护 理 评 估

1. 健康史

（1）感染性疾病

1）颅内感染：如细菌、病毒、原虫、寄生虫、真菌等引起的脑膜炎、脑炎及脑脓肿等。

2）颅外感染：如上呼吸道感染等疾病引起发热所致的高热惊厥；全身严重感染，如败血症、重症肺炎、细菌性痢疾、百日咳等所致的中毒性脑病（与感染和细菌毒素导致急性脑水肿有关）、破伤风等。

（2）非感染性疾病

1）颅内疾病：如颅内占位病变（颅内肿瘤、囊肿或血肿等）；颅脑损伤（产伤、颅脑外伤和脑血管畸形等各种原因引起的颅内出血）；颅脑发育异常、脑积水等。

2）颅外疾病：如缺氧缺血性脑病（如分娩或生后窒息、溺水、心肺严重疾病等），水、电解质紊乱（如脱水、水中毒、低血钙、低血镁、低血钠、高血钠和低血糖等）；肝、肾衰竭和Reye综合征，遗传代谢性疾病（如苯丙酮尿症等），药物或毒物中毒；全身性疾病（低血糖、尿毒症等）及严重的心、肺、肾疾病等。

2．临床表现

（1）典型表现：为突然发作，意识丧失，双眼凝视，斜视或上翻，口吐白沫，牙关紧闭，头向后仰，面部及四肢肌肉呈强直性或阵挛性收缩，面色发绀，部分患儿有大小便失禁。惊厥持续时间为数秒至数分钟或更长，发作停止后多入睡。惊厥典型表现常见于癫痫大发作。

（2）不典型惊厥表现：多见于新生儿或小婴儿，多为微小发作，如呼吸暂停、两眼凝视、下颌抖动、咀嚼、一侧肢体抽动等。

（3）惊厥持续状态：是指惊厥持续30分钟以上或两次发作间歇期意识不能完全恢复者，表示病情严重，往往导致脑水肿、呼吸衰竭而危及生命。

◎ 考点：小儿常见惊厥的临床特点

（4）小儿常见惊厥的临床特点

1）高热惊厥：多见于6个月至3岁小儿，绝大多数5岁以后不再发作，为小儿惊厥最常见类型。其特点是：惊厥多发生于急骤高热开始后12小时之内，体温在38.5℃以上时突然出现惊厥，发作时间短，发作后恢复快，在一次发热性疾病中很少连续多次发作，无神经系统阳性体征，发作停止1~2周脑电图正常，部分患儿有家族倾向。

2）低钙惊厥：多见于1岁以内小儿，一般无高热，常有佝偻病的症状和体征，发作后意识恢复快，活泼如常，无神经系统阳性体征，血离子钙下降，钙剂治疗有效。

3）癫痫：既往有脑损伤、脑缺氧窒息、脑出血和颅内感染后遗症等病史，有既往反复发作史或癫痫家族史，一般无发热（但发热也可诱发癫痫发作），发作后意识恢复慢，脑电图检查出现棘波、尖波、棘慢复合波等异常波型。

3．社会、心理状态　惊厥患儿的心理改变不同年龄表现不一样，年幼患儿家长因知识缺乏非常紧张、惊慌而不知所措，甚至采取错误的处置方式等，惊厥缓解后则担心后遗症而产生焦虑的心情；年长患儿可产生自卑、恐惧的心理，担心再次发作而长时间处于紧张状态。

4．辅助检查　检查血常规、尿常规、便常规，根据病情需要测定血生化、脑脊液，必要时做眼底、脑电图、颅脑B型超声、颅脑CT和磁共振成像等检查。

三、护理诊断／医护合作性问题

1．有窒息的危险　与惊厥发作有关。

2．有受伤的危险　与抽搐、意识障碍、发生跌倒损伤有关。

3．体温过高　与感染或惊厥持续状态有关。

4．潜在并发症：颅内压增高。

5．知识缺乏　家长缺乏有关惊厥急救、护理及预防知识。

四、护理目标

1．控制惊厥，患儿不发生窒息。

2．患儿不发生外伤或发生时能及时发现和处理。

3．患儿体温恢复正常。

4．患儿不发生并发症或发生时得到及时发现和处理。

5．患儿家长能说出惊厥发作时的紧急处理原则及护理要点。

◎ 考点：惊厥的急救措施

五、护 理 措 施

1. 有窒息危险的护理

（1）惊厥发作时应就地抢救，立即让患儿去枕平卧，头偏向一侧，立即松解患儿颈部衣扣，清除口鼻咽分泌物、呕吐物等，保持呼吸道通畅，防止因分泌物吸入而窒息。必要时放置牙垫，防止咬破舌头，将舌轻轻向外牵拉，防止舌后坠阻塞呼吸道造成呼吸不畅。但牙关紧闭时，不要强力撬开，以免损伤牙齿。遵医嘱吸氧，备好急救用品，如开口器、吸痰器、气管插管用具等。

（2）镇静止惊：遵医嘱使用止惊药，常用止惊药物如下。①地西泮：为首选药物，对各型发作均有效，以每分钟 1mg 速度缓慢静脉注射，以免抑制呼吸。②苯巴比妥钠：是新生儿抗惊厥时的常用药物，但有呼吸抑制及降低血压等不良反应。③ 10% 水合氯醛：由胃管给药或加等量生理盐水保留灌肠。④苯妥英钠：地西泮无效时可选用，适用于癫痫持续状态，需监测心律及血压。同时密切观察药物不良反应。

2. 有受伤危险的护理　专人守护，保持安静，勿用力摇晃、牵拉，床边放置床栏，防止坠床，同时将床上硬物移开，防止碰伤；勿强力按压或牵拉患儿肢体，以免骨折或脱臼。

3. 其他护理

（1）密切观察病情变化：密切观察体温、脉搏、呼吸、血压、心率、面色、意识及瞳孔对光反射等重要生命体征，发现异常，及时通报医生。

（2）病因治疗：尽快找出病因，遵医嘱给予病因治疗。

（3）对症治疗：如有高热，及时给予物理降温，可选用 30%～50% 乙醇溶液擦浴、冷盐水灌肠及冰敷降温，冰袋放置于颈旁、腋下及腹股沟等大血管处，或遵医嘱给予药物降温。脑水肿者，遵医嘱静脉应用甘露醇、呋塞米或肾上腺皮质激素。遵医嘱给予神经营养及抗脑细胞损伤药，如 1，6- 二磷酸果糖、神经营养因子和能量合剂等。

4. 心理护理　关心体贴患儿，处置操作熟练、准确，取得患儿信任，消除恐惧心理。

5. 健康教育　对家长予以安慰，解释惊厥的病因和诱因，取得合作。指导家长掌握预防和终止惊厥的紧急措施（按压人中、合谷穴）以及物理降温的方法。惊厥发作时保持镇静，发作缓解时迅速将患儿送往医院。解除患儿及家长的焦虑和自卑心理，同时强调定期门诊随访。对惊厥频繁发生或惊厥发作持续时间较长的患儿注意观察有无听力障碍、肢体活动障碍、智能低下等神经系统后遗症，如有应及时给予治疗和康复护理。

六、护 理 评 价

患儿有无窒息与外伤发生；家长能否了解惊厥的处理原则及护理要点。

案例 12-2　一天，王阿姨领着孩子正在超市购物，突然，儿子一声尖叫便倒地抽搐，王阿姨顿时惊恐万分，大声哭喊，不知所措。这时有人说："快把孩子踹住"，有人说："赶快叫孩子，别丢了魂"，还有人帮着按压人中穴，还有人说："还不赶快去医院"，现场乱作一团。这时王阿姨才醒过神来，抱起孩子就往医院跑。

问题：1. 以上做法对不对？为什么？

2. 作为儿科护士遇到这种情况，你认为正确的处置方法是什么？

第2节 急性充血性心力衰竭患儿的护理

案例 12-3　患儿，男，28天。出生后即有气促现象，一天前气促加剧，并有吃奶呛咳，面色苍白。查体：T37.6℃，P180次/分，R75次/分，BP37/28mmHg，SaO_2 90%，意识清楚，面色苍白，呼吸急促，口唇发绀，鼻翼扇动，三四征明显，双眼睑水肿，两肺呼吸音粗，未闻及啰音，心律齐，心前区闻及Ⅲ级收缩期杂音，腹软，肝肋下 3.5cm，尿量少。

　　问题：1. 该患儿最可能的诊断是什么？
　　　　　2. 最可能的病因是什么？
　　　　　3. 如给患儿补液，怎样控制补液速度？
　　　　　4. 评估患儿目前的状况，列出其主要护理诊断。

　　充血性心力衰竭简称心衰，是指心肌收缩力下降使心排血量不能满足机体代谢的需要，组织器官灌流不足，同时出现肺循环和（或）体循环淤血的一种临床综合征。充血性心力衰竭是小儿时期常见的危重急症之一。

一、概　　述

　　当心肌发生病变或心脏长期负荷加重，可使心肌收缩逐渐减退。早期机体通过加快心率、心肌肥厚和心脏扩大进行代偿，以调整心排血量来满足机体需要，这个阶段临床上无症状，为心功能代偿期。若心功能继续减退，以上代偿机制不能维持足够的心排血量，而出现静脉回流受阻、组织间液过多、脏器淤血等，即发展为充血性心力衰竭。

　　该症婴幼儿表现多不典型，常起病急，病情重。年长儿心衰同成年人，左侧心力衰竭表现为：烦躁、端坐呼吸、咳粉红色泡沫痰、发绀、肺部水泡音等肺循环淤血的表现；右侧心力衰竭主要表现为：颈静脉怒张、肝大、水肿等体循环淤血的表现。

　　治疗原则为祛除病因，改善心功能，消除水、钠潴留，降低氧的消耗和纠正代谢紊乱。

二、护 理 评 估

　　1. 健康史

　　（1）心血管因素：1岁以内小儿以先天性心脏病引起者最为常见，儿童时期则以风湿性心脏病多见。其他如心肌炎、心内膜弹力纤维增生症、心糖原贮积症、心脏瓣膜狭窄、主动脉狭窄、肥厚性心肌病、严重心律失常亦为重要原因。

　　（2）非心血管因素：呼吸系统疾病（小儿时期常见重症支气管肺炎）、急性肾小球肾炎、严重贫血、甲状腺功能亢进、电解质紊乱和缺氧等均可引起心力衰竭。

◎考点：小儿心力衰竭特点及诊断依据

　　2. 身体状况

　　（1）年长儿心力衰竭的症状与成人相似，主要表现为乏力、劳累后气急、食欲减退、多汗、呼吸困难或端坐呼吸、咳嗽，并出现水肿，尿量明显减少。体检可见患儿烦躁不安，面色苍白或发绀，呼吸表浅且快，肺底部闻及湿啰音，心率增快，可出现第一心音减低和奔马律，肝增大、有压痛，肝-颈静脉回流征阳性，颈静脉怒张等。

　　（2）婴幼儿心力衰竭的临床表现有烦躁多汗、哭声低弱、喂养困难、喜欢竖抱（这是婴儿端坐呼吸的表现）、面色苍白、发绀、呼吸快速且表浅，体检可有三凹征、心率增快、心音低钝、体重增长缓慢，而颈静脉怒张、水肿和肺部湿啰音等体征可不明显。

（3）小儿心力衰竭临床诊断依据：①安静时心率增快，婴儿>180次/分，幼儿>160次/分，不能用发热或缺氧解释者；②呼吸困难，发绀突然加重，安静时呼吸达60次/分以上；③肝大，达肋下3cm以上，或在密切观察下，短时间较前增大；④心音低钝或出现奔马律；⑤突然烦躁不安，面色苍白或发灰，不能用原发病解释者；⑥尿少、下肢水肿，除外营养不良、肾炎、维生素 B_1 缺乏所致。以上前4项为主要指标，尚可结合其他几项及1～2项辅助检查进行综合分析。

3. 社会、心理状态　患儿家长因知识缺乏，当看到患儿呼吸困难及发绀等严重表现时，非常紧张，出现焦虑不安、恐惧、沮丧或歉疚等，常表现为不愿与患儿分离或坐立不安，对医务人员的言行和态度非常敏感，渴望接受健康指导和需要心理支持。

4. 辅助检查　胸部X线、心电图和超声心动图检查有助于本病诊断。

三、护理诊断 / 医护合作性问题

1. 心排血量减少　与心肌收缩力下降有关。
2. 体液过多　与心功能下降、循环淤血有关。
3. 气体交换受损　与肺淤血有关。
4. 潜在并发症　药物毒副作用。
5. 知识缺乏　患儿家长缺乏有关急性心力衰竭的防治和护理知识。

四、护 理 目 标

1. 患儿呼吸困难及发绀表现消失，心率、呼吸频率恢复正常。
2. 患儿水肿程度减轻或消退。
3. 患儿不发生并发症或发生时得到及时发现和处理。
4. 患儿家长能说出急性心力衰竭的防治及护理知识。

◎ 考点：洋地黄的使用及注意事项

五、护 理 措 施

1. 减轻心脏负荷，恢复心排血量

（1）给氧：患儿呼吸困难和有发绀时应给予氧气吸入。有急性肺水肿时，可在湿化瓶内加入20%～30%乙醇溶液，间歇吸氧，每次10～20分钟，改善气体交换。

（2）用药护理：遵医嘱应用洋地黄制剂、血管扩张剂等药物。常用的洋地黄类药物有地高辛、西地兰等。小儿心力衰竭多采用首先达到洋地黄化的方法，即首次给洋地黄化总量的1/2，余量分两次给予，多数患儿可于8～12小时内达到洋地黄化，洋地黄化后12小时开始给予维持量。用药期间应注意：①给药前要测量脉搏（数60秒），必要时听心率，婴儿脉率小于90次/分，年长儿小于70次/分时需暂停用药并报告医生；②为保证洋地黄剂量准确，当注射用药量少于0.5ml时要用0.9%氯化钠溶液稀释后用1ml注射器吸药；③口服时要与其他药物分开服用，如患儿服药后呕吐，要与医生联系，决定补服或改用其他途径给药；④用药期间出现心率过慢、心律失常、恶心、呕吐、食欲减退、黄绿视、视物模糊、嗜睡、头晕等不良反应时，应停服洋地黄，提示洋地黄中毒，并及时报告医生；⑤钙剂与洋地黄制剂有协同作用，应注意避免同时使用；⑥用药期间应鼓励患儿进食含钾丰富的食物，如牛奶、柑橘、菠菜、豆类等，以免发生低钾血症而增加洋地黄的毒性反应，同时应观察低血钾的表现，如四肢软弱无力、腹胀、心音低钝、心律失常等，一经发现应及时报告医生并配合处理。

临床上常用的血管扩张剂为血管紧张素转换酶抑制剂（卡托普利）、硝普钠、酚妥拉明等。应用血管扩张剂时，密切观察心率和血压的变化，避免血压过度下降，给药时避免药液外渗，以防局部组织坏死。

（3）休息：卧床休息以降低代谢率，减少耗氧，减轻心脏负担。病室应安静、舒适、避免患儿烦躁、哭闹及各种刺激。体位宜取半卧位，使膈肌下降，有利于呼吸运动。休息的原则依心力衰竭的程度而定。

（4）保持大便通畅：鼓励患儿多吃蔬菜、水果，必要时用开塞露通便或睡前服少量的食物油。避免用力排便，增加心脏负担。

（5）合理营养：轻者给低盐饮食，每日钠的摄入量不应超过 0.5～1g；重者给无盐饮食（指食物在烹调时不加食盐或其他含盐食物）。应少食多餐，防止过饱。婴儿喂奶时所用奶头孔宜稍大，以免吸吮费力，但需防止呛咳。吸吮困难者用滴管喂，必要时可用鼻饲。

❤ **链 接**

心力衰竭的现场急救

心力衰竭时患儿可在睡眠中憋醒，被迫坐起，呼吸困难，咳喘有哮鸣音，口唇发紫，大汗淋漓，烦躁不安，咳粉红色痰，脉搏细而快等表现。现场该如何急救呢？

首先要让患儿安静，减少恐惧躁动。有条件的马上吸氧，松开领扣、裤带。让患儿取坐位，两下肢于床沿下垂，以减少回心血量，减轻心脏负担。限制饮水量，同时，立即呼叫救护车将患儿送往医院。

2. 体液过多的护理　利尿剂能促使水、钠排出，减轻心脏前负荷，遵医嘱选用氢氯噻嗪、螺内酯与呋塞米等利尿剂。氢氯噻嗪要注意餐后服药，以减轻胃肠道刺激；无论用何利尿剂，均宜在清晨或上午给予，以免夜间多次排尿影响睡眠；观察水肿变化，定时测体重及记录尿量。尽量减少静脉输液或输血，输液速度宜慢，以每小时不超过 5ml/kg 为宜。

3. 气体交换受损的护理　参见心排血量减少的护理。

4. 其他护理

（1）病情观察：密切观察患儿呼吸、脉搏、心音、心率、心律、血压、水肿、体重和肺部水泡音等变化，必要时遵医嘱心电监护。

（2）遵医嘱积极治疗原发病。

5. 心理护理　耐心向家长及患儿介绍心力衰竭防治、预后和护理知识等，多关心体贴患儿，态度要和蔼，给予他们心理支持，缓解家长及年长患儿的紧张、担忧、焦虑和恐惧心理，使之能与医务人员配合治疗。

6. 健康教育

（1）向患儿家长介绍心力衰竭的基本病因、诱因、护理要点及预防知识。

（2）指导家长及患儿根据病情不同适当安排休息，避免情绪激动、哭闹和过度活动。

（3）注意营养，防止受凉感冒。教会年长儿自我监测脉搏的方法，教会家长出院后的一般用药和家庭护理的方法。

六、护　理　评　价

患儿心功能是否恢复正常；患儿水肿程度是否缓解或消失；患儿焦虑程度是否缓解；患儿家长能否说出急性心力衰竭的护理及预防知识。

第3节　急性呼吸衰竭患儿的护理

案例12-4　患儿，女，28天。重症肺炎入院，呼吸困难、发绀、鼻翼扇动及三凹征。动脉血气分析：$PaO_2 < 60mmHg$，$PaCO_2 > 50mmHg$，诊断为呼吸衰竭。

问题：1. 说出该患儿呼吸衰竭的分型。
　　　2. 呼吸衰竭最早出现的症状是什么？
　　　3. 呼吸兴奋剂适用于哪种呼吸衰竭？
　　　4. 呼吸衰竭怎样合理给氧？

急性呼吸衰竭简称呼衰，是指累及呼吸中枢和（或）呼吸器官的各种疾病导致呼吸功能障碍，出现低氧血症，或伴有高碳酸血症，并由此引起一系列生理功能和代谢紊乱的临床综合征。

一、概　　述

急性呼吸衰竭主要分为中枢性呼吸衰竭和周围性呼吸衰竭两种。中枢性呼吸衰竭主要是疾病损害呼吸中枢所致，周围性呼吸衰竭是由呼吸系统疾病所引起。呼吸衰竭的基本病理变化为低氧血症和高碳酸血症，其发病机制如下。

1. 通气功能障碍　由于呼吸道梗阻或呼吸动作减弱，从而降低了通气功能，使进入肺泡的氧减少，二氧化碳的排出下降，导致动脉血氧分压降低而二氧化碳分压升高。

2. 换气功能障碍　由于肺泡和血液间的气体弥散障碍，通气/血流比例失常，致肺部无足量氧进入肺毛细血管，动脉血氧分压下降，而二氧化碳排出正常，导致动脉血氧分压降低而二氧化碳分压正常。

无论通气功能障碍或换气功能障碍，最终导致机体低氧血症和二氧化碳潴留，因而出现重要脏器功能障碍、细胞能量代谢障碍以及电解质紊乱与酸碱失衡等不良后果。

治疗原则：保持呼吸道通畅，改善呼吸功能，及时进行辅助呼吸；选择性使用呼吸兴奋剂；积极治疗原发病；纠正酸碱失衡及电解质紊乱；维持心、脑、肺、肾等重要脏器的功能。

二、护　理　评　估

1. 健康史　原发病以呼吸系统疾病为主，中枢系统疾病次之。新生儿以窒息、肺透明膜病、上呼吸道梗阻、颅内出血和感染比较常见；婴幼儿以支气管肺炎、急性喉炎、异物吸入和脑炎常见；儿童则以支气管肺炎、哮喘持续状态、多发性神经根炎和脑炎常见。

2. 临床表现　除原发病的症状外，主要表现为呼吸系统症状、低氧血症和高碳酸血症的表现。本症预后较差，死亡率高。

（1）呼吸系统症状：呼吸困难，为呼吸衰竭最早出现的症状。

1）中枢性呼吸衰竭：常表现为呼吸节律的改变。呼吸快慢深浅不匀，呼吸节律不齐，呈现潮式呼吸、叹息样呼吸，双吸气及下颌式呼吸等。

2）周围性呼吸衰竭：早期主要表现为呼吸频率增快，发绀，呼吸困难。由于呼吸辅助肌参与呼吸，可见鼻翼扇动及三凹征等。

（2）低氧血症的表现

1）发绀：是缺氧的典型表现。SaO_2 <80%时出现发绀，以唇、口周和甲床等处明显，但在严重贫血，血红蛋白低于50g/L时，可不出现发绀。

2）循环系统：早期心率增快、血压升高，严重时可出现心率减慢、心律失常，血压下降甚至休克。

3）神经系统：早期烦躁、易激惹、视物模糊，随之淡漠、嗜睡、意识障碍，严重者可出现颅内压增高及脑疝表现。

4）消化系统：可有食欲减退、恶心等胃肠道表现，严重时可出现消化道出血，肝功能损害等。

5）肾功能障碍：少尿或无尿，尿中有蛋白质、红细胞、白细胞及管型，严重者甚至可有肾衰竭。

（3）高碳酸血症的表现：患儿出现多汗、摇头、烦躁不安、四肢温暖、皮肤潮红、瞳孔变化、脉速、意识障碍等；当 $PaCO_2$ 进一步增高时表现为昏睡、肢体颤动、心率增快、球结合膜充血；$PaCO_2$ 继续增高则出现惊厥、昏迷、视盘水肿等。

3. 社会、心理状态　患儿常因疾病引起的不适及抢救时气管插管或气管切开，使其不能说话，无法表达自己的需要而产生烦躁、焦虑和恐惧心理。家长因患儿病情危重，看到抢救患儿的情景，会产生紧张、恐惧、焦虑和沮丧等心理反应。

◎ 考点：Ⅰ、Ⅱ型呼吸衰竭诊断要点

4. 辅助检查　需做血气分析，以判断呼吸衰竭的类型、程度等。

Ⅰ型：即低氧血症呼吸衰竭。氧分压（PaO_2）<60mmHg，二氧化碳分压（$PaCO_2$）降低或正常，常见于呼吸衰竭的早期和轻症患者。

Ⅱ型：即高碳酸血症呼吸衰竭。氧分压（PaO_2）<60mmHg，二氧化碳分压（$PaCO_2$）>50mmHg，常见于呼吸衰竭的晚期和重症患儿。

三、护理诊断／医护合作性问题

1. 气体交换受损　与肺换气、通气功能障碍有关。

2. 清理呼吸道无效　与呼吸道分泌物黏稠、无力咳痰有关。

3. 不能维持自主呼吸　与呼吸肌麻痹及呼吸中枢功能障碍有关。

4. 潜在并发症　多器官功能衰竭。

5. 焦虑或恐惧　与病情危重有关。

四、护 理 目 标

1. 患儿呼吸困难、发绀缓解或消失。

2. 患儿能保持呼吸道通畅。

3. 患儿能维持自主呼吸，动脉血氧分压、二氧化碳分压恢复正常。

4. 患儿不发生并发症或发生时能及时发现并处理。

5. 患儿及家长情绪稳定，能积极配合治疗与护理。

五、护 理 措 施

1. 气体交换受损的护理　主要是合理给氧。①鼻导管给氧：氧流量每分钟 0.5～1L，给氧浓度为 30%～40%。②面罩法给氧：氧流量每分钟 2.5L，氧浓度可达 40%。③头罩法给氧：氧流量每分钟 4.5L，氧浓度可达 60%，头罩法适用于新生儿及小婴儿。

2. 清理呼吸道无效的护理

（1）保持呼吸道通畅：将患儿置于舒适体位，鼓励清醒患儿用力咳痰，对咳痰无力的患儿每 2 小时翻身一次，并经常轻拍背，边拍背边鼓励患儿咳嗽，使痰易于排出。对咳嗽无力、昏迷、气管插管或气管切开的患儿，及时给予吸痰，吸痰前应充分给氧，患儿取仰卧位，顺序地吸出口、鼻、咽部、气管的痰液。吸痰时动作要轻柔，负压不宜过大，吸引时间不宜过长，以防损伤气道黏膜和继发感染。对于痰液黏稠者，可用温湿化器，也可用超声雾化器湿化呼吸道，并可遵医嘱加入解痉、化痰和抗感染药物，有利于通气和排痰。同时按医嘱使用支气管扩张剂和地塞米松等药物缓解支气管痉挛和呼吸道黏膜水肿。遵医嘱给予抗生素治疗。

（2）居室环境：病室内要保持安静、舒适、空气清新；保持室内适当的温度与湿度，有利于呼吸道的湿化和分泌物的排出；病室每日应紫外线消毒 2 次。

（3）饮食护理：鼓励患儿多饮水，防止痰液黏稠不易咳出；哺乳时要有耐心，以防呛咳引起窒息；断奶的患儿饮食应给予易消化、营养丰富的流质或半流质食物，少量多餐；病情严重不能进食者，可遵医嘱给予静脉补充营养。

3. 不能维持自主呼吸的护理

（1）人工辅助呼吸：目前，机械通气已成为呼吸衰竭治疗的主要手段，应用机械通气患儿常需进行气管插管。应用呼吸机时要有专人监护，要明确使用机械通气的指征，对患儿及家长做好解释工作。使用呼吸机时要注意：①使用过程中应经常检查各项参数是否符合要求，观察胸部起伏、患儿面色和周围循环状况，注意防止导管脱落、堵塞和气胸等情况；②若患儿有自主呼吸，应观察是否与呼吸机同步，否则应进行调整；③防止继发感染，做好病室空气和地面的消毒，有条件的可设置空气净化装置，以减少病原体污染开放的气道。定期清洁、更换气管内套管、呼吸管道、湿化器等物品，每日更换温湿化器滤纸，雾化液要新鲜配制。护士接触患儿前后应洗手，并做好患儿口腔、鼻腔护理。

（2）撤离呼吸机指征：①患儿病情改善，呼吸循环系统功能稳定；②能够维持自主呼吸 2～3 小时以上无异常改变；③吸入 50% 氧时，$PaO_2 > 60mmHg$，$PaCO_2 < 50mmHg$；④在间歇通气条件下，能以较低的通气条件维持血气正常。

（3）遵医嘱使用呼吸中枢兴奋剂：如洛贝林、尼可刹米等。呼吸中枢兴奋剂主要适用于呼吸中枢抑制为主、通气量不足引起的呼吸衰竭。

4. 潜在并发症的观察及护理

（1）密切观察患儿体温、意识、呼吸频率与节律，观察心音、心率及节律，及时进行血气分析，同时心电监护。

（2）密切观察有无心力衰竭、肾衰竭和颅内压增高等并发症发生，并及时报告医生，配合抢救。

5. 心理护理　耐心向家长介绍呼吸衰竭的防治和护理知识等。护理工作中要关心体贴患儿，态度和蔼，以缓解家长的紧张、担忧、焦虑和恐惧心理，使之能与医护人员配合。

6. 健康教育

（1）向患儿家长介绍呼吸衰竭的有关知识，帮助调整心理状态。

（2）呼吸衰竭缓解后指导家长积极配合治疗原发病，并针对不同的原发病进行相应的健康指导。

六、护理评价

患儿呼吸困难、发绀是否缓解或消除；呼吸频率、节律、动脉血氧分压和二氧化碳分压是否恢复正常；家长焦虑与恐惧是否缓解。

小 结

本章介绍了儿科常见急症小儿惊厥、充血性心力衰竭及呼吸衰竭。小儿惊厥的典型表现有突然发生意识丧失，面部及四肢肌肉呈强直性或阵挛性收缩。其急救和主要护理措施为迅速止惊、吸氧、祛除病因和保持呼吸道通畅等。充血性心力衰竭是心肌收缩力下降使心排血量不能满足机体代谢的需要，组织器官灌流不足，肺循环和（或）体循环淤血的一种临床综合征，其护理措施为祛除病因，强心、利尿、扩张血管、降低氧的消耗等。急性呼吸衰竭指累及呼吸中枢或呼吸器官的各种疾病导致的呼吸功能障碍，临床特点为低氧血症或低氧血症和高碳酸血症并存的综合征。主要护理措施为改善呼吸功能、维持自主呼吸、吸氧、保持呼吸道通畅、祛除病因等。

目 标 检 测

A_1/A_2 型题

1. 惊厥紧急处理时，下列哪项不妥（　　）

   A. 立即松解衣服扣带

   B. 防止舌咬伤

   C. 保持呼吸道通畅

   D. 吸氧、用止惊药

   E. 仰卧，头正中位，防止窒息

2. 小儿高热惊厥的特点为（　　）

   A. 多见于6个月至3岁小儿

   B. 高热骤起时发作

   C. 发作后意识恢复快

   D. 无神经系统阳性体征

   E. 以上均是

3. 小儿惊厥时应采取的体位是（　　）

   A. 仰卧位，头偏向一侧

   B. 侧卧位

   C. 俯卧位

   D. 头高足低位

   E. 半坐卧位

4. 心力衰竭患儿宜采取的体位是（　　）

   A. 平卧位　　　　B. 左侧卧位

   C. 右侧卧位　　　D. 仰卧位

   E. 半坐卧位

5. 洋地黄毒性反应没有（　　）

   A. 心律失常　　　B. 恶心、呕吐

   C. 食欲减退　　　D. 色视

   E. 发热

6. 心力衰竭缓解的主要指标是（　　）

   A. 烦躁不安是否缓解

   B. 呼吸困难是否缓解

   C. 心率是否减慢

   D. 呼吸频率是否减慢

   E. 肺部湿啰音是否消失

7. 患儿，男，10个月。因发热、咳嗽、惊厥1次来院就诊。查体：体温39.8℃，咽充血，前囟平软，余（－）。其最可能诊断是（　　）

A. 癫痫发作   B. 低钙惊厥

C. 高热惊厥   D. 中毒性脑病

E. 低血糖

8. 患儿，5 个月。发热、咳喘 1 周，加重 2 天入院。查体：呼吸困难，口周发绀，三凹征阳性，呼吸 60 次 / 分，心率 180 次 / 分，双肺布满中、小水泡音，肝肋下 3cm。此患儿最可能诊断为（　　）

A. 上呼吸道感染

B. 支气管炎

C. 支气管炎并心力衰竭

D. 小儿肺炎并心力衰竭

E. 小儿肺炎并呼吸衰竭

9. 患儿，6 个月。冬季出生，人工喂养，睡眠不安、多汗。近日户外活动增多，突然出现惊厥，约 10 余秒，抽搐停止后，精神、食欲无异常。

可能的诊断是（　　）

A. 癫痫   B. 低血糖

C. 高热惊厥   D. 营养不良

E. 手足搐搦症

10. 患儿，4 岁。患室间隔缺损，病情较重，平时需用地高辛维持心功能。现患儿因上呼吸道感染后诱发急性心力衰竭，按医嘱用毛花苷 C，患儿出现恶心、呕吐、视物模糊。此时应采取的措施是（　　）

A. 调慢输液速度

B. 禁食以减轻胃肠负担

C. 密切观察患儿心率变化

D. 给患儿吸入乙醇湿化的氧气

E. 暂停使用强心苷并通知医生

（陈　阳）

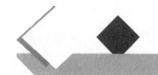

实习指导

实习一　小儿体格发育的测量及评价

一、实 习 内 容

小儿体格发育指标及临床评价意义。

二、实 习 要 求

1. 根据小儿体重、身高（长）、顶臀长、坐高、上臂围、头围、胸围，评价儿童体格发育指标，认真评价其生长发育及临床意义。

2. 检查小儿前囟大小、牙齿的个数，阐明检查结果的意义。

3. 实习态度认真，能够体贴、关爱孩子。

三、实 习 方 法

1. 实习地点　医院儿科病房、幼儿园或护理模拟示教室。

2. 实习方法

（1）首先由带教老师进行体格发育测量的示范，边演示、边观察、边讲解。

（2）讲述后分组，由学校和医院带教老师带领学生进行体格发育的测量，测量结束后分组进行体格发育及临床意义的评价。

（3）若无条件去医院病房见习，可在护理模拟示教室练习，或组织学生观看录像、视频。

四、实 习 评 价

实习结束后，为了反馈、总结实习情况，及时进行实习评价。评价方法可采取学生之间互评、小组互评，最后由老师根据各组的实习完成情况，进行总评与矫正。

实习二　婴 儿 喂 养

一、实 习 内 容

1. 母乳喂养、人工喂养和混合喂养小儿的护理及过渡期食物添加原则。

2. 小儿乳量的计算及乳品的配制。

二、实 习 要 求

1. 小儿热量、营养素及水的需要量。

2. 掌握小儿常用的喂养方法及护理。

3. 讲述母乳喂养的优点、方法及断奶时间。

4. 讲述小儿添加辅食的原则、种类和时间。

5. 实习态度认真，能够体贴、关爱孩子。

三、实 习 方 法

1. 实习地点　医院儿科保健室或学校护理模拟示教室。

2. 实习方法

（1）首先由带教老师讲述和示范实习内容、要求、方法及注意事项。然后分组在带教老师指导下完成实习内容。

（2）讨论母乳喂养及其优点，混合喂养、人工喂养以及食物转换原则、方法。

（3）制定幼儿食谱。

（4）若无条件在医院或模拟示教室进行见习，可组织学生观看录像。

四、实 习 评 价

实习结束后，为了反馈、总结实习情况，及时进行实习评价。评价方法可采取学生之间互评、小组互评，最后由老师根据各组的实习完成情况，进行总评与矫正。

实习三　儿科常用护理操作

一、实 习 内 容

儿童床使用法、臀红护理法、光照疗法、温箱使用法、更换尿布法、婴儿沐浴法、头皮静脉输液法、股静脉穿刺术。

二、实 习 要 求

1. 能规范使用儿童床、温箱。

2. 能规范、正确完成臀红护理法、光照疗法、更换尿布法、婴儿沐浴法。

3. 能正确完成头皮静脉输液法、股静脉穿刺术。

4. 实习态度认真，能同情、关爱患儿。

三、实 习 方 法

1. 实习地点　医院儿科保健室、儿科病房或学校护理模拟示教室。

2. 实习方法

（1）先集中由带教老师讲解、示教实习内容、要求、方法及注意事项，然后分组，在带教老师带领和指导下完成实习任务。

（2）若无条件，可在电教室组织学生观看录像《儿科护理操作》。

四、实 习 评 价

实习结束后，以学生之间互评方式进行实习评价，最后由带教老师根据各组的实习完成情况，进行总评与矫正。

实习四　正常足月新生儿、早产儿的特点及护理

一、实　习　内　容

1. 正常足月新生儿特点　观察外貌特征、皮肤黏膜、脐部、呼吸、神经反射与新生儿特殊生理状态。

2. 早产儿特点　观察外貌特征、呼吸、体温、神经反射等。

3. 新生儿护理　见习环境（室温、湿度、清洁）、保暖、喂养、预防感染（个人卫生、脐部护理）、日常观察及健康指导等。

4. 仪器介绍　讲解温箱、辐射保暖床、新生儿胃管、供氧装置等使用时的护理要点。

二、实　习　要　求

1. 说出正常足月儿和早产儿特点。

2. 掌握正常足月儿和早产儿的护理。

3. 实习态度认真，能同情、关爱新生儿，护理操作动作轻柔。

三、实　习　方　法

1. 实习地点　医院新生儿病室。

2. 实习方法

（1）先集中由带教老师讲述实习内容、要求、方法及注意事项，然后分组，各小组在带教老师带领下，边观察、边讲解、边指导，最后小结。

（2）若无条件去医院新生儿病室，可在电教室组织学生观看录像《正常新生儿及早产儿的特点及护理》。

四、实　习　评　价

实习结束后，以学生之间互评方式进行实习评价，最后由带教老师根据各组的实习完成情况，进行总评与矫正。

实习五　维生素 D 缺乏性佝偻病患儿的护理

一、实　习　内　容

维生素 D 缺乏性佝偻病患儿的护理。

二、实　习　要　求

1. 维生素 D 的生理功能。

2. 概述维生素 D 的来源及其在体内的代谢过程。

3. 完成佝偻病患儿的护理评估。

4. 做出佝偻病患儿的护理诊断，认真制订护理措施。

5. 实习态度认真，能够同情、喜欢和关爱患儿。

三、实 习 方 法

1. 实习地点　医院儿科病区。

2. 实习方法

（1）首先由带教老师讲述实习内容、要求、方法及注意事项。然后分组，各小组在带教老师的带领和指导下，边讲解、边观察、边指导。

（2）若无条件在医院见习，可在教室组织学生进行案例分析。案例分析时，将学生分成若干小组，每组发一份案例，或者教师将案例抄写在黑板上。由老师讲述案例分析、内容、要求、方法和技巧等。然后分组讨论，老师各组巡回指导。

四、实 习 评 价

实习结束后，为了反馈、总结实习情况，应及时进行实习评价。评价方法可采取学生之间互评、小组互评，最后由老师根据各组的实习完成情况，进行总评与矫正。

五、案　　例

患儿，男，8个月。主因哭闹、睡眠不实、夜惊和多汗2月余就诊。患儿为人工喂养，至今未添加辅食，很少晒太阳，既往身体较弱，曾腹泻多次。

护理查体：体温36.5℃，体重7.5kg，方颅，前囟门2.5cm×2.5cm，可见枕秃，乳牙未萌出，郝氏沟阳性，腕踝部可见手镯、脚镯，心、肺未见异常，肝肋下1cm，脾未及，腹部未见异常。血钙1.80mmol/L，血磷0.80mmol/L，碱性磷酸酶280U/L。

临床诊断：维生素D缺乏性佝偻病。

实习要求：

1. 做出该患儿的护理诊断。

2. 认真制订护理措施。

3. 患儿进行日光照射时应注意什么?

实习六　腹泻患儿的护理

一、实 习 内 容

1. 腹泻患儿的护理。

2. 腹泻患儿液体疗法的护理。

二、实 习 要 求

1. 概述腹泻患儿的护理评估内容。

2. 做出腹泻患儿的护理诊断。

3. 认真制订护理措施。

4. 会配制常用的混合溶液。

5. 实习态度认真，能够同情、喜欢和关爱患儿。

三、实习方法

1. 实习地点 医院儿科病区。

2. 实习方法

（1）首先由带教老师讲述实习内容、要求、方法及注意事项。然后分组，各小组在带教老师的带领和指导下完成实习任务。

（2）若无条件在医院见习，可在教室组织学生进行案例分析。案例分析时，将学生分成若干小组，每组发一份案例，或者教师将案例抄写在黑板上。由老师讲述案例分析、内容、要求和方法等。然后分组讨论，老师各组巡回指导。

四、实习评价

实习结束后，为了反馈、总结实习情况，应及时进行实习评价。评价方法可采取学生之间互评、小组互评，最后由老师根据各组的实习完成情况，进行总评与矫正。

五、案　　例

患儿，男，5个月。主因腹泻、呕吐5天伴发热2天，于10月20日入院。患儿5天前无明显诱因出现腹泻，大便每日7～8次，呈蛋花汤样，无腥臭味，伴腹痛，食后即呕吐，为胃内容物。近2天来，腹泻较前加重，每日大便10余次，同时伴精神、食欲差、烦躁和发热，尿量明显减少。患儿足月顺产，人工喂养，既往曾腹泻2次。

护理查体：体温38℃，体重6kg，患儿精神委靡，面色略苍白，唇樱桃红色，皮肤弹性差，黏膜干燥，前囟、眼窝明显凹陷，哭泪少。心率130次/分，心音略低钝，四肢末梢凉。血钠140mmol/L。

临床诊断：小儿腹泻。

实习要求：

1. 做出该患儿的护理诊断。

2. 认真制订护理措施。

3. 患儿静脉补液2小时后见尿，遵医嘱应加钾，现输液瓶中还有200ml液体，最多能加10%氯化钾多少毫升？

4. 配制400ml4：3：2液、3：2：1液及2：1液，各需5%葡萄糖溶液、0.9%氯化钠溶液、5%碳酸氢钠溶液多少毫升？

实习七　肺炎患儿的护理

一、实习内容

肺炎患儿的护理。

二、实习要求

1. 肺炎的分类。

2. 肺炎的病因及常用病原学的检查方法。

3. 概述肺炎患儿的护理评估内容。

4. 做出肺炎患儿的护理诊断及护理目标。

5. 认真制订护理措施。

6. 实习态度认真,能够同情、喜欢和关爱患儿。

三、实 习 方 法

1. 实习地点　医院儿科病区。

2. 实习方法

(1)首先由带教老师讲述实习内容、要求、方法及注意事项。然后分组,各小组在带教老师的带领和指导下,边讲解、边观察、边指导。

(2)若无条件在医院见习,可在教室组织学生进行案例分析。案例分析时,将学生分成若干小组,每组发一份案例,或者教师将案例抄写在黑板上。由老师讲述案例分析、内容、要求、方法和技巧等。然后分组讨论,老师各组巡回指导。

四、实 习 评 价

实习结束后,为了反馈、总结实习情况,应及时进行实习评价。评价方法可采取学生之间互评、小组互评,最后由老师根据各组的实习完成情况,进行总评与矫正。

五、案　　例

患儿,男,9个月。体重 8.5kg,主因发热、咳嗽 5 天,喘憋 2 天入院。患儿 5 天前因"着凉"出现发热,体温 38℃左右,伴咳嗽。当地医院诊断"上呼吸道感染",给予板蓝根冲剂、小儿止咳糖浆、对乙酰氨基酚等治疗效果不佳。近 2 日来患儿咳嗽加重,又出现喘憋、呼吸困难。发病以来患儿精神、食欲差,烦躁和哭闹。患儿足月顺产,混合喂养,未添加辅食,日光照射少,平时易惊、多汗。

护理查体:体温 38℃,呼吸 70 次/分,脉搏 180 次/分,患儿面色发灰,极度烦躁不安,鼻翼扇动,点头样呼吸,三凹征明显,方颅,心音低钝,可闻及奔马律,双肺可闻及密集中、小水泡音,"郝氏沟"阳性,肝肋下 3cm,手镯征明显。血常规示白细胞 15×10^9/L。胸部 X 线显示:肺纹理增强,双肺可见点片状阴影。

实习要求:

1. 根据案例资料做出初步临床诊断。

2. 做出该患儿护理诊断与护理目标。

3. 认真制订护理措施。

4. 该患儿如静脉补液应注意什么?

实习八　急性肾炎患儿的护理

一、实 习 内 容

急性肾小球肾炎患儿的护理。

二、实 习 要 求

1. 小儿肾小球疾病的特点及分类。
2. 概述急性肾炎患儿的护理评估内容。
3. 做出本病护理诊断。
4. 认真制订急性肾炎患儿的护理措施。
5. 实习态度认真，能够同情、喜欢和关爱患儿。

三、实 习 方 法

1. 实习地点　医院儿科病区。
2. 实习方法
（1）首先由带教老师讲述实习内容、要求、方法及注意事项。然后分组，各小组在带教老师的带领和指导下，边讲解、边观察、边指导。
（2）若无条件在医院见习，可在教室组织学生进行案例分析。案例分析时，将学生分成若干小组，每组发一份案例，或者教师将案例抄写在黑板上。由老师讲述案例分析、内容、要求、方法和技巧等。然后分组讨论，老师各组巡回指导。

四、实 习 评 价

实习结束后，为了反馈、总结实习情况，应及时进行实习评价。评价方法可采取学生之间互评、小组互评，最后由老师根据各组的实习完成情况，进行总评与矫正。

五、案　　　例

患儿，男，9岁。因少尿5日，眼睑水肿1日入院。患儿2周前曾患"急性扁桃体炎"在当地医院治疗。5日前自觉少尿（未引起患儿及家长注意），同时伴头晕，精神差。1日前晨起时，发现双眼睑水肿（无眼睑蚊虫等叮咬史）。无药物过敏史，平素身体健康，既往无类似病史。

护理查体：体温36.5℃，体重30kg，脉搏80次/分，呼吸30次/分，血压146/94mmHg。患儿营养发育正常，双眼睑水肿，意识清楚，浅表淋巴结不大。心率80次/分，律齐，无杂音，双肺未见异常。腹平软，肝脾未及，腹部移动性浊音（－），未闻及血管杂音，双下肢非凹陷性水肿。

实验室检查：血常规正常。尿蛋白定性（＋），尿红细胞20个/HP，颗粒管型（＋）。红细胞沉降率40mm/h，血尿素氮2.5mmol/L，抗链"O"600U/L，补体C_3降低。

临床诊断：急性肾炎。

实习要求：

1. 做出该患儿现存的护理诊断。
2. 认真制订护理措施。
3. 说出该患儿的健康教育内容。

实习九　营养性缺铁性贫血患儿的护理

一、实习内容

营养性缺铁性贫血患儿的护理。

二、实习要求

1. 小儿造血及血液特点。
2. 分析营养性缺铁性贫血患儿的护理评估内容。
3. 做出营养性缺铁性贫血患儿的护理诊断。
4. 认真制订护理措施。
5. 实习态度认真，能够同情、喜欢和关爱患儿。

三、实习方法

1. 实习地点　医院儿科病区。
2. 实习方法
（1）首先由带教老师讲述实习内容、要求、方法及注意事项。然后在带教老师的带领和指导下，边讲解、边观察、边指导。
（2）若无条件在医院见习，可在教室组织学生进行案例分析。案例分析时，将学生分成若干小组，每组发一份案例，或者教师将案例抄写在黑板上。由老师讲述案例分析、内容、要求和方法等。然后分组讨论，完成案例分析，老师各组巡回指导。

四、实习评价

实习结束后，为了反馈、总结实习情况，应及时进行实习评价。评价方法可采取学生之间互评与小组互评，最后由老师根据各组的实习完成情况，进行总评和矫正。

五、案例

患儿，女，18个月。面色苍白逐渐加重6个月。平时精神、食欲差，喜食泥土，既往有腹泻史。患儿为单纯奶糕喂养，未添加过瘦肉及蛋类食物，也未补充过铁剂。查体：体温36.7℃，脉搏124次/分，呼吸30次/分，意识清，精神差，面色苍白，口唇黏膜苍白，心率124次/分，律齐，未闻及杂音。肝右肋缘下3cm，脾轻度肿大，神经系统检查未见异常。实验室检查：血红蛋白60g/L，红细胞2.6×10^{12}/L，网织红细胞0.01，白细胞10×10^{9}/L，血小板200×10^{9}/L，血涂片中红细胞形态不一，以小者居多，中央苍白区扩大，血清铁7.85μmol/L，血清总铁结合力86.65μmol/L。

实习要求：
1. 该患儿最可能的诊断是什么？
2. 该患儿现存的护理诊断。
3. 怎样对家长进行铁剂用药指导？
4. 怎样指导患儿家长添加辅食？

实习十　结核性脑膜炎患儿的护理

一、实 习 内 容

结核性脑膜炎患儿的护理。

二、实 习 要 求

1. 概述结核病的病因及小儿结核病的特点。
2. 能规范完成结核菌素试验并能正确判断其临床意义。
3. 原发型肺结核的病理变化及转归。
4. 进行结核性脑膜炎患儿的护理评估。
5. 做出结核性脑膜炎的护理诊断。
6. 认真制订结核性脑膜炎的护理措施。
7. 实习态度认真，能够同情、喜欢和关爱患儿。

三、实 习 方 法

1. **实习地点**　医院儿科病区。
2. **实习方法**

（1）首先由带教老师讲述实习内容、要求、方法及注意事项。然后分组在带教老师的带领和指导下完成实习。

（2）若无条件在医院见习，可在教室组织学生进行案例分析。案例分析时，将学生分成若干小组，每组发一份案例，或者教师将案例抄写在黑板上。由老师讲述案例分析、内容、要求和方法等。然后分组讨论，老师各组巡回指导。

四、实 习 评 价

实习结束后，为了反馈、总结实习情况，应及时进行实习评价。评价方法可采取学生之间互评、小组互评，最后由老师根据各组的实习完成情况，进行总评与矫正。

五、案　　例

患儿，男，4岁。主因咳嗽、发热20天，头痛、呕吐5天入院。曾用多种抗生素治疗无效。查体：体温38.6℃，意识清，精神委靡，颈抵抗（＋），双肺呼吸音粗，心脏正常，脑膜刺激征阳性。脑脊液检查：外观毛玻璃状，蛋白定性（＋），白细胞100×10^6/L，淋巴细胞占多数，糖、氯化物减少，脑脊液放置24小时，可见网状薄膜。胸部X线摄片：肺门淋巴结核。初步诊断：结核性脑膜炎。

实习要求：

1. 该患儿护理评估资料还需收集什么？
2. 做出本病现存的护理诊断。
3. 说出该患儿的健康教育内容。

实习十一　惊厥患儿的护理

一、实 习 内 容

惊厥患儿的护理。

二、实 习 要 求

1. 概述惊厥患儿的护理评估内容。
2. 做出惊厥患儿的护理诊断并制订护理措施。
3. 能够运用所学知识，对惊厥患儿进行急救处理。
4. 实习态度认真，能够同情、喜欢和关爱患儿。

三、实 习 方 法

1. 实习地点　医院儿科病区、儿科急诊。
2. 实习方法

（1）首先由带教老师讲述实习内容、要求、方法及注意事项。然后分组，各小组在带教老师的带领和指导下，边讲解、边观察、边指导。

（2）若无条件在医院见习，可在教室组织学生进行案例分析。案例分析时，将学生分成若干小组，每组发一份案例，或者教师将案例抄写在黑板上。由老师讲述案例分析、内容、要求、方法和技巧等。然后分组讨论，老师各组巡回指导。

四、实 习 评 价

实习结束后，为了反馈、总结实习情况，应及时进行实习评价。评价方法可采取学生之间互评、小组互评，最后由老师根据各组的实习完成情况，进行总评与矫正。

五、案　　　例

患儿，男，10个月。主因咳嗽，食欲差2天，发热1天就诊。门诊以"上呼吸道感染"收入院。护理体检：体温39℃，呼吸40次/分，心率140次/分，患儿生长发育良好，意识清楚，高热面容，咽部充血，双肺呼吸较粗，未闻及干、湿性啰音，心脏无杂音，律齐，神经系统检查未发现异常。护士体格检查刚结束，突然发现患儿头后仰，双目凝视，双眼球上翻，面部及四肢阵挛性抽搐，唇发绀。家长见状，将患儿抱在怀中，大声呼唤，惊慌失措。

实习要求：

1. 分析本病的临床诊断。
2. 面对患儿你应该采取哪些护理措施？
3. 该患儿抽搐的可能原因是什么？
4. 说出该患儿的健康教育内容。

（王晓云）

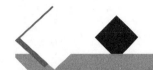

目标检测参考答案

第 1 章　总论

1．C	2．D	3．C	4．A	5．B
6．C	7．E	8．C	9．B	10．D
11．C	12．B	13．C	14．A	15．A
16．C	17．B	18．B	19．A	20．B
21．C	22．E	23．D	24．B	25．D

第 2 章　新生儿与新生儿疾病患儿的护理

1．A	2．B	3．C	4．D	5．E
6．E	7．D	8．C	9．B	10．A
11．D	12．B	13．C	14．E	15．C
16．A	17．B	18．B	19．E	20．A

第 3 章　营养性疾病患儿的护理

1．E	2．C	3．A	4．E	5．B
6．C	7．E	8．E	9．A	10．C
11．E	12．A	13．C	14．E	15．A
16．C	17．E	18．D	19．B	20．E

第 4 章　消化系统疾病患儿的护理

1．C	2．D	3．E	4．E	5．B
6．B	7．C	8．B	9．B	10．A
11．D	12．C	13．C	14．A	15．D
16．D	17．D	18．E	19．A	20．A
21．C	22．E	23．E	24．E	25．C
26．A	27．B	28．E	29．E	30．A
31．B				

第 5 章　呼吸系统疾病患儿的护理

1．E	2．B	3．D	4．E	5．A
6．C	7．B	8．C	9．A	10．A
11．E	12．C	13．E	14．E	15．E
16．C	17．A	18．D	19．A	20．D
21．D	22．E	23．C	24．E	25．A

第 6 章　循环系统疾病患儿的护理

1．C	2．C	3．E	4．B	5．D
6．D	7．C	8．C	9．C	10．B
11．D	12．C	13．B	14．B	15．C
16．D	17．C	18．E	19．B	20．C

第 7 章　泌尿系统疾病患儿的护理

1．C	2．B	3．C	4．C	5．C
6．B	7．C	8．D	9．C	10．D
11．B	12．C	13．B	14．A	15．A

第 8 章　造血系统疾病患儿的护理

1．E	2．A	3．B	4．B	5．D
6．B	7．C	8．B	9．D	10．B
11．B	12．C	13．B	14．A	15．A

第 9 章　神经系统疾病患儿的护理

1．D	2．D	3．E	4．B	5．E
6．C	7．A	8．A	9．E	10．A
11．A	12．D	13．C	14．A	15．C
16．A	17．C	18．B	19．D	20．C

第 10 章　免疫性疾病患儿的护理

1．B	2．D	3．A	4．E	5．D
6．C	7．D	8．C	9．C	10．B
11．A	12．B	13．B		

第 11 章　传染性疾病患儿的护理

1．C	2．D	3．B	4．D	5．D
6．B	7．B	8．C	9．E	10．A
11．C	12．C	13．A	14．D	15．C
16．C	17．C	18．D	19．B	20．C

第 12 章　常见小儿急症患儿的护理

1．E	2．E	3．A	4．E	5．E
6．C	7．C	8．D	9．E	10．E

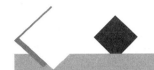

儿科护理教学大纲

一、课程性质和任务

儿科护理是中等职业学校护理、助产等相关专业的一门主干专业课程，主要内容包括儿科护理的基本理论、基本知识和基本技能。其主要任务是使学生具有良好的职业道德，树立"以人的健康为中心"的护理理念，能运用护理程序对患儿实施整体护理，达到减轻患儿痛苦、促进康复、保持健康的目的。

二、课程教学目标

（一）知识教学目标

1. 了解儿科常见病的概念、发病机制、护理目标、护理评价、治疗原则和急危重患儿的急救原则。
2. 理解小儿各系统解剖生理特点和不同年龄小儿的护理特点。
3. 理解小儿生长发育规律、营养与喂养、计划免疫和小儿用药特点及护理。
4. 掌握小儿体格发育指标、临床意义、药物剂量的计算和换算方法。
5. 掌握常见病的护理评估、护理诊断和护理措施。

（二）能力培养目标

1. 能够运用所学知识进行生长发育评价、营养与喂养指导和健康教育。
2. 具有运用护理程序对患儿实施整体护理的能力。
3. 在老师指导下，能对急危重患儿进行应急处理和配合抢救。

（三）思想教育目标

1. 热爱护理工作，珍爱生命，关爱患儿，树立全心全意为患儿服务的理念和行为意识。
2. 具有良好的学习态度，学习自觉、认真、刻苦和勤奋。
3. 通过护理实践，养成工作认真负责、科学规范、吃苦耐劳、不怕脏和累的工作作风。
4. 通过护理实践，建立护理工作的团队意识，培养协作精神。

三、教学内容和要求

教学内容	教学要求			教学活动参考	教学内容	教学要求			教学活动参考
	了解	理解	掌握			了解	理解	掌握	
一、总论 （一）儿科护理的任务、范围与特点				理论讲授 多媒体演示	1. 儿科护理的任务		√		案例分析、讨论
					2. 儿科护理的范围		√		实践技能操作

续表

教学内容	教学要求			教学活动参考	教学内容	教学要求			教学活动参考
	了解	理解	掌握			了解	理解	掌握	
3. 儿科护理的特点		√		自学辅导	1. 小儿门诊	√			
（二）儿科护士的角色与素质要求				临床参观	2. 小儿急诊	√			
1. 儿科护士的角色	√				3. 小儿病房	√			
2. 儿科护理人员的素质要求	√				（八）小儿用药的特点及护理				
（三）小儿年龄分期及各期护理特点			√		1. 各年龄期小儿药物治疗的特点		√		
（四）生长发育					2. 小儿药物剂量的计算及配药方法			√	
1. 生长发育的一般规律		√			（九）儿科常用护理技术操作			√	
2. 影响小儿生长发育的因素	√				实习一：小儿体格发育的测量及评价		熟练		
3. 小儿体格发育指标评价及临床意义			√		实习二：婴儿喂养		会		临床见习、看录像或技能实践
4. 小儿的感觉、运动、言语的发育		√			实习三：儿科常用护理操作		规范		
（五）小儿营养与喂养					二、新生儿与新生儿疾病患儿的护理				理论讲授 多媒体演示 案例分析、讨论
1. 小儿营养素的需要		√			（一）正常足月新生儿及早产儿的特点与护理				观察 自学辅导 临床实践
2. 婴儿喂养		√			1. 新生儿的分类			√	
3. 幼儿膳食		√			2. 正常足月新生儿的特点及护理			√	
（六）计划免疫			√		3. 新生儿的特殊生理状态			√	
（七）儿科医疗机构的设施及护理管理									

续表

教学内容	教学要求			教学活动参考	教学内容	教学要求			教学活动参考
	了解	理解	掌握			了解	理解	掌握	
4. 早产儿的特点及护理			√	归纳对比学习	6. 护理评价	√			
（二）新生儿缺氧缺血性脑病患儿的护理					（五）新生儿败血症患儿的护理				
1. 概述		√			1. 概述		√		
2. 护理评估			√		2. 护理评估			√	
3. 护理诊断/医护合作性问题			√		3. 护理诊断/医护合作性问题			√	
4. 护理目标	√				4. 护理目标	√			
5. 护理措施			√		5. 护理措施			√	
6. 护理评价	√				6. 护理评价	√			
（三）新生儿颅内出血患儿的护理					（六）新生儿寒冷损伤综合征患儿的护理				
1. 概述		√			1. 概述		√		
2. 护理评估			√		2. 护理评估			√	
3. 护理诊断/医护合作性问题			√		3. 护理诊断/医护合作性问题			√	
4. 护理目标	√				4. 护理目标	√			
5. 护理措施			√		5. 护理措施			√	
6. 护理评价	√				6. 护理评价	√			
（四）新生儿脐炎患儿的护理					（七）新生儿黄疸患儿的护理				
1. 概述		√			1. 概述		√		
2. 护理评估			√		2. 护理评估			√	
3. 护理诊断/医护合作性问题			√		3. 护理诊断/医护合作性问题			√	
4. 护理目标	√				4. 护理目标	√			
5. 护理措施			√		5. 护理措施			√	
					6. 护理评价	√			

续表

教学内容	教学要求			教学活动参考	教学内容	教学要求			教学活动参考
	了解	理解	掌握			了解	理解	掌握	
（八）新生儿低血糖患儿的护理					（二）维生素D缺乏性佝偻病患儿的护理				
1. 概述		√			1. 概述		√		
2. 护理评估			√		2. 护理评估			√	
3. 护理诊断/医护合作性问题			√		3. 护理诊断/医护合作性问题			√	
4. 护理目标	√				4. 护理目标	√		√	
5. 护理措施			√		5. 护理措施				
6. 护理评价	√				6. 护理评价	√			
（九）新生儿低钙血症患儿的护理					（三）维生素D缺乏性手足搐搦症患儿的护理				
1. 概述		√			1. 概述		√		
2. 护理评估			√		2. 护理评估			√	
3. 护理诊断/医护合作性问题			√		3. 护理诊断/医护合作性问题			√	
4. 护理目标	√				4. 护理目标	√			
5. 护理措施			√		5. 护理措施			√	
6. 护理评价	√				6. 护理评价	√			
实习四：正常足月新生儿、早产儿的特点及护理			会	临床见习、多媒体演示、技能实践	实习五：维生素D缺乏性佝偻病患儿的护理		熟练		临床见习或病案讨论
三、营养性疾病患儿的护理				理论讲授多媒体演示案例分析、讨论归纳对比学习自学辅导逻辑推理学习趣味学习	四、消化系统疾病患儿的护理				理论讲授多媒体演示案例分析、讨论实践技能操作自学辅导法临床参观
（一）蛋白质-能量营养不良患儿的护理									
1. 概述		√			（一）小儿消化系统解剖、生理特点		√		
2. 护理评估		√							
3. 护理诊断/医护合作性问题			√		（二）口炎患儿的护理				
4. 护理目标	√								
5. 护理措施			√						
6. 护理评价	√				1. 概述		√		

续表

教学内容	了解	理解	掌握	教学活动参考	教学内容	了解	理解	掌握	教学活动参考
2. 护理评估			√		1. 概述	√			归纳对比学习
3. 护理诊断/医护合作性问题			√		2. 护理评估			√	逻辑推理学习
4. 护理目标	√				3. 护理诊断/医护合作性问题			√	
5. 护理措施			√		4. 护理目标	√			
6. 护理评价	√				5. 护理措施			√	
（三）腹泻患儿的护理					（三）急性支气管炎患儿的护理				
1. 概述		√			1. 概述		√		
2. 护理评估			√		2. 护理评估			√	
3. 护理诊断/医护合作性问题			√		3. 护理诊断/医护合作性问题			√	
4. 护理目标	√				4. 护理目标	√			
5. 护理措施			√		5. 护理措施			√	
6. 护理评价	√				（四）肺炎患儿的护理				
（四）小儿液体疗法及护理					1. 概述		√		
1. 小儿体液平衡的特点	√				2. 护理评估			√	
2. 水、电解质及酸碱平衡紊乱		√			3. 护理诊断/医护合作性问题			√	
3. 常用溶液种类、成分及其配制			√		4. 护理目标	√			
4. 补液方法			√		5. 护理措施			√	
5. 静脉输液的护理			√		实习七：肺炎患儿的护理		规范		临床见习、病案讨论
实习六：腹泻患儿的护理		规范		临床见习、病案讨论、技能实践	六、循环系统疾病患儿的护理				理论讲授 多媒体演示 案例分析、讨论
五、呼吸系统疾病患儿的护理				理论讲授	（一）小儿循环系统解剖、生理特点		√		
（一）小儿呼吸系统解剖、生理特点	√			多媒体演示	（二）先天性心脏病患儿的护理				
					1. 概述		√		

续表

教学内容	教学要求			教学活动参考
	了解	理解	掌握	
2. 护理评估			√	
3. 护理诊断/医护合作性问题			√	
4. 护理目标	√			
5. 护理措施			√	
6. 护理评价	√			
（三）病毒性心肌炎患儿的护理				
1. 概述		√		
2. 护理评估			√	
3. 护理诊断/医护合作性问题			√	
4. 护理目标	√			
5. 护理措施			√	
6. 护理评价	√			
七、泌尿系统疾病患儿的护理				理论讲授多媒体演示案例分析、讨论逻辑推理学习归纳对比学习复习学习
（一）小儿泌尿系统解剖、生理特点		√		
（二）急性肾小球肾炎患儿的护理				
1. 概述		√		
2. 护理评估			√	
3. 护理诊断/医护合作性问题			√	
4. 护理目标	√			
5. 护理措施			√	
6. 护理评价	√			
（三）肾病综合征患儿的护理				

教学内容	教学要求			教学活动参考
	了解	理解	掌握	
1. 概述		√		
2. 护理评估			√	
3. 护理诊断/医护合作性问题			√	
4. 护理目标	√			
5. 护理措施			√	
6. 护理评价	√			
（四）泌尿道感染患儿的护理				
1. 概述		√		
2. 护理评估			√	
3. 护理诊断/医护合作性问题			√	
4. 护理目标	√			
5. 护理措施			√	
6. 护理评价	√			
实习八：急性肾炎患儿的护理		会		临床见习或病案讨论
八、造血系统疾病患儿的护理				理论讲授多媒体演示案例分析、讨论观察复习学习
（一）小儿造血及血液的特点		√		
（二）小儿贫血的概述		√		
（三）营养性缺铁性贫血患儿的护理				
1. 概述		√		
2. 护理评估			√	
3. 护理诊断/医护合作性问题			√	

续表

教学内容	教学要求			教学活动参考	教学内容	教学要求			教学活动参考
	了解	理解	掌握			了解	理解	掌握	
4. 护理目标	√				4. 护理目标	√			
5. 护理措施			√		5. 护理措施			√	
6. 护理评价	√				（三）病毒性脑炎患儿的护理				
（四）营养性巨幼细胞贫血患儿的护理					1. 概述		√		
1. 概述		√			2. 护理评估			√	
2. 护理评估			√		3. 护理诊断/医护合作性问题			√	
3. 护理诊断/医护合作性问题			√		4. 护理目标	√			
4. 护理目标	√				5. 护理措施			√	
5. 护理措施			√		十、免疫性疾病患儿的护理				理论讲授 多媒体演示 案例分析、讨论 联想学习 自学讨论学习 复习学习
6. 护理评价	√				（一）风湿热患儿的护理				
（五）血友病患儿的护理					1. 概述		√		
1. 概述		√			2. 护理评估			√	
2. 护理评估			√		3. 护理诊断/医护合作性问题			√	
3. 护理诊断/医护合作性问题			√		4. 护理目标	√			
4. 护理目标	√				5. 护理措施			√	
5. 护理措施			√		6. 护理评价	√			
6. 护理评价	√				（二）过敏性紫癜患儿的护理				
实习九：营养性缺铁性贫血患儿的护理			熟练	临床见习或病案讨论	1. 疾病概述		√		
九、神经系统疾病患儿的护理				理论讲授 多媒体演示 案例分析、讨论 自学讨论 复习学习	2. 护理评估			√	
（一）小儿神经系统解剖、生理特点		√			3. 护理诊断/医护合作性问题			√	
（二）化脓性脑膜炎患儿的护理					4. 护理目标	√			
1. 概述	√				5. 护理措施			√	
2. 护理评估			√		6. 护理评价	√			
3. 护理诊断/医护合作性问题			√		十一、传染性疾病患儿的护理				理论讲授

续表

教学内容	了解	理解	掌握	教学活动参考	教学内容	了解	理解	掌握	教学活动参考
（一）麻疹患儿的护理				多媒体演示 案例分析、 讨论练习 归纳对比 学习观察	4. 护理目标	√			
1. 疾病概述		√			5. 护理措施			√	
2. 护理评估			√		6. 护理评价	√			
3. 护理诊断/医护合作性问题			√		（五）小儿结核病患儿的护理				
4. 护理目标	√				1. 小儿结核病的概述		√		
5. 护理措施			√		2. 原发型肺结核患儿的护理				
6. 护理评价	√				（1）概述		√		
（二）水痘患儿的护理					（2）护理评估			√	
1. 疾病概述		√			（3）护理诊断/医护合作性问题			√	
2. 护理评估			√		（4）护理目标	√			
3. 护理诊断/医护合作性问题			√		（5）护理措施			√	
4. 护理目标	√				（6）护理评价	√			
5. 护理措施			√		3. 急性粟粒性结核患儿的护理				
6. 护理评价	√				（1）概述		√		
（三）流行性腮腺炎患儿的护理					（2）护理评估			√	
1. 疾病概述		√			（3）护理诊断/医护合作性问题			√	
2. 护理评估			√		（4）护理目标	√			
3. 护理诊断/医护合作性问题			√		（5）护理措施			√	
4. 护理目标	√				（6）护理评价	√			
5. 护理措施			√		4. 结核性脑膜炎患儿的护理				
6. 护理评价	√				（1）疾病概述		√		
（四）猩红热患儿的护理					（2）护理评估			√	
1. 疾病概述		√			（3）护理诊断/医护合作性问题			√	
2. 护理评估			√		（4）护理目标	√			
3. 护理诊断/医护合作性问题			√						

续表

教学内容	了解	理解	掌握	教学活动参考
(5)护理措施			√	
(6)护理评价	√			
实习十：结核性脑膜炎患儿的护理		规范		临床见习或病案讨论
十二、常见小儿急症患儿的护理				
(一)惊厥患儿的护理				理论讲授 多媒体演示 案例分析、讨论 练习 归纳对比学习 复习学习
1. 概述		√		
2. 护理评估			√	
3. 护理诊断/医护合作性问题			√	
4. 护理目标	√			
5. 护理措施			√	
(二)急性充血性心力衰竭患儿的护理				
1. 概述		√		
2. 护理评估			√	

教学内容	了解	理解	掌握	教学活动参考
3. 护理诊断/医护合作性问题			√	
4. 护理目标	√			
5. 护理措施			√	
6. 护理评价	√			
(三)急性呼吸衰竭患儿的护理				
1. 概述		√		
2. 护理评估			√	
3. 护理诊断/医护合作性问题			√	
4. 护理目标	√			
5. 护理措施			√	
6. 护理评价	√			
实习十一：惊厥患儿的护理		规范		临床见习或病案讨论

四、教学大纲说明

（一）适用对象与参考学时

本教学大纲可供护理、助产、药学、医学检验、涉外护理等专业使用，总学时 75 学时，其中理论教学 59 学时，实践教学 16 学时。

（二）教学要求

1. 本教材的理论教学分为了解、理解、掌握三个层次。了解：是知道"是什么"。能够简单记忆所学知识，是知识目标的浅层次。理解：是懂得"为什么"。能领会、解释教材内容知识点的涵义。掌握：是能够"应用"知识。指在记忆、理解的基础上，运用所学知识，进行综合分析并解决实际问题，是知识目标的最高层次。本教材护理目标与护理评价为了解内容，疾病概述为理解内容，护理评估、护理诊断与护理措施为掌握内容。

2. 本教材对实践技能教学方面的要求为：会、规范、熟练三个层次。会：是指能够在教师的指导下进行护理操作。规范：是指在教师的指导下，能够正确规范地完成护理操作。熟练：是指学生能独立、正确、规范和熟练地完成护理操作。

（三）教学建议

1. 为了避免学科内容的重复，儿科护理的有关内容如：不同年龄小儿保健特点、小儿心理护理、新生儿窒息、小儿心跳呼吸骤停和部分小儿常用护理操作（换尿布、盆浴、喂药、哺乳、头皮静脉穿刺）等内容，可参见《社区护理学》《护理学基础》《急救护理技术》《心理与精神护理》《护理专业技术》等教材内容。

2. 教学中要坚持以能力为本位，以素质为基础的教学理念。注重传授知识与发展能力相结合；注重理论联系实际；注重知识的纵横联系和融会贯通。要充分发挥案例版教材的特点，激发学生的学习兴趣，充分调动学生的学习积极性和主动性。教学大纲列出的教学参考方法，既有教法，又有学法。教学方法的选择应本着"教无定法，贵在得法"的原则，教师可根据自身的教学特点、教学资源、学生特点和教学内容选择参考。

3. 实践教学内容有条件者可在实习医院进行，也可在学校的实验室和教室进行。教学中要充分利用各种教学资源，如标本、实物、模型和多媒体课件等，增加学生的感性认识，培养学生的动手能力和整体素质。要利用一切现代化的教学手段，变静为动，变平面为立体，声像结合，图文并茂，真实、直观、形象和生动地进行教学。

4. 教学评价要做到多元化，要注重学习过程、能力和学习态度的评价。评价方法可通过课堂测评、实践考核、完成作业、案例分析和考试等多种形式综合评价。

学时分配建议（75 学时）

序号	教学内容	学时数		
		理论	实践	合计
1	总论	6	5	11
2	新生儿与新生儿疾病患儿的护理	9	1	10
3	营养性疾病患儿的护理	4	1	5
4	消化系统疾病患儿的护理	6	2	8
5	呼吸系统疾病患儿的护理	4	2	6
6	循环系统疾病患儿的护理	4	0	4
7	泌尿系统疾病患儿的护理	4	1	5
8	造血系统疾病患儿的护理	4	1	5
9	神经系统疾病患儿的护理	3	0	3
10	免疫性疾病患儿的护理	3	0	3
11	传染性疾病患儿的护理	8	2	10
12	常见小儿急症患儿的护理	4	1	5
	合计	59	16	75